U0879206

北京大学医学教材

生物医学安全与法规

主编 朱万孚 陈冠英

编者 （按姓氏笔画排序）

王 岳 王 玲 丛亚丽 朱万孚 李 彤

李 杰 李 敏 陈冠英 胡 新 彭宜红

学术秘书 尹利民

北京大学医学出版社

SHENGWU YIXUE ANQUAN YU FAGUI

图书在版编目（CIP）数据

生物医学安全与法规/朱万孚，陈冠英主编．—北京：北京大学医学出版社，2007.8（2019.1重印）
ISBN 978-7-81116-292-9

Ⅰ．生…　Ⅱ．①朱…②陈…　Ⅲ．①病原微生物—实验室—安全管理 ②放射医学—辐射防护 ③卫生法—法规—中国—医学伦理学—研究　Ⅳ．R-53　D922.16-53

中国版本图书馆CIP数据核字（2007）第094478号

生物医学安全与法规

主　　编： 朱万孚　陈冠英
出版发行： 北京大学医学出版社
地　　址：（100191）北京市海淀区学院路38号 北京大学医学部院内
电　　话： 发行部 010-82802230；图书邮购 010-82802495
网　　址： http://www.pumpress.com.cn
E-mail： booksale@bjmu.edu.cn
印　　刷： 莱芜市圣龙印务有限责任公司
经　　销： 新华书店
责任编辑： 药　蓉　**责任校对：** 金彤文　**责任印制：** 罗德刚
开　　本： 787mm×1092mm　1/16　**印张：** 17　**字数：** 434千字
版　　次： 2007年8月第1版　2019年1月第2次印刷
书　　号： ISBN 978-7-81116-292-9
定　　价： 28.50元

本书由

北京大学医学部科学出版基金

资助出版

序　言

科学进步是一柄双刃剑，随着生命科学与生物医学的发展，医院治疗手段和实验室研究方法的进展日新月异，使得医院感染和实验室感染、放射性及有害物质污染、DNA重组技术和克隆技术对生物产生负面影响的潜在危险性大大增加。当前，生物医学安全已经成为影响整个国家乃至全世界政治、经济、稳定与安全的重大问题。传统的安全与法规教育更多的是实验室的老师，甚至是师兄弟口口相传，已不能适应当前形势的发展。在这种情况下，北医从事研究生教育的管理者以及基础医学院、药学院和公共教学部学科领域的资深教授和中青年骨干们，结合自己的工作实践与经验，总结医学生物、医学放射与医用化学实验室等领域的安全防护知识、规律、有效措施以及相关法规与伦理，编写了这本《生物医学安全与法规》。相信这本书的出版，将有利于增强生物医学研究者和临床工作者的安全防护观念，使生物医学研究的安全得到更大的保障。这不仅有利于生物医学研究的顺利发展，也是对生物医学研究工作者和临床工作者的一种人文关怀。

希望本书受到大家的重视，并在实践中不断完善。

是为序。

全国人大常委会副委员长
北京大学医学部主任
中国科学院院士

2007年7月

前　　言

如何避免或减少医院感染和实验室感染，如何加强对电离辐射和放射性物质、易燃易爆化学品和有毒药品的安全防护，如何使临床放射诊疗得到控制和质量保证，如何改善医患关系，以及如何在科学研究中遵循伦理道德等问题，对于医学科学研究人员、广大医务工作者及医学生是一个亟待解决的重大课题。为此，北京大学研究生院医学部分院积极倡导，并自2005年9月起率先为医学部在读的临床技能型和科研型博士研究生及硕士研究生，新开设“生物医学安全与法规”课程，作为进入科研课题研究之前的必选课。本门课程由朱万孚教授牵头，组织基础医学院、药学院和公共教学部相关学科的资深教授与工作在科研教学第一线的中青年骨干共同承担。讲授内容涵盖了基础医学、药学和化学、人文科学的伦理学和卫生法规等多个学科，包括生物安全防护、电离辐射和放射性物质安全防护、化学实验的安全防护、医学伦理学以及与医学相关的众多法律法规等。每轮授课32学时，每年培训一千多名研究生。经过近两年10个班次的教学实践，与学员们多次研讨教学改革和不断完善教学内容，本门课程日臻成熟，并深受学员们欢迎。在此基础上，由朱万孚教授和陈冠英教授主编，全体任课教师参编，历经一年时间将教学讲义编写成本书。

本书的编写强调指导性、实用性和生动性，旨在告诉读者为何要去做以及怎样去做。在教学和编写本书过程中，编者不是将不同学科内容简单地拼接，或只强调各自学科的完整性，而是力求学科融合，使相关学科互为印证与补充。本书编写的目的重在全面提高研究生的安全文化素质，使其在科学研究工作中将安全与防护放在首位，创建安全与和谐的工作环境。具体包括实验室的安全设计和器材的正确选择，遵守相关的法规条例、制定安全操作规程、建立相应的管理机构和落实责任制，了解在各类研究中存在的安全隐患和潜在的危险，尽量避免发生安全事故。一旦发生安全事故时，具备能做出适时和恰当的安全决定的能力。

本书在内容编排上，力求条理清晰，文字简练。全书图文并茂，以插图、照片和汇总表等替代长篇呆板直述。通过列举一些生动案例，来汲取教训或解说法规条文。微生物学等学科的学术用语参照全国自然科学名词审定委员会公布的标准名称。微生物的汉译名称和相关学科的重要专业术语的汉译名称，均注明英文或拉丁文原文。

本教材为相关交叉学科进行融合的一次尝试，除适用于研究生进入科研课题研究的岗前培训外，对于临床医务工作者和医学科研人员亦可作为参考书使用。

对于本书中不足之处，祈望同道们给予指正。

编者

2007年6月

目　　录

第一篇　医学生物安全防护与法规

第二篇 医学放射安全防护与法规

第三篇 医用化学实验室安全防护与法规

第四篇　与医学研究有关的伦理及法规

第一篇

医学生物安全防护与法规

1　医学生物安全防护概论

1.1　医学生物对人类生存与健康日趋严重的威胁

近年来的疾病统计表明，在对人类危害最严重的48种疾病中，40种为传染病与寄生虫病，其发病人数约占患者总数的85%。人类历史上曾称作瘴气、瘟疫及传染病与寄生虫病，现称作感染性疾病，具有暴发性（outbreak）和流行性（epidemic），有的传染病（如流感、肺鼠疫、霍乱、天花及SARS）甚至可引起世界性大流行（world pandemic）。人类有史以来记载死亡人数超过1000万的瘟疫（pestilences）有6次：① 公元6世纪首次鼠疫（plaque）大流行，源于中非，公元542年经北非（埃及等国）沿地中海传播，殃及整个欧洲，持续五六十年，累计死亡近亿人。② 公元14世纪（1347～1351年）欧洲黑死病即鼠疫第二次大流行，源于欧亚大陆边沿蔓延至西欧及整个欧洲，累计死亡2500万人。③ 公元14世纪欧洲殖民主义者将天花、鼠疫、霍乱、流感及麻疹、白喉等疾病带到了美洲土地上的印第安人（当时约5000万至1亿人）中。1555年天花大流行，仅在墨西哥1500万人口中就死去200万人。④ 自1894年至1930年达高峰的第三次世界鼠疫大流行，殃及五大洲60多个国家，死亡人数逾千万，仅在印度1889～1950年就因鼠疫死亡1250万人。⑤ 1918～1920年西班牙甲型流感（HswN1）席卷全球，引起全世界大流行，约20亿人患病，2000万人死亡。⑥ 公元20世纪的瘟疫即1981年以来的艾滋病，至2002年统计全世界累计7000万人感染艾滋病病毒，其中已死亡2000多万人。中国虽缺乏具体数字记载，但据正史统计的大的疫情流行，明朝发生64次，清朝发生74次。时至今日，全世界每年因传染病死亡约1300万人，平均每小时死亡1500人。因此，感染病目前仍然是威胁人类生命与健康的首要大敌。

1.1.1　在人类疾病中，感染性疾病的危害性日渐被认识和重视

（1）疾病的病因学研究进展　感染性疾病（contagious diseases，CD，or infectious diseases）简称感染病，是由病原生物（病原微生物及医学寄生虫）侵入人体引起的，并且通常能人传人或由动物传染给人的一大类疾病，它不仅包括传统的传染病与寄生虫病，还包括与微生物及寄生虫感染有关的种类繁多的人类疾病。非感染病（non-contagious diseases，NCD）又称作退行性疾病和人为疾病（degenerative and man-made diseases），包括脑血管病、心脏病、恶性肿瘤、损伤与中毒、呼吸系统疾病、消化系统疾病、精神病、神经病、营养代谢和内分泌失调等慢性病和由非生物性致病因子（理化因子）所致的疾病。

许多呼吸系统、消化系统及循环系统疾病显而易见本身就是感染病或继发于感染病，多种肿瘤常继发于病毒性或寄生虫性感染病，许多慢性病也是死于交叉感染或内源性感染并发症。因此传统的传染病与非传染病的称谓不够确切，将疾病分类为感染性疾病（简称感染病）与非感染病较为合理。

许多疾病的病因学研究取得长足进展，业已证明许多曾被认为是人类非感染病和肿瘤的实际是由微生物感染所致（表1-1）。

表 1－1 与人类非传染病相关的病原微生物

人类疾病	相关的病原微生物
慢性胃炎，溃疡病	幽门螺杆菌（*Helicobacter pylori*，HP）
吉兰－巴雷综合征（Guillain-Baree syndrome）	空肠弯曲菌（*Campylobacter jejuni*，CJ）
面神经麻痹（Bell 麻痹）	布氏疏螺旋体（*Borrelia burgdorferi*），单纯疱疹病毒 1 型及 2 型（HHV－1&2）
热带强直性瘫痪	人类 T 淋巴细胞病毒（HTLV－1）
溶血-尿毒综合征，血栓性血小板减少性紫癜	大肠埃希氏菌 O157：H7（*Escherichia coli* O157：H7）
结节性多关节炎	乙型肝炎病毒（hepatitis B virus，HBV）
混合性冷球蛋白血症	丙型肝炎病毒（hepatitis C virus，HCV）
胰岛素依赖型糖尿病	肠道病毒（enterovirus），口腔无芽孢厌氧菌（牙周炎病原菌）
冠状动脉硬化	肺炎衣原体（*Chlamydia pneumoniae*），巨细胞病毒（cytomagarovirus，CMV），口腔无芽孢厌氧菌（牙周炎病原菌）
反应性关节炎	沙门氏菌属（*Salmonella*），耶尔森氏菌属（*Yersinia*），沙眼衣原体（*Chlamydia trachomatis*）
阿尔茨海默氏（Alzheimer）病，多发性硬化症	单纯疱疹病毒（HSV 即 HHV－1&2）
抑郁症	博尔纳病毒（*Bornavirus* spp.）
派杰特（Paget）病	副粘病毒（*paramyxovirus* spp.）
川崎（Kawasaki）病	新港冠状病毒（New Haven coronavirus，CoV-NH）

（2）人类肿瘤病毒或称与人类肿瘤相关的病毒　某些病毒是多种肿瘤的病因，如肝癌、鼻咽癌、宫颈癌、白血病等，或与某种病毒密切相关（表 1－2）。

表 1－2 与人类肿瘤密切相关的病原微生物

人类肿瘤	与病因相关的病原微生物
人 T 细胞白血病	人类 T 淋巴细胞病毒 1（HTLV－1）
毛细胞白血病（hairy cell leukemia）	人类 T 淋巴细胞病毒 2（HTLV－2）
肝细胞癌	乙型肝炎病毒（HBV），丙型肝炎病毒（HCV）
宫颈癌，皮肤癌，膀胱癌	人乳头瘤病毒（human papillomavirus，HPV）
Burkitt's 淋巴瘤，鼻咽淋巴瘤，AIDS 相关中枢神经系统淋巴瘤	EB 病毒（Epstein－Barr virus）
胃癌，粘膜相关性淋巴组织（MALT）淋巴瘤	幽门螺杆菌（*Helicobacter pylori*，HP）
Kaposi's 肉瘤，AIDS 相关体腔淋巴瘤，Castleman's 病（多中心性血管滤泡淋巴增生病）	人疱疹病毒 8 型（human herpesvirus type 8，HHV－8）

1.1.2　曾经被控制，现又死灰复燃再度肆虐人类的20种感染病

1996年Lederberg J罗列出了在全世界范围内曾经被控制，近二十年来又死灰复燃并引起流行或暴发疫情的20种感染病，亦称再发感染病（re-emerging contagious diseases），包括9种细菌病、3种病毒病和8种寄生虫病，其中尤以结核病、白喉、登革热、霍乱、鼠疫及疟疾的疫情反弹最为严重（表1-3）。

表1-3　死灰复燃再度肆虐人类的20种感染病及其影响因素

感染病类别	诱发其死灰复燃疫情回升的因素
细菌病	
A组链球菌感染	细菌的毒力及抗原性改变
战壕热（五日热）	卫生措施被削弱
鼠疫	经济开发和开垦土地
白喉	前苏联解体，独联体国家及东欧国家政治动乱，致使免疫计划中断
结核病	① 判断过于乐观，提前撤销专业机构和削减研究经费；② 移民骤增与旅游业发展；③ 出现多种结核菌耐药菌株；④ HIV的流行使结核病“超越”传播；⑤ 世界人口数量剧增及结构的改变等
百日咳	由于担忧百日咳疫苗的安全性，使疫苗的接种率降低
沙门氏菌属感染	① 鼠伤寒等主要感染动物的沙门氏菌污染食品及致食物中毒的机会增高；② 耐药菌株增多；③ 人口结构及行为改变
肺炎链球菌感染	① 滥用抗生素，耐药菌株增加；② 国际旅游、交往和贸易的发展
霍乱	① 国际贸易交往增多，O139霍乱弧菌随轮船、飞机等从南亚及东南亚传入南美洲等地；② 水源及食品的消毒处理措施被削弱
病毒病	
狂犬病	① 饲养犬等宠物增多，而对犬接种疫苗等防疫管理措施不力；② 旅游业的发展
登革热/登革出血热	① 国际旅游、交往和贸易的发展；② 全球变暖，媒介蚊虫孳生地增加
黄热病	全球变暖，媒介蚊虫孳生地增加
寄生虫病	
疟疾	① 全球变暖，媒介蚊虫孳生地增加；② 疟原虫抗药株增多；③ 战乱
血吸虫病	① 兴修水坝和围湖造田，利于钉螺孳生；② 从非流行区向疫区移民
神经囊尾蚴病	人口流动和移民
棘头变形虫病	使用隐形眼镜
内脏利什曼病	① 内战和动乱使居民流离失所；② 全球变暖利于虫媒白蛉的孳生
弓形虫病	① 器官移植、AIDS等免疫低下人群增加；② 生食鲜肉之风日盛
蓝氏贾第鞭毛虫病	① 同性恋、HIV感染等高危人群增多；② 到疫区旅游经水、食物和密切接触而被感染
棘球蚴病（包虫病）	① 畜牧业发展使动物宿主犬等的数量和交易量增多；② 随人口流动使输入性病例增多；③ 由于诊断技术提高，发现的病例增多

（1）结核病（tuberculosis）　在20世纪70年代末至80年代初，欧、美、日本等一些经济发达国家的新结核病人登记率已降至1/10万～10/10万，接近于控制水平，即涂阳发病

率≤1/10万。但进入80年代后期以来，25%国家的结核病发病率，及41.4%国家的结核病死亡率明显上升。我国近十多年来结核病的发病率、患病率和死亡率也有明显的上升趋势，农村居民结核患病率是城市的2.4倍。据1990年调查，我国结核病标化患病率为523/10万，死亡率为21/10万。据WHO估计，全世界现有结核病人2000万例，每年新发病例900万例、死亡300万人。造成这种世界性结核病流行疫情回升的主要原因，正如国际著名结核病学专家Styblo博士在1992年所言："结核病尚未控制，而结核病控制规划却已终止。"造成大批结核病防治所过早地被解散，防痨专业人员改行以及研究经费被削减。对于感染病重要性评估失误的教训，今天仍应引以为戒。

(2) 性传播疾病（sexually transmitted diseases，STD） 新中国成立后早在1964年即已基本消灭了经典的性病（梅毒、淋病等），令举世瞩目、国誉倍增。然而自1973年以来，性病发病率逐年急剧升高。据1997年中国内地33个性病监测点统计，性病发病率为167.42/10万，是1987年的7倍，推测1995年以来，全国新发病例每年均在180万例以上。新纳入的性病有衣原体引起的非淋菌性尿道炎、艾滋病（AIDS）、乙型肝炎等。

1.1.3 新发现的40种病原微生物及其感染病

自20世纪70年代以来，新发现的人类感染性疾病（emerging contagious diseases）约有40余种，包括：① 历史上无明确记载，近年来刚刚发现的疾病及其致病的病原微生物，例如AIDS、SARS、禽流感、猪链球菌（2型）病等；② 先前已知存在的疾病，在最近才确定其致病微生物的疾病，例如肾综合征出血热、丙型肝炎等；③ 原先认为系非传染病，现在发现并确定其与某种病原微生物感染存在因果关系，新改称为感染性疾病，例如，幽门螺杆菌感染引起的消化性溃疡病。

新发现的微生物也有3种可能：① 新出现的病原微生物，例如，引起AIDS的人类免疫缺陷病毒（human immunodeficiency virus，HIV）；② 原已存在，而新近才被发现的病原微生物，例如，军团病杆菌（legionnaires disease bacterium，LDB）、丙型肝炎病毒（hepatitis C virus，HCV）；③ 微生物发生变异而产生新的致病性微生物毒株，例如O139霍乱弧菌（*Vibrio cholerae*），肠出血性埃希氏菌（*enterohemorrhagic E. coli*，EHEC）O157：H7，禽流感病毒（avian influenza virus），SARS-冠状病毒（SARS-CoV），猪链球菌2型（*Streptococcus suis* serotype 2）等（表1-4）。

表1-4 近三十多年来新发现的主要病原微生物及其所致的感染病

年份	发现者或地区	病原微生物名称	所致感染病
1973	Bishop RF，et al	轮状病毒（rotavirus）	病毒性腹泻
1974	Gassart Y	细小病毒（parvoviridae）B19	传染性红斑、关节病、再生障碍性贫血危象及胎儿先天性感染等
1976	Gajdusek DC	慢病毒（slow virus）	Kuru病、克雅病及传染性早老痴呆症等
1977	Skirrow MB	弯曲菌（*Campylobacter*）	肠炎、腹泻
1977	McDade JE，et al	军团菌（*legionella*）	军团病
1977	李镐汪	汉坦病毒属（*hantavirus*，HTV）	肾综合征出血热
1977	Rizzetto M	丁型肝炎病毒（HDV）	丁型肝炎

续表

年份	发现者或地区	病原微生物名称	所致感染病
1977	Bowen ET，et al	埃博拉病毒（Ebola virus）	Ebola 出血热（EBOHF）
1981	Gallo RC	人类 T 淋巴细胞病毒（HTLV）1 型	T 细胞白血病
1981	Schievert PM，et al	金黄色葡萄球菌外毒素	中毒性休克综合征
1982	Prusiner SB	朊粒（prions）	Kuru 病、克雅病及传染性早老痴呆症
1982	Kalyanaraman VS	人类 T 淋巴细胞病毒（HTLV）2 型	毛细胞白血病
1982	Burgdorfer W	布氏疏螺旋体（*B. burgdoferi*）	莱姆病
1982	Riley LW，et al	大肠埃希氏菌 O157：H7	出血性结肠炎
1983	Warren & Marshall	幽门螺杆菌（*H. pylori*）	消化性溃疡病，胃癌
1983	Balayan	戊型肝炎病毒（HEV）	戊型肝炎
1983	Montagnier L	人类免疫缺陷病毒（HIV）	艾滋病
1989	Choo QL，et al	丙型肝炎病毒（HCV）	丙型肝炎
1992	Shimada T，et al	非 O1 群 O139 霍乱弧菌	霍乱
1993	Nichol S，et al	辛诺柏病毒（Sin Nombre virus）	汉坦病毒肺综合征
1994	澳大利亚 Hendra 镇	亨得拉病毒（Hendra virus）	报告 3 例，呼吸衰竭或脑炎
1997	中国香港地区	禽流感病毒（H5N1）（1959 年）	致人患甲型流行性感冒
1997	马来西亚 Nipah 村	尼帕病毒（Nipah virus）	尼帕病毒性脑炎
1999	乌干达 West Nile 省	西尼罗河病毒（West Nile virus）	西尼罗河病毒脑炎及西尼罗河热
2002	Shchekunov SN，et al	猴痘病毒（monkeypoxvirus）	类似天花的人猴痘
2003	中国香港地区	SARS 冠状病毒	SARS
2005	中国四川省	猪链球菌 2 型（*S. suis* 2）	致人患猪链球菌病及 STSS

（1）脊髓灰质炎活疫苗引起急性弛缓性麻痹症　急性弛缓性麻痹（acute flaccid paralysis，AFP）可由疫苗相关脊髓灰质炎病毒（vaccine associated poliovirus，VAPV）或疫苗衍生脊髓灰质炎病毒（vaccine derived poliovirus，VDPV）感染引起。① 疫苗相关脊髓灰质炎病毒（VAPV），VAPV 引起的 AFP，发生于口服脊髓灰质炎减毒活疫苗（Sabin 疫苗）儿童及其密切接触的易感儿中，从患儿粪便中分离的毒株核酸序列与 Sabin 疫苗株的同源性达 99%以上。患者于服疫苗后 4～30 日内出现与野毒株感染相似的 AFP，但为时短暂，一般能康复。在口服 Sabin 疫苗的儿童中，AFP 发生率约为 1/（50 万～120 万），免疫缺陷者的发生率是正常人的 1000 倍。② 疫苗衍生脊髓灰质炎病毒（VDPV），VDPV 是由 Sabin 株基因序列点突变或基因重组产生的毒力回复株。基因重组可发生于Ⅰ、Ⅱ、Ⅲ型之间，或疫苗株与野毒株之间，或疫苗株与其他肠道病毒之间。VDPV 与 Sabin 疫苗株核苷酸序列同源性差异>1%，其神经毒力已回复。经调查Ⅰ、Ⅱ、Ⅲ血清型 Sabin 疫苗株均可产生 VDPV，其中以Ⅱ型株基因重组 S2（VP1）×S3（3D）型常见。VDPV 引起的 AFP，多发生在服苗覆盖率低地区未服苗或未全程服苗的儿童中，且有传播和病例聚集现象，发病后常可导致永久性肢体麻痹。自 1988 年以来，埃及、多米尼加、海地、菲律宾、日本和以色列等使用 Sabin 疫苗的国家相继报告了 VDPV，我国自 1994 年以来，已从 22 个省、自治区分离到 VDPV，平均每年从 4000 余例 AFP 患者粪便中分离到 VDPV 250 余株。因此，在包括我国

在内的大多数国家已消灭脊髓灰质炎和脊髓灰质炎病毒野毒株的今天，是否继续推行口服Sabin活疫苗以及是否沿用现有预防脊髓灰质炎策略和免疫程序，均为亟待探讨研究的问题。

（2）人兽共患病——亨得拉病毒感染和尼帕病毒感染　亨得拉病毒（Hendra virus）因1994年首次在澳大利亚Brisbane市郊小镇Hendra被发现而得名。当年亨得拉病毒感染20匹赛马，死亡13匹，同时1名驯马师和1名饲养员也被感染此病毒患间质性肺炎或脑炎，其中1名驯马师病故。1995年在Brisbane市北约1000km的海滨Mackay市又暴发本病，共发病2匹马，1位农民患病死亡。

尼帕病毒（Nipah virus）于1997年首次从马来西亚森美兰州Nipah村的脑炎死亡病例标本中分离出，而得此名。本病毒自然宿主是猪，猪被感染后多数无症状，少数可出现呼吸系统症状体征，直至流产、死胎及死亡。自1997年起尼帕病毒感染已引起东南亚地区国家多起在人畜间流行或暴发，其中1998年9月～1999年4月在马来西亚3个州养猪场中尼帕病毒性脑炎发病265人，死亡105例，病死率高达38.6%，患者主要是猪场工人。尼帕病毒感染主要为猪传人，尚未证实能人传人，但是已成为全球性公共卫生问题。

尼帕病毒和亨得拉病毒归于副粘病毒亚科（*Paramyxovirinae*），但与该亚科中麻疹病毒属（*morbillivirus*）、腮腺炎病毒属（*rubulavirus*）及副粘病毒属（*paramyxovirus*）有明显区别，目前暂命名为第4病毒属。

（3）人兽共患病——禽流感和禽流感病毒（H5N1）　1959年首次发现感染家禽（鸡、鸭、鹌鹑等）及某些野禽（南非燕鸥、多种海鸟和候鸟）的禽甲型流行性感冒病毒（avian influenza virus，AIV）简称禽流感病毒（H5N1）。1981年美国曾报道，禽流感病毒（H7N7）型可感染人类致结膜炎。1997年5月～12月中国香港地区禽流感（H5N1）流行，共发现18名感染禽流感的患者，其中死亡6例。此次疫情引起人们高度警觉，首次明确了高致病性AIV（H5N1）可直接越过物种屏障由禽传染给人。此后，2003年在香港又确诊2例禽流感（H5N1）患者并死亡。2004年1月～9月越南和泰国相继发现23例禽流感（H5N1）患者，死亡16例。自2004年12月以来，禽流感（H5N1）流行疫情日趋严重，已波及东南亚、中国、欧洲和非洲等数十个国家和地区，至2007年初全世界共报告269例禽流感（H5N1）患者，死亡170例，病死率（case fatality rate）高达63.2%（170/269），其中中国内地共发现24例感染AIV（H5N1）患者，死亡15例。另外，1998年以来，北欧及美国又先后报道AIV（H9N2）、（H7N2）及（H7N3）等亚型感染人类的病例，2003年2～7月荷兰发生83例人间禽流感（H7N7），其中1名兽医患者死亡。鉴于人间AIV（H5N1）感染疫情日趋严重的趋势，故WHO认为，禽流感可能是对人类最大的潜在威胁之一。虽然该病现无人传人的证据，但若AIV尤其是AIV（H5N1）型一旦发生宿主适应性变异，人类势必将面临一场巨大的灾难。

（4）人兽共患疾病——猪链球菌病　人患猪链球菌病主要是当屠宰病、死猪时，猪链球菌（*S. suis*）2型可经呼吸道、消化道及伤口传播给人，致中毒性休克综合征、脑膜炎等，但未发现人传人病例。早在1998年江苏南通曾发生人猪链球菌病2型疫情，发病25例并致14人死亡。2004年7月江苏泰州姜堰市3名宰杀死猪的农民曾被确诊为猪链球菌病。2004年5月～2005年7月30日香港共发生本病11例。2005年6月24日～8月4日四川资阳、内江及成都郊区等12个市、37个县（市、区）、131个乡镇（街道）共计195个村的猪链球菌（*S. suis*）（2型，C，D，E，L群）病流行，共发病204例，其中死亡38例。据统计，共死亡生猪647头、山羊1只。2005年7月27日～8月22日广东潮安、阳江、南雄和深圳市盐田区共发生4例人猪链球菌（2型）病，其中阳江1例死亡。患者多死于链球菌中毒性休克综合征（streptococcal toxic shock syndrome，STSS）。

（5）新型冠状病毒——SARS-CoV感染可能是一种人兽共患病（详见1.3介绍）。

1.1.4 自然疫源地与自然疫源性疾病威胁人类的生存日趋严重

（1）自然疫源地（natural focus） 自然疫源地指某种疾病的病原体在自然界野生动物中长期保存并能造成动物疾病流行的地区。自然疫源地学说认为，此类动物病的易感动物、病原体、传播媒介是特定生境（habitant）中生物群落的组成成员，它们之间的相互关系是在没有人类介入的一定自然条件下，在长期进化中形成的。在这一特定生境中，该类动物性疾病可在动物中不断地传播循环，此地区称为基础疫源地（basic focus），几个基础疫源地的动物或传播媒介活动所及的范围构成自然疫源地带（basic region）。自然疫源地带的外界环境，可因自然因素、社会因素的影响而改变，其范围也随之扩大或缩小。只有当基础疫源地的生境被破坏后，自然疫源地才算被消灭或清除。

（2）自然疫源性疾病（natural focus infection disease） 自然疫源性疾病属于人兽共患疾病，是指当人类进入自然疫源地，原本在动物界中传染而发生传染给人的疾病。由于自然疫源地具有一定的生境条件和范围，经虫媒传播性疾病的媒介节肢动物有一定的活动季节和地区分布，故多数自然疫源性疾病具有地方性和季节性。从生物进化上分析，原以动物及吸血节肢动物为宿主的病原微生物或正常微生物群的微生物，正在扩大宿主范围向人类转移，许多动物疾病有突破遗传屏障向人类转移的趋势，并造成人类严重的甚至于致死性的疾病，对人类生存的威胁日趋严重。例如鼠传汉坦病毒致肾出血热综合征、蚊传病毒性乙型脑炎、虱传普氏立克次氏体致流行性斑疹伤寒、蚤传莫氏立克次氏体致地方性斑疹伤寒、蜱传病毒性森林脑炎及螨传立克次氏体性恙虫病等。目前全世界人兽共患的自然疫源性疾病约有200余种，且在不断增加，其病原体涉及细菌、立克次氏体、螺旋体和病毒等（表1-5）。

表1-5 我国主要的和世界新出现的自然疫源性疾病及其病原微生物

病原微生物	致人疾病	易感动物	传播媒介	主要疫源地或疫区
鼠疫耶尔森氏菌	鼠疫	啮齿类	蚤	原来涉及中国11省（区），现主要在云南、青藏高原、内蒙古等
土拉热弗朗西丝氏菌	土拉热（野兔热）	野兔和鼠类	蜱、牛虻、蚊、鼠虱	黑龙江、西藏、青海、新疆
布鲁氏菌	布鲁氏菌病	牛、羊、猪、狗等家畜及野牛、鹿等偶蹄动物	—	除台湾、江苏、贵州外，其余各地都有疫情
恙虫热立克次氏体	恙虫病	啮齿类为主	恙螨	南方疫源地（北纬31°以南）、北方疫源地（北纬40°以北）、过渡型疫源地（北纬31°～40°之间）
伯氏考克斯氏体（Q热立克次氏体）	Q热	啮齿类，禽类，家畜	蜱	内蒙古、四川、云南、新疆、西藏等地
斑点热群立克次氏体	斑点热	啮齿类	蜱、螨	黑龙江、内蒙古、新疆等广大地区
莫氏立克次氏体	地方性斑疹伤寒	鼠类	蚤	辽宁、河北、河南、山东等地
钩端螺旋体	钩端螺旋体病	鼠类，猪、犬等家畜	—	除新疆、青海、宁夏、甘肃外，其余各地均有疫情

续表

病原微生物	致人疾病	易感动物	传播媒介	主要疫源地或疫区
布氏疏螺旋体	莱姆病	野栖鼠及野生脊椎动物	硬蜱	东北、西北各广大森林地区及其他地区
俄国春夏脑炎病毒(森林脑炎病毒)	森林脑炎	啮齿类，熊、狍子等哺乳动物，鸟类	蜱	黑龙江、吉林、新疆
汉坦病毒	肾出血热综合征	啮齿类动物	螨?	除青海省外，其他地区都有疫情
克里米亚-刚果出血热病毒	新疆出血热	啮齿类动物及羊等	蜱	新疆、云南、青海、四川等
登革病毒	登革热	灵长类动物	蚊	广东、广西、海南等
狂犬病病毒	狂犬病	犬科、猫科、翼手类、啮齿类动物	—	全国各地均有疫情
埃博拉病毒及马尔堡病毒	出血热	灵长类动物	—	非洲
禽流感病毒（H5N1）	人禽流感	鸡、鸭及鸟类	—	东南亚、中国及世界各地
猪链球菌 2 型	人猪链球菌病	猪、羊等家畜	—	中国四川、江苏等地，北欧及南亚养猪多的地区
猴痘病毒	人患猴痘	猕猴，冈比亚鼠及土拨鼠	—	中非、西非热带雨林国家
尼帕病毒及亨得拉病毒	脑炎	猪、马、果蝙蝠	—	马来西亚、澳大利亚和新加坡，亨得拉病毒性脑炎仅澳大利亚有病例
西尼罗河病毒	西尼罗河热及脑炎	多种禽类，鳄鱼及湖蛙等	库蚊	阿尔及利亚（1994），罗马尼亚（1967～1997），捷克（1997），刚果（1998），俄罗斯（1999），美国（1999）及以色列（2000）曾流行本病
SARS 冠状病毒	SARS	野生动物？蝙蝠？	—	中国及东南亚国家或地区

业已证明，随着人类对许多疾病及肿瘤病因研究的进展，重新认识死灰复燃再度肆虐的感染病，不断发现新的感染病以及许多动物疾病如禽流感、猪链球菌病、猴痘等，正演变为人兽共患疾病等，足以说明感染病对人类生存与健康的威胁，正向人类逼来。因此，早在 1996 年世界卫生组织（WHO）时任总干事布伦特兰就曾指出：“我们正处在一场传染性疾病全球危机的边缘，没有哪一个国家可以免受其害，也没有哪一个国家可以对此高枕无忧。”

1.2 我国法定报告传染病以及对病原微生物的分类管理

1.2.1 我国法定报告的甲、乙、丙三大类传染病

2004 年 8 月 28 日全国人民代表大会常务委员会第十届第十一次会议新修订的《中华人民共和国传染病防治法》将 SARS（我国俗称传染性非典型肺炎）、肺炭疽及人感染高致病性禽流感列为乙类传染病，但按甲类传染病进行管理，使列入法定报告的传染病达 37 种，其中甲类 2 种，乙类 25 种，丙类 10 种。

（1）甲类传染病　鼠疫、霍乱。

（2）乙类传染病　SARS（传染性非典型肺炎）、艾滋病、病毒性肝炎、脊髓灰质炎、人感染高致病性禽流行性感冒、麻疹、流行性出血热（肾出血热综合征）、狂犬病、流行性乙型脑炎、登革热、（肺）炭疽、细菌性和阿米巴性痢疾、肺结核、伤寒和副伤寒、流行性脑脊髓膜炎、百日咳、白喉、新生儿破伤风、猩红热、布鲁氏菌病、淋病、梅毒、钩端螺旋体病、血吸虫病、疟疾。

（3）丙类传染病　流行性感冒、流行性腮腺炎、风疹、急性出血性结膜炎、麻风病、流行性和地方性斑疹伤寒、黑热病、包虫病、丝虫病，除霍乱、细菌性和阿米巴性痢疾、伤寒和副伤寒以外的感染性腹泻病。

1.2.2　国际规定应向 WHO 报告的传染病

凡是 WHO 成员国均有义务每周向 WHO 报告本国下述传染病发病与死亡数据，并于日内瓦时间每周五发布世界各地的《发病与死亡周报》（Morbidity and Mortality Weekly Report，MMWR）。这些传染病包括：① 国际卫生管辖疾病，包括霍乱、鼠疫和黄热病；② 国际监测疾病，包括流行性斑疹伤寒、回归热、脊髓灰质炎和流行性感冒（包含人间禽流感）；③ 其他重要疾病，包括流行性脑脊髓膜炎、登革热、、肾出血热综合征、军团病、AIDS 及出血性大肠埃希氏菌结肠炎等。

1.2.3　根据病原微生物的危害性大小，我国法定分为四类管理

2004 年 11 月 5 日中国国务院第 69 次常务会议通过并公布实施《病原微生物实验室生物安全管理条例》，国家规定对病原微生物实行分类管理，对实验室实行分级管理。根据病原微生物对人类的危害性，以及是否具备有效的治疗与预防手段，我国将其分为四类，每类中再分为法定管理传染病微生物和其他致病性微生物。

（1）一类医学微生物或称病原微生物　为传染性强、对人类危害性大的烈性传染病的微生物。被感染后引起的症状严重危及生命，并缺乏有效预防措施的烈性传染病菌（毒）株，包括国内尚未出现的传染病菌（毒）株。此类菌（毒）种，易造成实验室感染。

① 法定管理传染病的菌（毒）种：鼠疫耶尔森氏菌（*Yersinia pestis*）、O1 群和 O139 群霍乱弧菌（*Vibrio cholerae*）、炭疽芽孢杆菌（*Bacillus anthracis*）；艾滋病病毒（HIV）、SARS 冠状病毒（SARS - CoV）。

② 其他的致病性微生物：天花病毒（smallpox virus）、黄热病毒（yellow fever virus）、新疆出血热病毒（Xinjiang haemorrhagic fever virus or Crimean-Cango haemorrhagic fever virus）、东部马脑炎病毒（east equine encephalitis virus，EEE）、西部马脑炎病毒（west equine encephalitis virus，WEE）、委内瑞拉马脑炎病毒（Venezuela equine encephalitis virus，VEE）、拉沙病毒（Lassa virus）、马尔堡病毒（Marburg virus）、埃博拉病毒（Ebola virus）、猴疱疹病毒（monkey herpesvirus）；粗球孢子菌（*Coccidioides immitis*）、荚膜组织胞浆菌（*Histoplasma capsulatum*）、杜波组织胞浆菌（*Histoplasma duboisii*）。

（2）二类医学微生物　被感染后可引起较严重的症状，可危及生命，发病后不易治疗，对人群危害较大的病原微生物，并可造成实验室感染。

① 法定管理传染病菌（毒）种：布鲁氏菌（*Brucella*）、麻风分枝杆菌（*Mycobacterium leprae*）、结核分枝杆菌（*Mycobacterium tuberculosis*）；肝炎病毒（hepatitis virus）、狂犬病病毒（rabies virus）、汉坦病毒（*hantavirus*）、登革病毒（dengue virus）；斑疹伤寒立克

次氏体（*Rickettsia typhi*）。

② 其他的致病性微生物：土拉热弗朗西丝氏菌（*Francisella tularemia*）、肉毒梭菌（*Clostridium botulinum*）、鼻疽伯克霍尔德氏菌（*Burkholderia mallei*）、类鼻疽伯克霍尔德氏菌（*Burkholderia pseudomallei*）；森林脑炎病毒（forest encephalitis virus）；各种立克次氏体（*Rickettsia*）、鹦鹉热衣原体（*Chlamydophila psittaci*）、鸟疫衣原体（*Chlamydia ornithosis*）、淋巴肉芽肿衣原体即淋巴肉芽肿生物变种（lymphogranuloma venereum biovar.）；马内菲青霉菌（*Penicillium marneffei*）、北美芽生菌（*Blastomyces North America*）、副球孢子菌（*Paracoccidioides brasiliensis*）、新型隐球菌即新生隐球菌新生变种（*Cryptococcus neoformans* var. or *neoformans*）、巴西芽生菌（*Blastomyces brasilense*）、烟曲霉菌（*Aspergillus funigatus*）、着色霉菌（*Fonsecaea pedrosoi*）。

（3）三类医学微生物 其危险性与危害程度一般，感染后的症状较轻，为具有预防和治疗措施的微生物，一般不引起实验室感染。

① 法定管理传染病的菌（毒）种：脑膜炎奈瑟氏球菌（*Neisseria meningitidis*）、链球菌（*Streptococcus*）、淋病奈瑟氏球菌（*Neisseria gonorrhoeae*）、百日咳嗜血杆菌即百日咳鲍特氏菌（*Bordetella pertussis*）、白喉棒状杆菌（*Corynebacterium*）、沙门氏菌（*Salmonella*）、志贺氏菌（*Shigella*）、破伤风梭状杆菌（*Clostridium tetani*）、钩端螺旋体（*Leptospira*）、梅毒（密）螺旋体（*Treponema pallidum*）；乙型脑炎病毒（Japanese B encephalitis virus）、脊髓灰质炎病毒（poliovirus）、流行性感冒病毒（influenza virus）、流行性腮腺炎病毒（mumps virus）、麻疹病毒（measles virus）、风疹病毒（rubella virus）。

② 其他的三类医学微生物：肺炎链球菌（*Streptococcus pneumoniae*）、葡萄球菌（*Staphylococcus*）、流感嗜血杆菌（*Haemophilus influenzae*）、致病性大肠埃希氏菌（*Escherichia coli*）、小肠结肠炎耶尔森氏菌（*Yersinia enterocolitica*）、空肠弯曲菌（*Campylobacter jejuni*）、酵米面黄杆菌（*Flavobacterium*）、副溶血性弧菌（*Vibrio parahaemolyticus*）、变形杆菌（*Proteus*）、李斯特氏菌（*Listeria*）、铜绿假单胞菌（*Pseudomonus aeruginosa*）、肖氏（气肿疽）梭菌（*Clostridium chauvoei*）、产气荚膜梭菌（*Clostridium perfringens*）；雅司螺旋体（*Spirocheta*）；脑心肌炎病毒（encephalomyocarditis virus）、淋巴细胞性脉络丛脑膜炎病毒（lymphocytic choriomeningitis virus），以及未列入一、二类的其他虫媒病毒（arthropod-borne viruses）、新得必斯病毒（Sindbis virus）、滤泡性口炎病毒（vesicular stomatitis virus）、副流感病毒（parainfluenza virus）、呼吸道合胞病毒（respiratory syncytial virus，RSV）、腺病毒（adenovirus）、柯萨奇病毒（Coxsakie virus）A 及 B 组、埃可病毒（ECHO virus）及其他肠道病毒（new enterovirus），疱疹类病毒（*Herpesviridae*）包括单纯疱疹病毒（simplexvirus）、巨细胞病毒（cytomegalovirus，CMV）、EB 病毒（Epstein-Barr virus）、水痘病毒（varicellovirus）；致病性枝原体（*Mycoplasma*）；黄曲霉菌（*Aspergillus flavus*）、杂色曲霉菌（*Aspergillus versicolor*）、梨孢镰刀菌（*Fusarium coniosporia*）、蛙类霉菌（*Basidiobolus*）、放线菌属（*Actinobacterium*）、奴卡氏菌属（*Nocardia*）、石膏样毛癣菌（粉型）（*Trichophyton*）、孢子丝菌（*Sporothrix*）等。

（4）四类医学微生物 在菌苗与疫苗等生产过程中使用的各种弱毒或减毒的微生物以及各种低致病性微生物菌（毒）种及不属于上述一、二、三类的微生物及各种低致病性微生物菌（毒）种，划归为第四类医学微生物，但生产各种法定传染病灭活疫苗所使用的菌（毒）种（即强毒株），应按相应安全级别管理。

对通过生物学方法构建的新菌（毒）株，应按其微生物原始亲本株中，所属病原微生物分类的最高类别对待。不允许进行 2 个菌株完整基因组的重组试验。

1.3 2003 年世界性 SARS 疫情及其突发公共卫生事件的应对

近年来我国发生过多起突发性公共卫生事件，例如 1988 年 1 月 14 日～3 月 17 日上海市民因生食毛蚶引起食物型甲型肝炎流行疫情，共发病 310 746 例甲肝患者，死亡 47 例；1986 年 9 月～1988 年 4 月年新疆南部和田等地区发生饮用水源（涝坝水）被粪便和生活污水污染，引起戊型肝炎水型流行，共发病 119 280 例，死亡 707 例；1990～1993 年河南省周口及漯河等地区由于不规范的有偿单采浆回输血细胞操作，导致一大批单采浆农民献血员感染丙型肝炎病毒和 AIDS 病毒感染事故等。2003 年 5 月 7 日我国国务院第七次常务会议通过，于 5 月 9 日公布并开始执行的《突发公共卫生事件应急条例》中，关于突发公共卫生事件的定义是指突然发生、造成或者可能造成社会公众健康严重损害的重大传染病疫情、群体性不明原因疾病、重大食物和职业中毒以及其他严重影响公众健康的事件。该应急条例的制定，源于 SARS 突发疫情，可谓是亡羊补牢之举。

1.3.1 SARS 疫情的由来

2002 年 11 月 16 日广东省佛山市发生首例 SARS（我国俗称传染性非典型肺炎）病例，是一种经近距离空气飞沫传播及密切接触传播的急性呼吸系统传染病，疫情日趋严重，至 2003 年 2 月在广东省已达高峰，发病数千例，其病因不明，当时在中国内地称其为传染性非典型肺炎。2003 年 2 月 26 日，从中国香港乘飞机抵越南河内的一位 48 岁美国商人 Jonny Chen，因 SARS 发病在河内的法国医院就医，并感染给 20 名医务人员包括 Carlo Urbani 博士（图 1－1），后来此患者又转送香港治疗无效而死亡。其后在中国香港、越南陆续出现 SARS 合并呼吸衰竭病例。诺贝尔和平集体奖的成员之一，WHO 传染病学专家意大利人 Carlo Urbani 博士，于 2003 年 2 月 28 日认为这是一种全新的疾病，其特点为发生弥漫性肺炎及呼吸衰竭，较过去所熟知的由病毒、嗜肺军团菌、枝原体及衣原体所引起的非典型肺炎

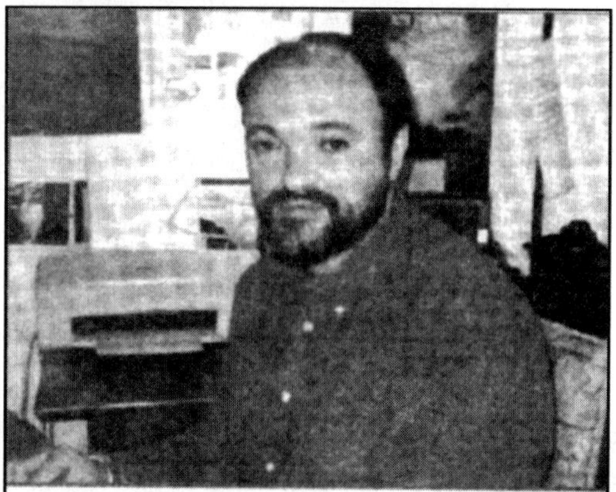

Dr. Carlo Urbani

图 1－1 Dr. Carlo Urbani 工作照

(atypical pneumonia) 严重得多。他于 2003 年 3 月 16 日将其命名为 serious acute respiratory syndrome，SARS（严重急性呼吸系统综合征），并第一位向 WHO 报告了此次疫情。后来 Carlo Urbani 博士在防治前线不幸罹患 SARS，在泰国曼谷医院以身殉职。为纪念这位科学先驱，WHO 正式命名此病为 SARS，并将其后发现的病原体称之为 SARS 冠状病毒 (SARS-coronavirus，SARS－CoV)。

1.3.2 SARS 的临床表现和诊断

原发性非典型肺炎（primary atypical pneumonia）一词最早由 Reimann 于 1938 年报告，用以区分由肺炎链球菌等细菌引起的典型肺炎（typical pneumonia）即大叶性肺炎或支气管性肺炎。目前沿用的非典型肺炎名称是指由嗜肺军团菌、肺炎衣原体（即 TWAR 衣原体，1965 年台湾小学 TW－183 株，1983 年美国大学生 acute respiratory－39 株）、肺炎枝原体、立克次氏体及某些病毒引起的肺炎。病毒主要有：① 副粘病毒科肺炎病毒属的呼吸道合胞病毒，可引起 6 个月龄以下婴幼儿细支气管炎及非典型性肺炎，可导致儿童和成人普通感冒及上呼吸道感染；② 冠状病毒，主要引起普通感冒及气管炎，尚可导致儿童和老年人肺炎。上述非典型肺炎均有一定的传染性，可引起较小范围的流行，其病死率（case fatality rate）高于典型肺炎。SARS 为传染性非典型肺炎中极为危重的一部分（图 1－2），传染性非典型肺炎不全是 SARS。我国将 SARS 称作“传染性非典型肺炎”不妥。

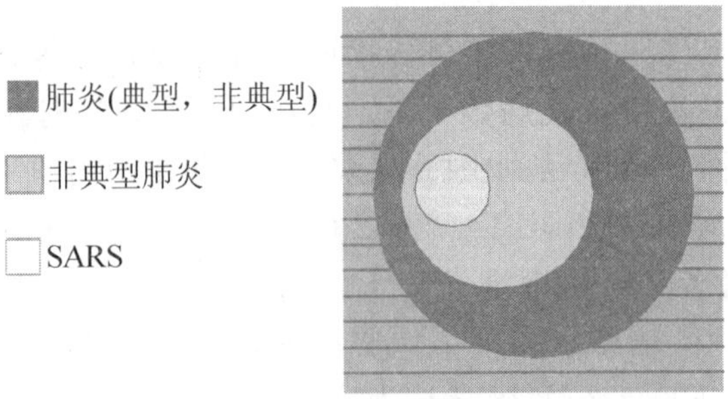

图 1－2 传染性非典型肺炎与 SARS 关系示意图

（1）SARS 临床特征 SARS 多发于 25～70 岁既往健康的人，儿童患者少见，其临床特征汇见表 1－6，图 1－3。

表 1－6 SARS 患者的临床特征

潜伏期	2～7 日，最长可达 10 日
前驱期	突发高热（＞38℃），持续 3～7 日，可伴有畏寒及寒颤，部分病人可有腹泻
极期	下呼吸道受累期。干咳或呼吸困难呈加重趋势，可伴有低血氧症，占 10%～20% 患者需气管插管和使用呼吸机。病死率 14%左右
肺部 X 线体征	前驱期时可正常，在极期时可出现局灶性渗出，进而斑片状间质性渗出，晚期可呈肺实变
实验室诊断指征	占半数患者的血白细胞计数呈下降，尤其 T 细胞下降；血清肌酸磷酸激酶升高至 3000IU/L，ALT 升高至正常值 2～6 倍

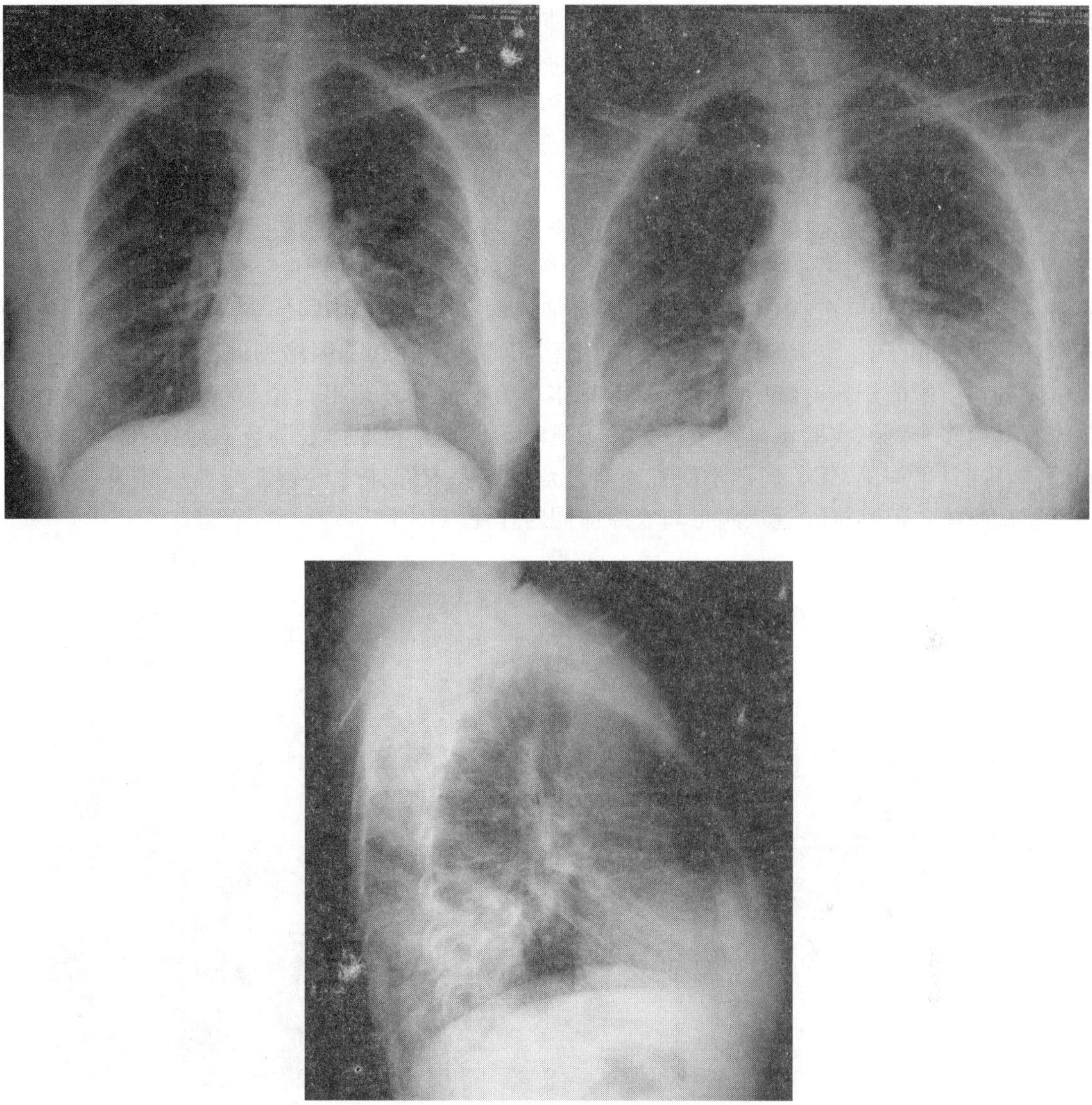

图 1-3　北京大学人民医院 SARS 病例 X 线胸片影像

患者，女，48 岁，无诱因发热（39～40℃）1 周，伴畏寒、全身肌肉和关节疼痛，曾在家中摔倒两次，3 天前曾有吸气性呼吸困难，于 2003 年 4 月 11 日收入院。查体：双下肺吸气相爆裂音。WBC 2850～3200/mm^3，pH7.51，氧分压降低（PaO_2 64.5mmHg），二氧化碳分压升高（$PaCO_2$ 31.1mmHg）

（2）WHO 建议的 SARS 病例定义（2003 年 5 月 1 日修正发布）　SARS 诊断分为疑似病例（suspect case）、高度可疑病例（probable case）和确诊病例（diagnostic case）。① 疑似病例诊断标准：出现高热（体温＞38℃），及一种以上的呼吸道症状，包括咳嗽、呼吸急促、呼吸困难并且在发病之前 10d 内具有流行病学史，即曾照看护理 SARS 患者，与其有共同居住史，或曾经直接接触其呼吸道分泌物及体液，或曾到过有 SARS 病例集中的疫区。② 高度可疑病例：疑似病例经胸部 X 光片判定为肺炎，或伴有急性呼吸窘迫综合征，或因无法解释的呼吸道疾患导致死亡，病理解剖报告显示未知原因引起的 ARDS 病理指征的病例。③ 确诊病例：具有高度可疑病例的条件，另有实验室检查支持指征，如血清 SARS-

CoV IgG 抗体（EIA 或 IF 法）阳性，以及外周血白细胞数不升高或反而降低，淋巴细胞数减少（尤其是 $CD8^+$ T 细胞和 $CD4^+$ T 细胞数明显降低），即可确诊。如果缺乏明确的流行病学史，但使用抗生素治疗无效的病例也可确诊。

1.3.3 SARS 的病因

SARS 病原体的发现与确认，经历了从争论、误判到确认的曲折过程。2003 年 3 月 15 日 WHO 组织了包括中国香港地区在内 10 个国家或地区参加的国际 SARS 病因研究网络实验室（中国 CDC 和广东省 CDC 于 3 月 28 日加入）。3 月 18 日中国的香港大学医学院和德国分别在网上公布了在 SARS 标本中发现的副粘病毒的照片和基因序列。3 月 21 日香港大学医学院的科学家应用猴肾细胞培养 SARS 标本，首次成功分离出直径 50～60nm 冠状病毒样颗粒。其他多家网络实验室排除了一般呼吸道病毒、肺炎枝原体及肺炎衣原体等作为 SARS 病原体。同日，中国 CDC 病毒学研究所对公众发布，衣原体为传染性非典型肺炎（SARS）的主要病原体，但不排除冠状病毒与衣原体同时作用（图 1－4）。

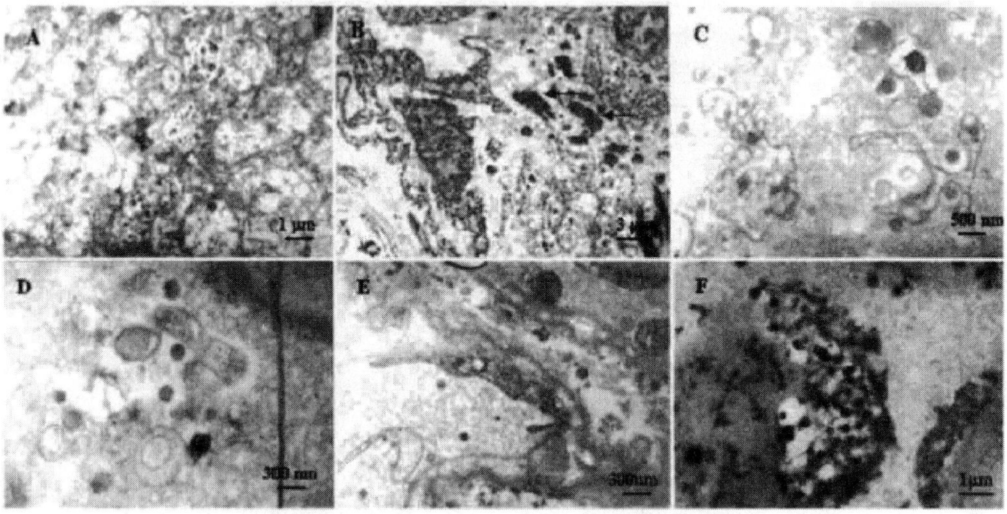

图 1－4 传染性非典型肺炎（SARS）死亡病人脏器标本电镜观察，见到衣原体样颗粒

A. 5 号患者的肝组织；B，C. 2 号患者的肺组织；D. 3 号患者的肺组织；E，F. 2 号患者的肺组织

[引自中华医学杂志，2003，83（8）：632－636]

2003 年 3 月 27～31 日，中国香港和美国分别成功进行猕猴动物感染实验。4 月 16 日 WHO 正式宣布，经全球科学家和网络实验室协作攻关，新型冠状病毒作为 SARS 病因，已符合 Koch's 病因推断四准则，确认其为 SARS 病原体并命名为 SARS-coronavirus（SARS－CoV）。副粘病毒及衣原体只是伴随感染或继发感染的病原体，正如 HIV 引起 AIDS，经常伴随感染结核分枝杆菌及真菌等。所谓 Koch's 病因推论四准则，即：① 从患者体内分离出病原体和纯培养；② 在其他病患者或健康人体内，未发现此病原体；③ 可经动物感染实验复制出此病；④ 实验感染所复制的患病动物体内，又重新分离出此病原体。

德国细菌学家罗伯特·科赫（Robert Koch，1843～1910 年）（图 1－5），生于德国哈尔茨（Harz）山区一个小山村，1866 年毕业于哥廷根大学医学专业，曾任汉堡（Hamburger）总医院内科临时医助，2 年后被裁减而转入沃尔施泰因乡开设私人诊所，并在诊所后面自费组建起一间细菌学小实验室，内有工作台、孵化箱、水槽、苯胺染色装置、蔡斯公司（Chase Co.）带有油镜头的显微镜、照明装置及暗室等。他在诊所业务之余，独自埋头潜心研究当时危害严重的炭疽病，几乎与社会隔绝十多年。于1876年5月上旬，他首次在布雷斯劳（Breslau）大学的报告厅里现场演示实验，发表“炭疽病病原学”学术报告，宣布他不仅从患炭疽病病人和病畜体内发现了致病的病原体——炭疽杆菌（*Bacillus anthracis*），而且还发明了细菌的染色和分离培养技术。他通过纯培养获取炭疽杆菌，并用以感染数百只小鼠、豚鼠、兔和羊等实验动物，均成功复制出炭疽病。其论文很快发表在*J Plant Biology*（《植物生物学杂志》）上。对于此等重大发现，当时被惊叹为微生物界最大的发现，他的研究细菌病因学的过程被称作“科赫氏假设或准则”（Koch's postulates），即Koch's病因推断四准则。此后他及他的学生们又相继发现了结核、霍乱等病原体，因此，他当之无愧被尊称为细菌学之父，并被授予1905年诺贝尔医学和生理学奖。

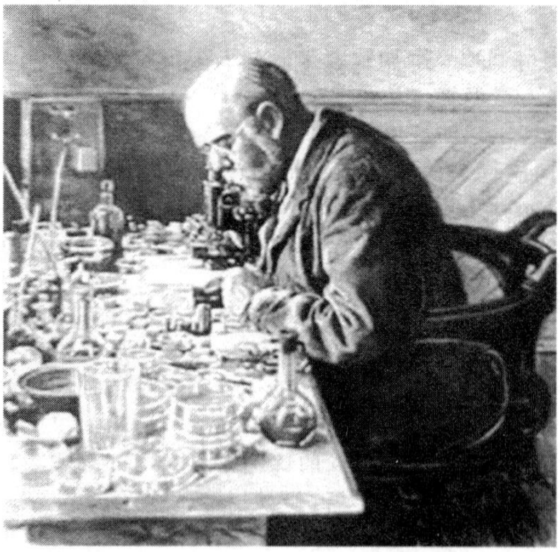

图1-5 Koch在进行炭疽杆菌分离、培养和显微镜下观察

SARS-CoV为冠状病毒属病毒，呈球形体，直径75～160nm，最外层有花瓣状刺突，形如花冠状（图1-6）。基因组为ssRNA，约含27～29kb。它与已知冠状病毒核苷酸同源性仅为60%左右，属于第Ⅳ血清型或变异型（图1-7）。冠状病毒的结构蛋白包括N蛋白、M蛋白、E蛋白、S蛋白和HE蛋白（图1-8）。SARS-CoV以选择性破坏机体免疫T细胞为其致病特点。

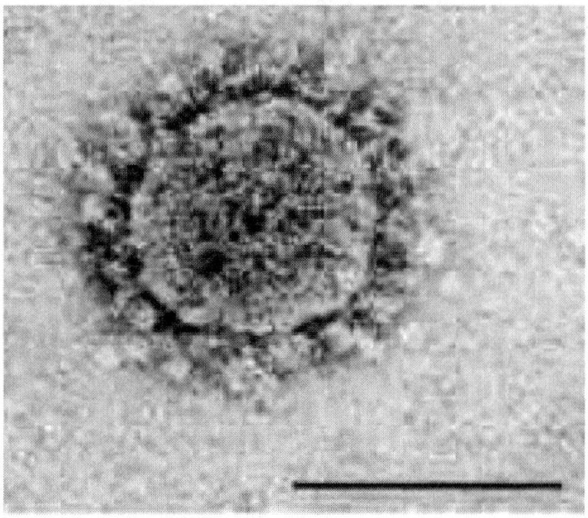

图1-6 SARS冠状病毒透射电镜下形态结构

病毒标本超薄切片经甲胺钨酸盐负染，可见花冠状包膜，内部含有螺旋样核壳体结构。标尺=100nm（引自http://microbiologybytes.com/virology/coronsviruses.html）

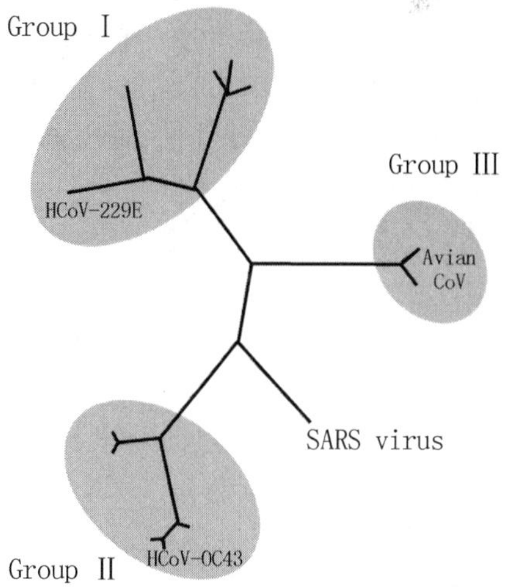

图1-7 冠状病毒血清分型（SARS-CoV为Ⅳ型）

冠状病毒对外界抵抗力较弱，37℃、3h 或 56℃、10min 可灭活，故在外环境中存活时间很短，但在粪便和尿液中，可存活 1～2d。对常用消毒剂及紫外线均很敏感。

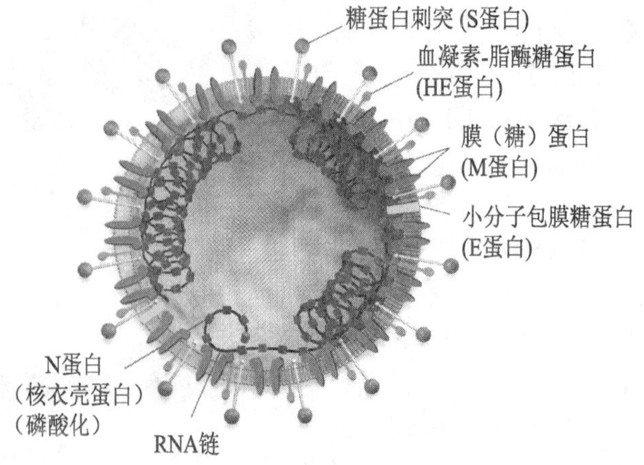

图 1-8 SARS 冠状病毒形态结构模式

（引自 Holmes Kathryn V. SARS-associated coronavirus. N Engl J Med，2003，348：1948-1951）

1.3.4 21 世纪的瘟疫——SARS 流行病学

（1）传染源 SARS 现症患者是唯一传染源，患者症状越重，往往其传染性越强。少数老年患者及病程长的重症患者其体内病毒载量大，可传给 10 人以上者称为“超级传染源”。尚未证实存在无症状病毒携带者，也未证实是否存在果子狸、蝙蝠等动物宿主。患者病后有一定的免疫力。

（2）传播途径 SARS 主要传播途径有 3 种：① 直接吸入含病原体的空气飞沫或尘埃的呼吸道传播；② 由手接触被患者呼吸道分泌物污染的物品、用品及玩具等，经口、鼻及眼结膜传播；③ 密切接触传播，指治疗、护理、陪床、与患者共同生活或探视患者等，有机会接触患者呼吸道分泌物或体液等。此外，根据患者可从粪尿中排出病毒，以及香港陶大花园住宅楼因下水道与自来水管道短路，而发生 SARS 暴发疫情的调查实例，推测存在粪-口途径传播之可能。

（3）人群易感性 SARS 患者男女性别无差异，但以青壮年易患病，其中 20～29 岁年龄组罹患率（attack rate）最高，依次是 30～39 岁及 40～49 岁组也较高，≤9 岁儿童及≥70 岁老年人患病者少。依据 2003 年 5 月 2 日～6 日发布资料，在职业分布中以医务人员罹患率最高，达 18%，以下依次是干部（11%）、工人（10%）和学生（10%）。不同职业人群罹患率的差异，可能是由于职业暴露于 SARS-CoV 的几率不同造成的。

（4）流行特征 2002 年 11 月 16 日至 2003 年 6 月 30 日，在短短半年多时间内，SARS 在我国和全世界范围内造成大范围的流行疫情，全球 32 个国家或地区发生 SARS 病例共 8447 例，死亡 811 例（表 1-7），其中我国内地 5327 例（包括医院感染和实验室感染病例，其中医务人员和化验员被感染 959 例），而北京的疫情最为严重，共发病 2521 例，约占我国内地发病总数的 1/2，是全球最大的一组病例。2003 年 2 月在广东省及香港地区形成 SARS 流行的第一波，并传播至北京、山西、内蒙古、河北及天津等华北五省、市、自治区，由于未及时采取有效的预防措施，至 4 月份在北京形成 SARS 流行的第二波，其势头更猛，并很快席卷全国（除海南、云南、贵州、西藏、青海及新疆外）25 个省、市、自治区，其传播速度之快，在短期内流行地域之广，为自 1957 年 A2 亚型流感世界大流行以来所罕见。

表 1－7 2002 年 11 月～2003 年 6 月 WHO 公布 SARS 在世界 32 个国家或地区的流行疫情
（截止日内瓦时间 2003 年 6 月 30 日 17：00）

国 家	累计报告病例数	新发病例报告数	死亡病例数	治疗出院例数	向 WHO 报告时间
澳大利亚	5	0	0	5	27/6/2003
巴西	3	0	0	2	9/6/2003
加拿大	252	1	37	192	26/6/2003
中国内地	5327	0	348	4927	27/6/2003
中国香港	1755	0	298	1429	27/6/2003
中国澳门	1	0	0	1	23/6/2003
中国台湾	678	0	84	495	27/6/2003
哥伦比亚	1	0	0	1	5/5/2003
芬兰	1	0	0	1	20/5/2003
法国	7	0	0	6	22/5/2003
德国	10	0	0	9	23/6/2003
印度	3	0	0	3	14/5/2003
印尼	2	0	0	2	19/6/2003
意大利	5	0	0	5	27/6/2003
科威特	1	0	0	1	20/4/2003
马来西亚	5	0	2	3	26/6/2003
蒙古	9	0	0	9	2/6/2003
新西兰	1	0	0	1	25/6/2003
菲律宾	14	0	2	12	26/6/2003
爱尔兰	1	0	0	1	12/6/2003
韩国	3	0	0	3	23/6/2003
罗马尼亚	1	0	0	1	22/4/2003
俄罗斯	1	0	0	0	31/5/2003
新加坡	206	0	32	171	27/6/2003
南非	1	0	1	0	3/5/2003
西班牙	1	0	0	1	5/6/2003
瑞典	3	0	0	3	13/5/2003
瑞士	1	0	0	1	16/5/2003
泰国	9	0	2	7	26/6/2003
英国	4	0	0	4	26/6/2003
美国	73	0	0	63	26/6/2003
越南	63	0	5	58	7/6/2003
合计	8447	1	811※	7417	

※因有未出院的重症病例，死亡人数会增多。中国内地死亡人数最终为 349 例

非常严重的医院感染（nosocomial infection）及病例的家庭聚集性（family clustering）也是SARS流行一大特征。SARS病例大多源于在医院就诊或住院过程中被交叉感染（cross infection），或陪床、探视及在家照料患者被感染，形成一户多例的家庭聚集性。截至2003年5月21日全国内地共报告SARS 5249例，其中医务人员患者就占近1/5即959例。SARS医院感染包括临床实验室感染的严重程度和医务人员首当其冲一大批被感染，为有史以来所罕见。

SARS患者病死率高达14%左右。各年龄组SARS患者的病死率不同，在≥65岁老年患者可高达50%，在45～64岁组为15%，在25～44岁组为6%，而在≤24岁组为<1%。

1.3.5 预防和治疗措施

（1）目前尚无有效预防SARS药物，预防性疫苗处于研制阶段 WHO认为，在SARS流行期间没有必要进行预防性服药，也不建议对一般居所采取环境消毒措施。如果不得不去医院探视SARS患者，医院会提供标准防护措施（标准的隔离衣、口罩及帽子）。环境消毒仅适用于医院等特殊场所。照看SARS患者的家属，如果出现可疑症状，按照WHO规定应立即拍照胸部X光片，并留院检疫观察；如果经胸部X线检查无异常，则无需特别限制其活动。

（2）中国卫生部建议SARS病房的空气消毒处理措施 WHO不主张对SARS疫源地的外环境进行消毒。需要定期消毒的场所有医院的隔离病房、放射科机房、病区值班室、更衣室、配餐室、患者电梯间、门诊候诊室、病区走廊等。① 可用乳酸加热熏蒸消毒，每日上、下午各消毒1次，以净高为3m计算，面积大小不同的房间所用乳酸量为每$10m^2$居室面积用2ml乳酸熏蒸，密闭0.5h；② 或应用0.5%的过氧乙酸喷雾，用量为20～30ml/m^3，作用30min；③ 或3%过氧化氢喷雾，用量为20～40 ml/m^3，作用60min；④ 或应用活化后的二氧化氯，浓度为0.05%喷雾，用量为20ml/m^3，作用30min；⑤ 或有效氯1500mg/L的含氯消毒剂进行喷雾，用量为20～30ml/m^3，作用30min；⑥ 或用强氧化高电位酸化水原液喷雾，用量为20～30ml/m^3，作用30min；⑦ 或用紫外线灯照射1h，一日2次。上述6种消毒方法，选用1种即可。

（3）激素的应用和适应证 糖皮质激素具有抗炎、抗毒素、抗过敏和抗休克等作用，但有抑制机体免疫功能的副作用，故对于SARS患者，必须在使用抗病毒药物及抗细菌续发感染的基础上才可使用，但不主张长期大剂量使用。使用糖皮质激素前，要排除患者患结核病，注意诱发精神异常、青光眼、糖尿病及骨质疏松等。SARS患者使用糖皮质激素的适应证：① 有严重的中毒症状，高热3日不退；② 呼吸困难，呼吸>30次/分，48h内肺部X线阴影进展>50%；③ 肺部X线阴影表明多个肺叶病变且范围>1/3；④ 出现低氧血症，在3～5L/min吸氧时，动脉血氧分压（PaO_2）<70mmHg或脉搏容积血氧饱和度<93%；⑤ 出现急性肺损伤或急性呼吸窘迫综合征；⑥ 出现休克或多器官功能不全综合征；⑦ 伴有严重基础病；⑧ 合并有其他感染病；⑨ 年龄>50岁。应用剂量和疗程：甲泼尼龙3 mg/（kg・d）×5d（每日分3次静脉输入），改为2mg/（kg・d）×5d（每日分2次静脉输入），改为口服泼尼松龙1mg/（kg・d）×5d（每日分2次口服），改为口服泼尼松龙0.5mg/（kg・d）×3d（每日1次口服），再改为口服泼尼松龙0.25mg/（kg・d）×3d（每日1次口服），即可停药。标准疗程21日。若病情笃重，X线片显示肺部阴影明显及血氧饱和度明显降低，具备其中两条和持续淋巴细胞血症的SARS患者，可给予冲击疗法，即大剂量甲泼尼龙 1000mg/d，分为 2 次静脉给药，然后改为上述标准疗程用药。

1.3.6 从 SARS 流行疫情中，总结我国在应对突发公共卫生事件中，应汲取的经验与教训

在 1977 年，爱德华·凯斯（Edward Keyes）曾用一句话概括当时人们对新发军团菌性肺炎的恐慌心理。“The terror of the unknown is seldom better displayed than by the response of an epidemic，strikes without apparent cause.（当一种原因未明的感染病流行疫情袭击人类时，从对它的反应显示出人类对未知事件的恐慌。)”SARS 首发在我国广东省，疫情流行最剧在广东省、香港地区和北京，对国计民生影响最严重在首都北京。SARS 对人们的心理防线冲击更大。因此，此次大疫之后很值得认真总结一下经验与教训，以供今后应对突发性公共卫生事件借鉴。

思考题

1. 请概述医学（病原）生物尤其是医学（病原）微生物对人类的威胁，为何日益严重?
2. 从 2003 年 SARS 突发疫情中，你认为作为医务工作者或医学研究人员有哪些经验与教训值得汲取?
3. 你认为近年来不断发现新的危害人类的病原体和发生突发性传染病的原因何在?
4. 论述曾被基本控制，现又再度死灰复燃的人类感染病有哪些及其主要原因是什么?
5. 论述自然疫源地和自然疫源性疾病的概念及其主要原因。

（北京大学基础医学院病原生物学系　朱万孚）

参考文献

[1] 朱万孚. 感染性疾病的流行病学. 见斯崇文，贾辅忠，李家泰主编. 感染病学. 北京：人民卫生出版社，2004. 121 - 138

[2] 朱万孚，庄辉主编. 医学微生物学. 北京：北京大学医学出版社，2007. 3 - 20，191 —204

[3] 朱万孚. 医学微生物学某些术语的汉译名称之商榷. 中国科技术语，2007，9 (1) ：36 -38

[4] 王玉明，胡仕琦主编. 新发感染病. 北京：科学技术文献出版社，2006

[5] 贺福初主编. SARS：严重急性呼吸系统综合征. 北京：科学出版社，2003

[6] 洪涛，王建伟，孙异林等. 电镜观察从非典型肺炎患者尸检标本中发现衣原体样和冠状病毒样颗粒. 中华医学杂志，2003，83 (8) ：632 - 636

[7] 李难，崔极谦，王永平译. 生命科学史.（Lois N，Magne A. History of the Life Sciences.）天津：百花文艺出版社，2002

[8] WHO. SARS virus isolated，new diagnostic test producing reliable results. March 22，2003，http://www.who.int/entity/csr/sarsrchive/2003_03_22/en

[9] Peiris JSM，Lai ST，Poon LLM，et al. Coronavirus as a possible cause of severe acute respiratory syndrome. Lancet，2003，361 (9366) ：1319 - 1325

[10] Thomas G，Ksiazek DVM，Dian Erdman，et al. A novel coronavirus associated with

severe acute respiratory syndrome. N Engl J Med，2003，348（20）：1953－1966

SARS 科研工作相关信息的网络资源：

http://www.health.library.mcgill.ca/resource/sars.htm

http://content.nejm.org/early_release/sars.dtl

http://intl.sciencemag.org/future/data/sars/index.shtml#genome

http://www.who.int/csr/sars/en/

http://www.cdc.gor/ncidod/sars/

2 生物恐怖与对策

生物恐怖（bioterrorism or biological terrorism）是指故意播散病原生物或其毒素等生物战剂（biological agents），导致易感人群染病或中毒，从而威胁人类健康，破坏社会的安全与安定，达到政治或其他目的的破坏行为。生物战（biological warfare）是国家行为，其范围更大一些。

2.1 生物恐怖的威胁

早在古代，就存在应用生物恐怖（bioterrorism）打击敌人。美国根据公开发布信息，编辑出1900年以来计415起恐怖事件，其中最昭著的有在第二次世界大战期间德国军队对苏（联）军战俘营施放细菌弹，导致斑疹伤寒流行；日本“731部队”1932～1945年在我国东北试验生物武器（鼠疫），至少害死20万名中、韩、俄公民；1950～1953年朝鲜战争期间，美国在朝鲜北部和我国东北地区多次空投含有鼠疫杆菌、霍乱弧菌、炭疽杆菌、伤寒沙门氏菌及脑炎病毒等的食物和物品，造成该地区疾病流行和多人死亡（表2－1，2－2）。

2001年美国“9·11”恐怖事件后，于2001年10月4日～11月21日，主要发生在美国首府华盛顿的哥伦比亚特区Brentwood邮件处理和分发中心的炭疽芽孢邮件恐怖事件中，共计感染百余人，其中肺炭疽发病22例（大部分为邮局工作人员），其中死亡5人。一时炭疽邮件恐怖蔓延到加、法、德、英、瑞典、奥地利、波兰、日本、墨西哥、以色列、中国等数十个国家。

表2－1 美国CDC对于可应用于生物恐怖的病原体分类

类别	特点	病原体或毒素
A	极易播散，致死率高，可导致社会动荡，需要特殊准备才能应对	天花V，炭疽B，鼠疫B，肉毒毒素，土拉B，埃博拉V，马尔堡V，拉沙V，出血热V
B	相对易播散，罹患率中等，致死率不高，需要专业实验室检测与诊断	贝氏柯克斯氏体，布鲁B，类鼻疽伯菌，委内瑞拉马脑炎V，东部、西部马脑炎V，蓖麻毒素，ε毒素，金葡菌肠毒素
C	来源广，可由生物工程获得，具有潜在致病性，对人类健康影响较大	立白V，汉坦V，蜱传出血热V，蜱传脑炎V，黄热V，多重耐药性结核分枝B

注：V，代表病毒；B，代表杆菌

表2－2 生物恐怖病原体估算所造成的危害程度

恐怖病原体所致疾病	下风向范围（km）	危害性死亡（万例）	失能（万例）
裂谷热（裂谷热V）	1	0.04	3.5
蜱传森林脑炎（V）	1	0.95	3.5
伤寒（沙门氏菌）	5	1.90	8.5
布鲁氏菌病	10	0.05	10.0
Q热（立克次氏体）	>20	0.015	12.5
土拉热（土拉杆菌）	>20	3.00	12.5
炭疽（芽孢杆菌）	>20	9.50	12.5

沙门氏菌、痢疾志贺氏菌、大肠埃希氏菌 O157：H7 霍乱弧菌及隐性孢子菌，可引起水型或食物型肠道传染病的暴发或流行，但作为生物恐怖病原体，不如表 2-1 中所列 B 类微生物的危害大。

国外曾有人以烈性传染病肺鼠疫为例，估算出如下的传播模式：经呼吸吸入 1000 个鼠疫活菌的人，有 50%的人将会出现临床症状，其中 75%的患者需住院治疗，未接受治疗者占 80%将死亡。假设一个 500 万人口的中等城市遭到肺鼠疫生物恐怖袭击，在已储备足够的治疗药品并疏散 1/3 居民的情况下，估计仍有 50 万例患者需住院治疗，其中 10 万多人死亡。自从 1980 年 5 月 8 日 WHO 宣布全世界已消灭天花并停种牛痘后，天花病毒的毒种尚未被销毁，仍存放在 2 处实验室内，一为俄罗斯新西伯利亚州克尔索沃国家病毒和生物技术研究中心；二为美国亚特兰大国家 CDC。这存在隐患，一旦毒种泄漏，将给人类带来一场大灾难。

近年来还发生过化学武器的恐怖事件。1995 年 3 月 20 日上午 8 时在上班高峰期，日本东京市中心 3 条地铁线路、5 列地铁列车及 16 个地铁站，被日本邪教恐怖组织“奥姆真理教”，施放致死性神经毒气沙林（学名甲氟膦酸异丙酯），造成短期内 5000 多人呼吸中毒，因病住院 1000 余例其中重症 37 例，死亡 12 人。中毒症状主要有瞳孔缩小、眼结膜充血、眼眶痛、支气管痉挛、呼吸困难甚至呼吸停止、意识障碍和剧烈抽搐等。该沙林毒剂如针眼大小的小滴毒液足可致一个成人死亡。一个地点投放，可使周围 1.2 平方公里范围内的人群大量死亡或受伤。此外，恐怖分子还曾在美国施放过致死性毒素蓖麻毒素或蓖麻子蛋白，均造成较大的社会影响。近年来，国内外还发生剧毒铊投毒案件，导致数人死亡及重残。

2.2 生物恐怖的袭击特点

（1）突发性与潜在性　恐怖分子势力较弱小，其生物恐怖往往采用秘密突然袭击方式，使产生突发性公共卫生事件。

（2）隐蔽性与欺骗性　生物战剂不易被发现，而受到袭击的人群、动物及植物，须经一个潜伏期才致病或出现不良反应，所以在施放生物战剂当时，不易被发觉。

（3）易受袭击的地点和人群明确　生物恐怖往往集中袭击人口密集的大城市，尤其是政治中枢、重要的军事或科研机构等。

（4）生物恐怖袭击的多发性与同时性　生物恐怖分子施放生物战剂往往可在一个较大区域范围内多点施放，致使在同一时间多个地点人群突发一种或几种疾病。

生物恐怖袭击的方式多种多样，防不胜防，但也容易受外界因素的影响，这为制定应对措施提供了有利条件。

2.3 对生物恐怖袭击的应对原则

（1）加强防范意识　设置预防生物恐怖专门机构；建立疫情监测网，定期和及时对大气、水源、土壤、食物及生物制品等进行微生物及其主要毒素的检测；设立 BSL-3 诊断网络实验室，用于应急检测病原体；加强对菌、毒种、毒素和剧毒物质的管理和建立档案；制定针对生物恐怖的反恐预案和演习，保证指挥有效，通讯畅通，职责明确，实验室检测、医院救护和后勤保障等井然有序，使生物恐怖袭击无可乘之机。

（2）加强科学研究　不断研制对新出现微生物感染的快速诊断方法，增强对生物恐怖袭击防制的基础研究等。

（3）加强对群众的宣传教育和普及个人防护知识　尤其对广大医药卫生工作者进行有关培训十分必要。普及可疑生物战剂邮件及其他物品的识别与处理及上报常识。必要时对重点人群施行有效的预防接种保护。

（4）增强协作意识　全国各行各业通力协作，快速反应，隔离患者并医学检疫可疑患者，落实行之有效的（清）洗、消（毒）、杀（鼠类）、灭（虫媒）措施。

思考题

1. 简述生物恐怖及其突发性和严重性。
2. 简介生物恐怖的袭击特点。
3. 简述面对生物恐怖的应对原则。

（北京大学基础医学院病原生物学系　朱万孚）

参考文献

[1] 魏承毓. 做好经常性传染病防治是应对生物恐怖的坚实基础. 传染病信息，2003，16(1)：1-3
[2] 王玉明，胡仕琦主编. 新发感染病. 北京：科学技术文献出版社，2006. 102-114
[3] 杨瑞馥，王松俊. 生物威胁与核查. 北京：军事医学科学出版社，2001. 10
[4] 华琦翼. 生物恐怖与生物战争. 中国青年科技，2002，1：24-26
[5] 谢燕，张茂先. 医学生应加强防范"生物恐怖"的意识. 实验动物科学与管理，2002，55-56
[6] 朱万孚，庄辉主编. 医学微生物学. 北京：北京大学医学出版社，2007. 191-204

反生物恐怖相关网站：

http://www.uab.edu.lister/bioterrorism.html
http://www.hopkins.biodefense.org
http://www.biodefense.net
http://www.asmusa.org

3 医院感染

医院感染（nosocomial infection）亦称医院获得性感染（hospital acquired infection），指患者在住院期间发生的感染，或在住院期间获得，经过一个潜伏期（incubation period）而在出院后出现的感染。门诊就诊患者获得性感染也应包括在内。

据文字记载，1826年法国医生，听诊器的发明人Laennec因接触结核病患者脊椎骨后，左手食指被感染皮肤结核。1939年国际友人诺尔曼·白求恩（Norman Bethune）在中国抗日前线八路军野战医院为子弹伤厌氧菌感染的战士做手术，不慎被手术刀刺破自己的手指而感染，因当时缺少抗菌药物，最终于1939年11月12日死于败血症和脓毒血症。

3.1 患者被确定为医院感染应具备三个条件

（1）入院时无此种感染，亦不处于此种感染的潜伏期内；

（2）已确定是由附加的病原体（pathogen）或其毒素（toxin）所导致的全身或局部感染表现；

（3）从暴露于致病因子（pathogenic agents）至发病或发生感染的时间间隔，符合该种感染病的常见潜伏期。

随着医院创伤性诊断治疗的新技术新疗法不断引入，随之而来的医院感染也日趋严重。

3.2 医院环境的特殊性

（1）住院及门诊患者体内及其诊疗的微环境中，大量存在病原微生物，尤其是诊疗器械和设备如内镜、导管、插管、人工呼吸机及透析装置等，易被微生物所污染，医护人员的病原微生物的携带率（carrier rate）也显著高于一般人群。

（2）医院内大量存在就诊的特殊易感人群，如新生儿和老年人、营养不良患者、烧伤及严重创伤患者、血液系统和全身各系统的肿瘤患者、先天性或获得性免疫缺陷病患者、慢性肝病尤其是肝硬化患者、糖尿病患者、慢性肾病患者、接受放射线照射治疗及化疗患者等免疫力低下人群，均极易罹患获得性感染（acquired infection）。

（3）某些免疫低下患者正常微生物群中的条件致病性微生物，可由原来定植部位移位至血液循环或其他器官组织内，从而导致自身来源的感染性疾病称为自源性感染（autogenous infection）。

（4）由于不合理地使用甚至滥用广谱抗生素，可导致医院感染患者体内病原菌被诱导或被选择为多重耐药菌株，使医院感染成为难治性感染。

3.3 医院感染的病原体及其传播途径

医院感染的病原体包括一些致病菌（pathogenic bacteria）、病毒（viruses）和致病性真菌（pathogenic fungi），还包括一些机会性致病菌（opportunistic pathogen），即在诱发因素存在时，可致病的细菌，如B组溶血性链球菌、D组链球菌和变形杆菌等异位感染致病；或在宿主免疫力显著低下时，才引发感染性疾病的病原体，如非结核分枝杆菌或称非典型分枝杆菌所致化脓性感染，白色念珠菌所致鹅口疮等。按照病原体感染的来源大致可分为：① 外源性感染（exogenous infection）或称交叉感染（cross infection），即由其他患者或医务人员携带的病原体及医院环境中获得的微生物感染；② 内源性感染（endogenous infection）或称自源性感染（autogenous infection），指病原体来自患者体内的条件致病菌或者正常菌群；③ 医源性感染（iatrogenic infection），即由诊疗用的器械、器材及用品未经有效灭菌或消毒处理，或由于操作不当，或输入不洁血液、血浆等引起的微生物感染（表3-1，图3-1，图3-2）。

表3-1 医院内（获得性）感染的病原体来源及其传播途径

传播途径	传染源或感染来源	致医院感染的主要病原体
密切接触（经过手）	患者-医护人员之间及污染物品	金黄色葡萄球菌、肠球菌、肠杆菌、艰难梭菌，SARS冠状病毒、呼吸道合胞病毒、轮状病毒、腺病毒，假丝酵母菌等
损伤性医疗操作	导管、插管、内镜及使用呼吸机等	铜绿假单胞菌、不动杆菌属嗜麦芽窄食单胞菌
	输液及消毒液污染	不动杆菌属、褪色（粘质）沙雷氏菌、脓肿分枝杆菌
	输血及不洁注射	乙型肝炎病毒（HBV）、丙型肝炎病毒（HCV）及AIDS病毒（HIV）
	器官移植	HBV、HCV、HIV、CMV、朊粒
空气飞沫	患者-医护人员间借呼吸道飞沫、灰尘、泥土、污物等形成气溶胶	SARS冠状病毒、呼吸道合胞病毒、流感病毒，金黄色葡萄球菌、结核分枝杆菌、军团菌等
粪-口传播	食物、饮用水、餐具等被污染，变质罐头	沙门氏菌属、肠杆菌科、铜绿假单胞菌、肉毒梭菌

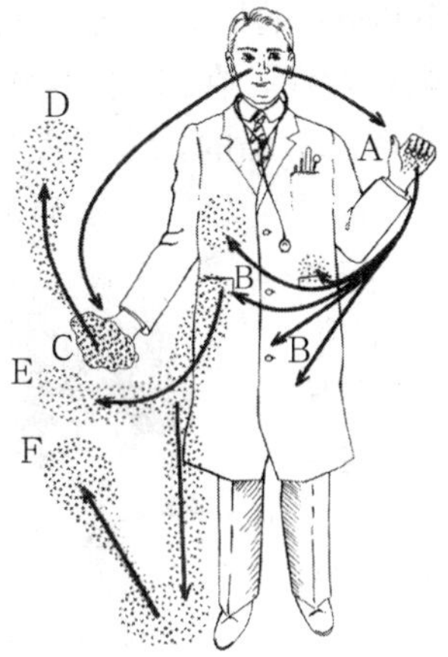

图3-1 源于被口鼻分泌物污染的手、手帕、衣服及地面等处的尘埃颗粒，造成空气飞沫传播示意图

A. 手被口鼻分泌物污染，B. 手污染衣服，C. 污染的手帕，D. 手帕播散的污染尘埃，E. 由被污染的衣服播散的尘埃，F. 由地面浮起的污染尘埃

（引自 Simpson RA. Hospital infection. In：David Greenwood，Richard Slack，John Peutherer. Medical Microbiology. 15th ed. New York：Churchill Livingstone，1997. 647）

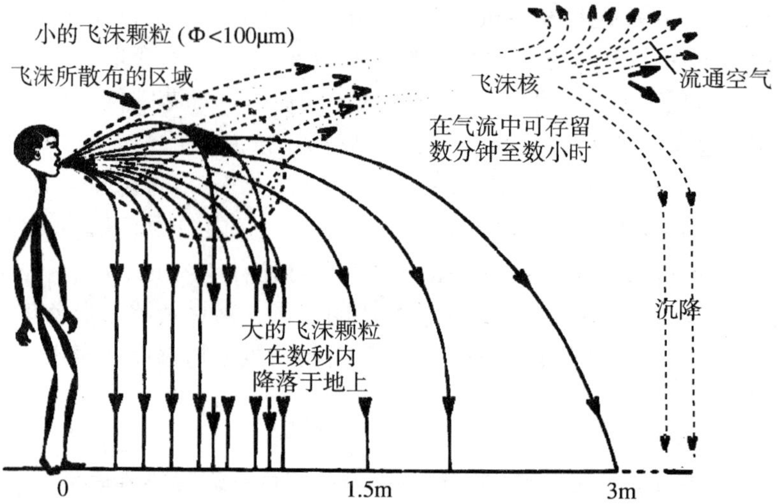

图 3-2 经由空气飞沫及飞沫核传播呼吸系感染示意图

(引自 Simpson RA. Hospital infection. In：David Greenwood，Richard Slack，John Peutherer. Medical Microbiology. 15th ed. New York：Churchill Livingstone，1997. 647)

感染病的传染源包括感染病患者、某些患病动物和病原体携带者（carriers）。病原体感染人体后，当机体免疫力与病原体处于平衡状态时，不发病，但机体出现特定的免疫反应并可向体外不断地排出病原体，称作亚临床感染（subclinical infection），此种传染源称作健康携带者或健康带菌者（health carriers）。食品、牛奶行业、托幼机构、医务工作等威胁性从业人员，按规定应定期体检，如未及时发现携带者并调换工作，则可成为重要的传染源，“伤寒玛丽”就是著名的范例。1906 年美国纽约州长岛滨海小镇 Oyster Bay，一所住宅内 11 口人中有 6 人突发伤寒病。经纽约卫生局 George Soper 工程师调查发现，此起暴发疫情与 3 周前雇佣名叫玛丽·梅隆（Mary Mallon）的黑人女佣为其做饭有关。当第一例伤寒病例发病时，该女佣已离职。进一步追踪调查发现，在过去 10 年间，她曾先后被雇佣为 8 个家庭做过饭，其中 7 家均发生无法用其他理由解释的伤寒暴发，总共有 56 例伤寒发病与她有关。1 年之后，当发现她又为一户人家做女佣并引起伤寒发病时，George Soper 将 Mary Mallon 判定为可疑传染源，并强制带她到医院体检。经大便检查发现大量伤寒沙门氏菌，表明她是一位从胆汁中大量排菌的伤寒慢性带菌者。她被谑称为“伤寒玛丽”（“Typhoid Mary”），一时引起社会轰动（图 3-3），同时被起诉。限于当时对伤寒慢性带菌者尚无根治方法，只好将她隔离在长岛海峡的北布拉泽小岛拘留所里。3 年后，她承诺今生不再从事餐饮业，而得以有条件地释放。然而 5 年后，又发现她隐姓埋名受雇于曼哈顿妇女医院重操厨师旧业，并引起该院的伤寒暴发疫情，因此被逮捕，重新送回北布拉泽小岛终生监禁，直至 1938 年去世。

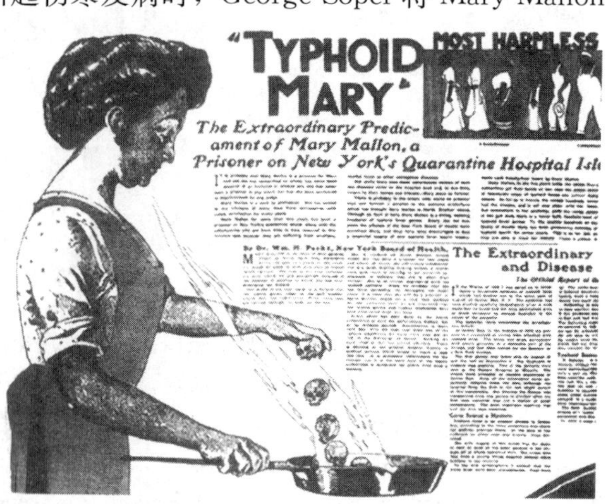

图 3-3 当年《纽约时报》关于“伤寒玛丽”的报道

3.4 自源性感染

自源性感染（autogenous infection）或称内源性感染（entogenous infection），包括患者自身正常微生物群中的条件致病微生物和患者体内原先潜伏性感染的病原微生物，如潜伏的结核分枝杆菌和疱疹病毒等，以及慢性病灶内的病原体，当机体免疫力低下时，均可诱发为急性自源性感染或激活为自源性感染的慢性感染急性发作。自源性感染常见的机会性致病菌或正常菌群菌属有葡萄球菌、铜绿假单胞菌、大肠埃希氏菌、肺炎克雷伯氏菌、阴沟肠杆菌、肠球菌及真菌等。自源性感染的诱发因素有：① 患免疫力低下基础病，如糖尿病、肝硬化、肿瘤及大面积烧伤等，或施行放疗、化疗，长期使用免疫抑制剂及细胞毒性药物等损伤机体免疫功能的治疗；② 对患者施行损伤性诊治操作，如留置插管或导管、气管切开、内镜检查及腹膜透析等，损伤了机体皮肤黏膜的防御屏障；③ 不合理地长期、过量与滥用广谱抗生素，导致机体严重的菌群失调（dysbacteriosis），使耐药的病原菌大量异常增殖，而成为优势菌株，称为菌群交替症（microbial selection and substitution），例如，肠道正常菌群交替为金黄色葡萄球菌或艰难梭菌，引起假膜性结肠炎。

3.5 医源性感染

医源性感染（iatrogenic infection）是指就诊患者在接受诊断、治疗及预防性接种过程中，由于使用的诊疗器械和制剂消毒不严或操作不当而造成不该发生的感染事故。经输血后感染乙型肝炎、丙型肝炎及 AIDS 等事故，均曾频繁发生，现经采取多项净化血源的有效措施，使得输血后疾病大为减少，但尚未杜绝。

患者在医院进行诊疗过程中，时常发生由于某一环节的疏漏而招致医源性感染的严重后果。浙江省某市一所妇幼专科医院曾发生一起医源性感染事故，很值得反思与借鉴。该院为一所 300 张床位的大型妇幼专科医院，自 2002 年 3 月 20 日起，至 5 月 26 日被停业整顿之日止，在其产科手术室和妇科、儿科手术室共为 292 名患者进行手术治疗，其间发生手术伤口感染者 168 例（罹患率高达 57.5%），包括女性 150 例患者，另 18 例男性幼儿或儿童为疝修补术、包皮环切等儿科患者。而同期在该院产房接受阴道侧切的产妇或在门诊手术室接受小手术的患者，无一例发生手术伤口感染。采集 27 例患者的手术伤口分泌物标本中 20 份，312 份手术切口感染病灶组织标本中 10 份，均分离出脓肿分枝杆菌或称龟分枝杆菌脓肿亚种，其次还分离出金黄色葡萄球菌和表皮葡萄球菌等。经组织病理学检查，发现手术切口感染病灶组织呈肉芽肿性病变和非特异性化脓性炎症表现，在光学显微镜和电镜下于病变组织细胞质内，均发现有分枝杆菌，且在病灶组织匀浆提取物与感染切口分泌物中，经 PCR 检验均被扩增出脓肿分枝杆菌的特异性条带。上述检查结果足以证明，此次手术切口感染的病原菌为脓肿分枝杆菌（*Mycobacterium abscessus*）。

进一步调查发现，全院外科手术包和手术缝线均由该院供应室经高压蒸汽消毒后统一供应，唯一差别是在发生手术切口感染的手术室使用该院制剂室配制的戊二醛稀释液浸泡消毒手术刀片和手术剪，而未发生手术切口感染的产房和门诊手术室，采用其他方法消毒刀片和手术剪。按国家规定 1.0%～2.2%碱性戊二醛为有效消毒液。该院制剂室自 1995 年以来一直将外购 20%戊二醛原液，加入亚硝酸钠并稀释 20 倍制成 1.0%碱性戊二醛液供手术室浸泡消毒用。自2002年3月起改为外购1.0%戊二醛直接应用液，而制剂室不阅读使用说明书想当然地仍按稀释20倍配制（实测该戊二醛消毒液浓度仅为0.036%），充当1.0%消毒剂供应手术室使用。经试验证明，应用该低浓度戊二醛消毒液浸泡从感染手术切口分离的脓肿分枝杆菌1h，浸泡金黄色葡萄球菌标准株0.5h，均达不到灭菌效果，该低浓度消毒液灭菌效果鉴定结果为，浸泡作用3h的灭菌率仅为16.9%。另外，从使用中的低浓度戊二醛消毒液内也分离出脓肿分枝杆菌，并对其PCR扩增产物进行鉴定，证明其与患者手术感染切口分泌物及感染病灶组织内分离的脓肿分枝杆菌，具有高度同源性。至此，此起手术切口的医源性感染祸根真相大白，相关责任人受到了处分，不幸的医源性感染患者得到了赔偿。

3.6 医院感染的预防措施

各级医院均应设立医院感染控制委员会（nosocomial infection control committee，ICC）或医院感染控制小组（nosocomial infection control team，ICT），承担指导（guide）与评价（evaluate）、监测（surveil）医院感染率、感染来源及耐药微生物株变迁以及调整（regulate）或改进预防措施的职责，认真贯彻“清洁、消毒和隔离”原则，在普遍性预防措施（universal precaution）基础上，严格执行国内外附加的标准预防措施（standard precaution）。

标准预防措施的主要内容：① 培训医务人员和监测其健康状况与携带病原微生物状况，并及时调整工作岗位；② 正规施行内镜、插管、留置导管、腹膜透析等创伤性诊疗中的无菌操作，对于患者血液等各种体液、粪尿、痰及其他分泌物标本的检查与处理，均应严格遵守消毒隔离规程，凡是手部有伤口或渗出液者，严禁从事接触患者标本或为患者施行创伤操作，凡是需销毁的标本和一次性医疗用品，严禁回收利用；③ 正确使用灭菌（sterilization）和消毒（disinfection）措施，尽量应用热力或射线等可靠的物理灭菌法，纠正使用有局限性的化学消毒剂及紫外线消毒的误区，特别注意消毒剂有效的使用浓度和作用时间。

此外，合理使用抗生素，尤其要杜绝滥用广谱抗生素，也是预防医院感染的重要措施之一。

思考题

1. 简介医院容易发生医院感染的条件。
2. 简述医院感染的病原体来源及其传播途径。
3. 比较自源性感染与医源性感染的概念及其发生原因。
4. 就目前医院感染的严重性，如何从自身做起尽量避免或减少发生医院感染？

（北京大学基础医学院病原生物学系　朱万孚）

参考文献

[1] 贾辅忠. 医院感染. 见斯崇文，贾辅忠，李家泰主编. 感染病学. 北京：人民卫生出版社，2004. 1387-1416
[2] 王旭东，孟庆龙著. 世界瘟疫史. 北京：中国社会科学出版社，2005. 152-153

[3] 王玉明，胡仕琦主编. 新发感染病. 北京：科学技术文献出版社，2006. 453 - 466
[4] 朱万孚，庄辉主编. 医学微生物学. 北京：北京大学医学出版社，2007. 191 - 204
[5] 陈锦治，王旭辉，杨敬等主编. 突发公共卫生事件预防与应急处理. 南京：东吴大学出版社，2005
[6] Strulens Marc J，Denis Olivier，Rodriguez-Villalobos，et al. Microbiology of nosocomial infections：progress and challenges. Microbes and Infections，2004，6（11）：1043 -1048
[7] David Greenwood，Richard Slack，John Peutherer. Medical Microbiology—A Guide to Microbial Infections：Pathogenesis，Immunity，Laboratory Diagnosis and Control. 15th ed. New York：Churchill Livingstone，1997. 644 - 651

4 实验室感染

实验室工作人员及有据可查的非实验室工作人员被实验室内的病原微生物或医学寄生虫感染或发病，统称为实验室感染（laboratory-associated infections）。

4.1 实验室感染的历史与现状

实验室感染的死亡病例，最早记载见于 1849 年，一位维也纳医生解剖 1 例产褥热败血症产妇尸体时，不慎划破手指而发病死亡。时至今日，实验室感染仍然是生物安全中的重要问题（表 4-1，4-2），报告的数据挂一漏万，发生的多，如实报告的少。

表 4-1 国内外实验室感染最常见的 10 种病原体（1979～1999）

病原体	病例数	死亡数
结核分枝杆菌	223	0
立克次氏体（Q 热）	176	0
汉坦病毒（出血热）	169	1
虫媒病毒	164	3
乙型肝炎病毒（HBV）	84	1
布鲁氏菌	81	4
沙门氏菌	66	2
志贺氏菌	56	0
非甲非乙型肝炎病毒（HCV?）	28	0
隐孢子虫	27	0
合计	1074	11

表 4-2 不同时期实验室感染病原体构成的变迁

病原体	1964～1978 年		1979～1999 年	
	病例数	构成（%）	病例数	构成（%）
细菌	791	37.7	547	28.3
病毒	739	35.3	929	48.1
立克次氏体（Q 热）	291	13.9	399	20.7
真菌	233	11.1	5	0.3
寄生虫	42	2.0	50	2.6
合计	2096	100.0	1930	100.0

自 1981 年发现首例 AIDS 患者至 1995 年，全世界共报告 233 例在工作中感染 HIV 的感染者，其中 34 例确定发生在临床实验室，5 例发生在非临床实验室。

2003年9月9日新加坡一名华裔男性实验室工作人员被感染SARS-CoV，并确诊为SARS，系因研究材料被同实验室的SARS-CoV污染所致。2003年12月17日中国台湾国防医学院预防医学研究所BSL-4实验室，一名44岁男性研究员被确诊为实验室感染SARS，系10日前发现传递窗内有漏液，遂用70%乙醇消毒10min，以为病毒已被灭活，便直接处理漏液而被感染。

2004年3～4月北京中国疾病预防控制中心（CDC）某研究所从事SARS研究的BSL-3实验室发生SARS-CoV泄漏事故，经北京市SARS诊断网络实验室（军事医学科学院、北京大学医学部、GBI公司及北京市CDC，共4家BSL-3实验室）于4月22日病原学检查报告，确诊SARS病例9例。经卫生部组织专家组进行专题流行病学调查证明，该起事故的起因为某研究所肠道病毒形态学研究室（简称形态室）越轨研究，为一起严重的SARS病毒实验室泄漏事故。形态室任某多次在BSL-3实验室内对SARS标本采用未经验证的灭活病毒方法（裂解细胞法即1%NP40+PBS+1%SDS，冰浴30min）处理，以为SARS-CoV已被灭活，便将该病毒标本从BSL-3实验室内取出，违规并在形态室的普通实验室内进行研究，造成形态室的4名工作人员先后被感染。他本人及形态室工作人员崔某经回顾性血清流行病学调查证实，于3月初被SARS-CoV感染，由于其发病时症状轻微，均曾在门诊对症治疗，而未予重视被漏诊，20多日后才被确诊。形态室稍后又几乎同时出现2例SARS患者。病例3，杨某，男性，为形态室博士研究生。病例4，宋某，女，26岁，安徽医科大学硕士研究生，曾于3月7日～22日在该研究所形态室进修学习。她于3月29日发病，以"左上肺炎"住入北京市健宫医院普通病房治疗，其间感染给护理过她的主管护士李某（二代续发病例）。宋某于4月2日回到家乡安徽省淮南市，入矿务局第二医院住院治疗，又于4月4日转入合肥市安徽医科大学附属一院诊断为"病毒性肺炎"，本人痊愈，而陪床的其母魏某被感染（二代续发病例），并因SARS死亡。由于宋某被漏诊，在长期住院和转院过程中未施行任何隔离防护措施，致使又发生医院感染，北京市健宫医院护士李某等3名医务人员被SARS-CoV感染发病，并传播至安徽省合肥市和淮南市，共引起续发病例5例，其中1例死亡。至2004年4月22日，除确诊由该实验室泄漏而引发SARS患者9例（北京市7例，安徽省2例）外，还确定隔离与医学观察300余人，造成严重的政治影响和经济损失。

4.2 实验室感染途径与追根溯源

（1）实验室内病原体可通过呼吸道、消化道及皮肤黏膜，或通过直接接种如针头、刀剪等利器刺伤，或媒介昆虫叮咬及实验动物咬伤等进入人体。

（2）多种实验操作可使病原体形成气溶胶，引起呼吸道传播，易形成气溶胶的操作主要有细菌接种、标本涂片、匀浆振荡、混合标本、离心操作、开启安瓿、注射、使用移液管及倾倒液体标本等（表4-3）。

（3）一些不良卫生习惯和操作，如在实验室内进食饮水、吸烟、用嘴吸移液管及意外被液体标本溅入口腔和眼结膜内等，可引起消化道传播（表4-4）。

表 4-3 实验室感染的常见直接暴露原因（1950～1963）

感染原因	病例数	构成（%）
工作中接触	180	28.1
气溶胶	161	25.1
意外事故	158	24.6
饲养动物	83	13.0
临床样本	17	2.7
处理废弃玻璃器皿	15	2.3
尸体解剖	12	1.9
未确定	15	2.3
合 计	641	100.0

表 4-4 导致实验室感染的意外事故类别（1950～1963）

意外事故类别	感染例数	构成（%）
带血针头刺伤	35	22.4
液体标本泼洒	57	36.5
玻璃容器破碎误伤	7	4.5
用口吸移液管，内容物误吸入口	9	5.8
被实验动物咬伤	14	9.0
离心管破裂，内容物漏出	0	0
原因未明	34	21.8
合 计	156	100.0

实验室细菌性感染以布鲁氏菌最为常见。自 1990 年以来世界各地报道，15 个实验室共发生 66 例实验室感染布鲁氏菌病事故，其原因多为违章操作，包括：① 实验室操作时未采取有效的防护措施；② 离心管破裂，内容物污染了地面；③ 直接用鼻子闻培养细菌的培养基气味；④ 原因未明，虽然已采取了所有防护措施，但仍发生了实验室感染。

4.3 预防实验室感染的安全防护

（1）提高实验室工作人员对实验室生物安全防护（safety protection）的认识水平和重视程度，执行定期培训制度。

（2）对实验室严格管理，认真执行规章制度，杜绝有章不循、形同虚设。

（3）必要的安全防护设施（其重要性之权重约占 30%）：① 生物安全柜（biological safety cabinets）Ⅰ、Ⅱ、Ⅲ级，高压蒸汽灭菌器等设备；生物安全实验室设施，biosafety level（BSL）-1～4 级。② 乳胶手套、口罩、密封塑料离心管、专用污物袋等耗材，防护面具、移液管助吸器、垃圾储运桶等器材。

思考题

1. 简述实验室感染的严重性及其趋势。
2. 就你所知道的实验室感染实例，阐述从实验室感染事故中应汲取的教训。
3. 概述实验室感染的预防原则。

（北京大学基础医学院病原生物学系 朱万孚）

参考文献

[1] 周乙华，庄辉. 实验室感染与生物安全. 见：北京微生物学会编. 微生物与公共卫生安全科技论坛论文汇编. 2004. 10-15

[2] 朱万孚，庄辉主编. 医学微生物学. 北京：北京大学医学出版社，2007. 191-204

[3] David Greenwood，Richard Slack，John Peutherer. Medical Microbiology—A Guide to Microbial Infections：Pathogenesis，Immunity，Laboratory Diagnosis and Control. 15th ed. New York：Churchill Livingstone，1997. 644-651

5 生物安全实验室与生物安全柜

5.1 概述

生物安全实验室（biosafety laboratory，BSL），在 20 世纪 50～60 年代首先出现在美国，主要是针对实验室意外事故感染所采取的对策。在 40 年代初美国为了研究生物武器，开始实施“气溶胶感染计划”，大量使用烈性传染病的病原体，进行生物武器实验室研究和现场实验。在这些研究和相关的实验室中，实验室感染频频发生。此外，第二次世界大战期间，日本军国主义在对中国实行惨无人道的细菌战中，他们实验室里自己的工作人员也有很多受到感染，死伤上千人。大约十几年前，前苏联生物武器研究基地炭疽杆菌泄漏造成上千人感染死伤。这些就是实验室生物安全问题产生的直接原因。相继，在一些发达国家如英国、前苏联、加拿大、日本等国家也建造了不同级别的生物安全实验室。近三十年来我国政府和部分专家已逐渐认识到实验室生物安全的重要性。特别是近十年来，为了开展对艾滋病、SARS 等重大传染病的研究工作，我国也建造了一批不同防护水平的生物安全实验室。

生物安全柜（biological safety cabinets，BSCs）是生物安全实验室中的主要安全设备，能够产生微生物气溶胶的实验操作应在生物安全柜中进行，所产生的微生物气溶胶被限制在一个很小的空间范围内，以此将操作人员与污染空气隔离开。生物安全柜是为操作原代培养物、菌（毒）株以及诊断性标本等具有感染性的实验材料时，用来保护操作者本人、实验室环境以及实验材料，使其避免暴露于上述操作过程中可能产生的感染性气溶胶和溅出物而设计的。当操作液体或半流体，例如摇动、倾注、搅拌，或将液体滴加到固体表面上或另一种液体中时，均有可能产生气溶胶。在对琼脂板划线接种、用吸管接种细胞培养瓶、采用多道加样器将感染性试剂的混悬液转移到微量培养板中、对感染性物质进行匀浆及旋涡振荡、对感染性液体进行离心以及进行动物操作时，这些实验室操作都可能产生感染性气溶胶。由于肉眼无法看到直径小于 5μm 的气溶胶以及直径为 5～100μm 的微小液滴，因此实验室工作人员通常意识不到有这样大小的颗粒在生成，并可能吸入或交叉污染工作台面的其他材料。已经表明，正确使用生物安全柜可以有效减少由于气溶胶暴露所造成的实验室感染以及培养物交叉污染。生物安全柜的正确使用也能保护环境。

5.2 生物安全实验室

所谓生物安全实验室（BSL）就是指在含有致病的微生物及其毒素的实验室，为了保护实验样品、保护实验人员安全、保护环境不被污染，通过实验室的设计建造，使用个体防护装置，遵从标准化操作规程等措施，以达到上述目的的实验室即为安全防护实验室。

建立生物安全实验室具有十分重要的意义，主要包括以下几个方面：① 是建立病原微生物研究安全平台的需要；② 是生物国防、反恐的需要；③ 是预防与控制传染病的需要；④ 是动物防疫的需要；⑤ 是出入境检验检疫的需要；⑥ 是控制院内感染的需要；⑦ 是参与 GOARN（the global outbreak alert and response network）监测网络的需要。

建设生物安全实验室需要遵从以下一些基本原则：① 科学合理的原则；② 安全首位的原则；③ 软件在先的原则；④ 管理严格的原则；⑤ 远离病原的原则；⑥ 预防为主的原则；⑦ 使用方便的原则；⑧ 厉行节约的原则。

生物安全实验室，简称“BSL 实验室”，在结构上由一级防护屏障（安全设备）和二级防护屏障（设施）这两部分硬件构成，实验室生物安全防护的安全设备和设施的不同组合，构成了四级生物安全防护水平，一级最低，四级最高。其中 BSL－1 和 BSL－2 实验室被称为基础实验室，BSL－3 被称为生物安全防护实验室，BSL－4 被称为高度生物防护实验室。

5.2.1 生物安全实验室一级（BSL－1）

（1）生物安全实验室一级（BSL－1）（图 5－1）适用于具有以下特征的生物因子的操作：已知不会导致健康工作者和动物致病的细菌、真菌、病毒和寄生虫等，并且对实验室工作人员和环境的潜在危害性最小。

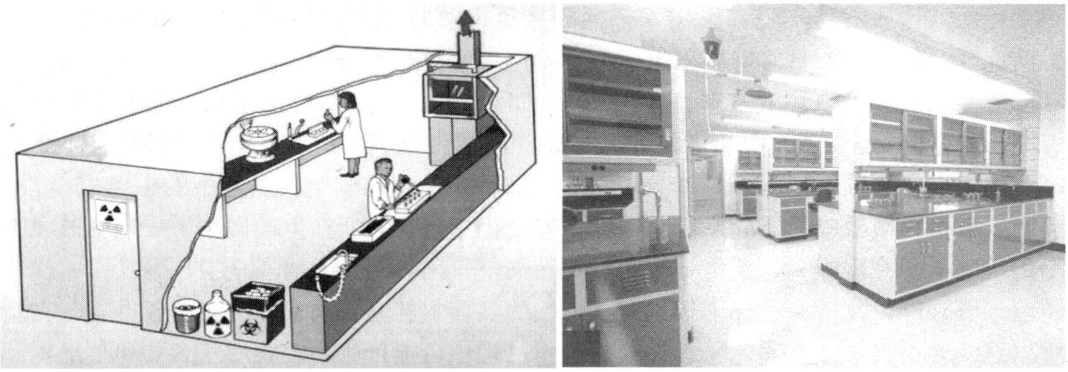

图 5－1 生物安全实验室一级（BSL－1）

（2）进入 BSL－1 实验室的工作人员要通过实验室操作程序的特殊培训，并由一位受过微生物学及相关科学一般培训的实验室工作人员监督管理。

（3）BSL－1 实验室标准微生物操作准则

① 实验正在进行或正在操作组织和标本时，实验室主任应限制人员进入实验室。

② 操作潜在危险物和摘下手套后要洗手，离开实验室之前也要洗手。

③ 工作区内禁止吃东西、喝水、抽烟、操作隐形眼镜、使用化妆品及储存食物。在实验室戴隐形眼镜的人员应佩戴护目镜和防护面具。食物要储存在工作区外的专用柜子或冰箱里。

④ 严格禁止用嘴吸移液管，要使用机械吸液装置。

⑤ 制定尖锐物品的安全操作规范。

⑥ 所有的实验操作步骤尽可能小心，减少气溶胶或飞溅物的形成。

⑦ 工作日结束后，应实行终末消毒处理。如有任何潜在危险物溅出时，工作台表面应立即净化消毒处理。

⑧ 所有培养基、保存物和其他系统管理的废弃物，在处理之前应使用经审定批准的净化方法（如高压蒸汽灭菌法）进行净化处理。

⑨ 实验室应具备防止昆虫和啮齿类动物在实验室孳生的防护设备。

(4) BSL－1 实验室生物安全设备(一级屏障)

① 操作属于生物安全一级的生物因子一般不需要特殊防护装置和设备，如生物安全柜。

② 穿实验服、实验袍或实验制服，防止便服被污染或弄脏。

③ 如果手部皮肤破损或起疹时应戴上手套；要配备可替换的乳胶手套。

④ 操作中遇到可能有微生物或其他有毒害物质飞溅出来时，应佩戴保护性眼罩。

(5) BSL－1 实验室设施(二级屏障)

① BSL－1 实验室应该有控制进入的门。

② 每个实验室应配备一个洗手用的洗涤槽。

③ 实验室的设计应使实验室易于清洁。实验室里不适合铺设地毯。

④ 实验台面应是防水的，并且能够耐受中等程度的热、有机溶剂、酸碱及其他用于净化处理台面和设备的化学药品。

⑤ 实验室器材设施应能支持预期的承重和使用需要。桌凳、柜子和设备之间的间距应便于清扫。

⑥ 如果实验室有向外开放的窗户，窗户上应安装防蚊蝇的纱窗。

5.2.2 生物安全实验室二级(BSL－2)

(1) 进入 BSL－2 实验室操作致病性流感病毒的实验室工作人员要经过特殊培训并且在资深工作人员的指导下工作(图 5－2)。

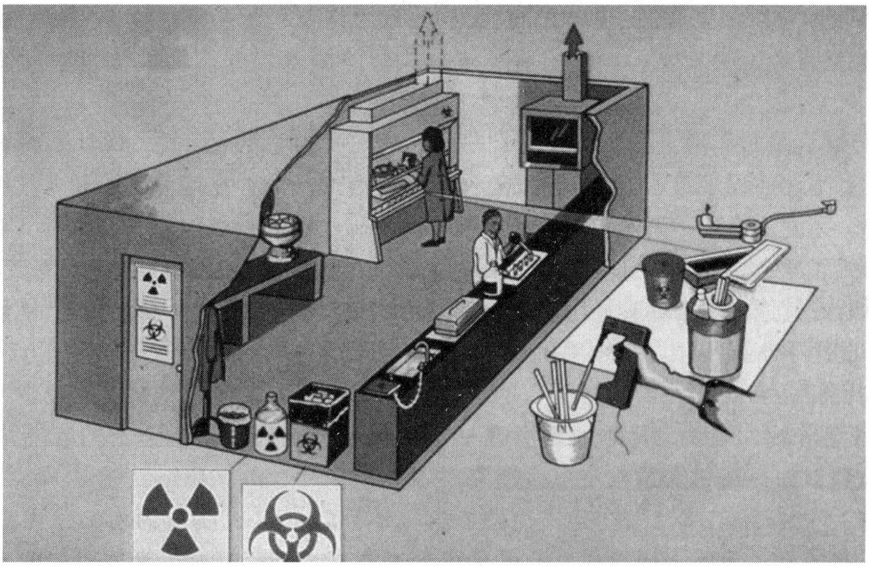

图 5－2 生物安全实验室二级(BSL－2)

(2) 操作感染性气溶胶或溅出物的特定操作程序需在生物安全柜或其他具有物理防护功能的设备中进行。

(3) BSL－2 实验室标准操作准则

① 实验正在进行时，限制其他人员进入实验室。

② 操作活的病原材料后或脱下手套后应洗手，离开实验室前也要洗手。

③ 工作区内禁止吃东西、喝水、抽烟、操作隐形眼镜及使用化妆品。

④ 严格禁止用嘴吸移液管取液，要使用机械吸液装置。

⑤ 制定尖锐物品的安全操作规范。

⑥ 所有的实验操作步骤尽可能小心，减少气溶胶或飞溅物的形成。

⑦ 工作日结束后，应实行终末消毒处理。如有任何潜在危险物溅出时，工作台表面应立即净化消毒处理。

⑧ 所有培养物、储存病原和其他控制的废弃物在处理之前应使用批准的去除污染方法（如高压灭菌法）进行净化处理。

⑨ 控制昆虫和啮齿类动物的孳生。

（4）BSL－2实验室特殊操作准则

① 正在操作流感病毒或其他感染性的生物因子时，限制其他人员进入实验室。科室主任最终负责每种情况的评估并决定谁可以进入实验室工作。

② 科室主任建立相应的实验室准入制度和操作规程。

③ 实验室入口处要贴有生物危害标识。标识包括使用的病原微生物，生物安全级别，是否需要免疫接种，研究者的名字和电话号码，在实验室中必须穿戴的个人防护装备，从实验室出去必须办理的相应手续。

④ 实验室人员接受与所操作生物因子或实验室内潜在的生物因子相应的免疫接种或检测。

⑤ 考虑到所操作的生物因子，在需要时收集保存实验室工作人员的正常基线血清标本。更多的血清标本可以根据有关生物因子或安全设施的要求定期采集。

⑥ 实验室工作人员在实验操作前应了解有关危险因素，并须阅读及遵守有关操作及规程的要求。

⑦ 实验室人员每年应进行实验室安全方面的培训，如潜在危害性，保护暴露者必要的注意事项以及暴露评估程序等。实验室人员必须接受年度最新的补充培训，了解操作规程和政策的变化。必须高度注意被污染的尖锐物品，包括针头、注射器、载玻片、移液管、毛细玻璃吸管和解剖刀。非肠道注射、静脉切开术、从动物或试剂瓶抽取液体时，如果没有其他替代品，针头、注射器或其他尖锐物品应局限在实验室使用。塑料制品可以替代玻璃制品使用。破碎的玻璃制品不能用手直接接触，必须用机械手段如刷子、簸箕、钳子或镊子等取走。盛装污染的针头、尖锐设备和破碎玻璃的容器在处理之前应按照相关规定先进行消毒处理。

⑧ 体液培养物、组织、标本或具潜在感染性的废弃物应放在带盖子的容器内，以防止在收集、处理、保存、运送过程中发生泄漏。

⑨ 实验室设备和工作台面在处理完感染性标本后，尤其有明显的溢出、飞溅或其他由感染性标本造成的污染时，应该用有效的消毒剂进行常规消毒处理。需要维修或包装运送的污染设备在搬运出实验室之前必须遵照相关规定进行净化处理。

⑩ 因为溢出或其他意外事故造成了对感染性物质的明显暴露，应立即报告实验室主任，对相关人员提供适当的医疗评估、监测和治疗，并记录存档资料。

（5）BSL－2实验室生物安全设备（一级屏障）

在下列情况下，使用正当维护的二级生物安全柜或其他相应的个人防护装备或物理防护设施：

① 一些可能产生感染性气溶胶或飞溅物的过程，包括离心、研磨、混合、剧烈振荡或混匀、超声破碎、装有感染性物质的开口容器（其内部压力可能与周围环境压力不同）、动物的鼻腔内接种、从动物或胚胎中收集感染性组织。

② 使用高浓度或大体积的感染性生物因子。如果使用密封的转头或安全离心杯，这些感染性物质可以在开放的实验室离心；如果这些转子或安全杯是开口的，那感染性物质只能在生物安全柜中离心。

③ 当必须在生物安全柜外操作感染性微生物时，要戴面部防护装置（面罩、面具、护目镜或其他防止飞溅的防护装置）以防止感染性物质或有害物质飞溅或喷射到脸上。

④ 在实验室工作时要穿戴实验室专用的防护服、防护袍或制服，在离开实验室到非实验区域时要脱下防护服并留在实验室里。所有的防护服可以在实验室处理也可以由专门部门洗熨，绝不能带回家。

⑤ 当用手接触具有潜在感染性的物质、污染的表面或设备时，必须戴手套。必要时可以戴两副手套。操作感染性物质结束后或手套的完整性被破坏以及手套明显地被污染时应取下手套并加以处理。处理后的手套不能再进行冲洗、使用或接触“干净”的表面（键盘、电话等），尤其不能在实验室外再使用。实验室应准备替换用的粉末乳胶手套。脱下手套后应立即洗手。

（6）BSL－2 实验室设施（二级屏障）

① BSL－2 实验室房间必须有可锁住的门。

② 实验室具备洗手和洗眼装置。

③ 实验台面是防水的，并且能够耐受中等程度的热、有机溶剂、酸碱及其他用于净化处理台面和设备的化学药品。

④ 能够提供实验室设施预期的安装和使用情况。桌凳、柜子和设备间的空间应易于清理。实验室里用的椅子和其他设施上应盖上一层易净化处理的非编织材料。

⑤ 生物安全柜应以下列方式进行安装：空气的波动和排出的空气不能够引起生物安全柜在运作时超出其控制参数。生物安全柜要放在远离门、开放的窗户、走动比较频繁的实验室区域以及其他具潜在破坏性的设备处，以维持生物安全柜的气流参数。

⑥ 所有活动中的照明应充足，避免妨碍视力的反射和眩目的光。

⑦ 不需要特殊的通风换气。但是，计划新的设施时应考虑配有机械通风换气系统，用于提供不需要循环到实验室外的内向气流。如果实验室有向外开放的窗户，窗户上应安装防蚊蝇的纱窗。

5.2.3 生物安全实验室三级（BSL－3）

在生物安全实验室三级（BSL－3）进行人间高致病性禽流感的相关研究，实验室工作人员要经过特殊培训，并且在专家的指导下工作（图 5－3）。BSL－3 实验室操作准则为：

（1）实验器材应避免使用玻璃制品和锐器　进入 BSL－3 实验室前，实验人员应备足实验所需的各种器材、试剂、消毒剂和实验动物。物品进入物流通道前应再次核对品种数量，一次带入，尽量避免中途增加、补充。

（2）所有的实验、检测操作都必须在指定区域内进行

① 涉及感染性物质的操作必须在生物安全柜内进行，生物安全柜使用前后，均应使用紫外线照射 30min。

② 动物接种、采血应当在负压动物饲养箱内进行。

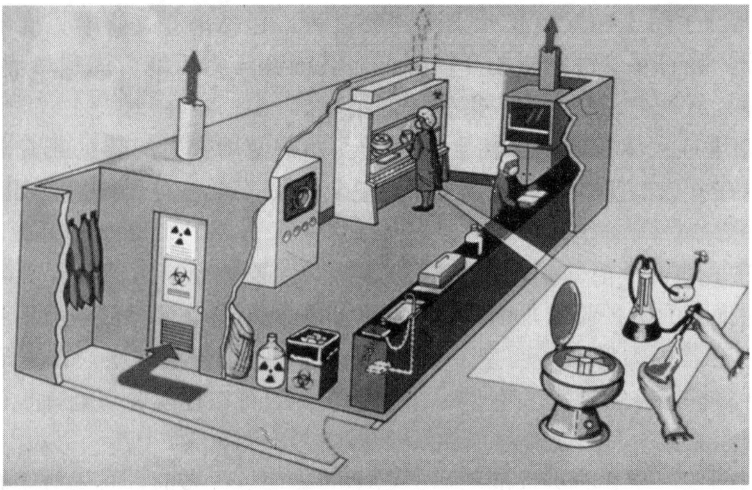

图 5-3 生物安全实验室三级（BSL-3）

③ 解剖动物必须先在负压饲养箱内将动物处死，取样后的尸体包裹在浸透消毒液的纱布（纸巾）中，放在密闭容器内或严密包装，容器或包装外表面消毒剂消毒后，转移至生物安全柜，在浸消毒剂的纱布或纸巾上操作。

④ 处死动物必须在负压饲养箱内进行，然后浸泡在消毒剂内并密闭包装，包装的外表面喷洒消毒剂后送压力蒸汽灭菌间，应用压力蒸汽灭菌处理。

⑤ 使用菌、毒种，应严格执行有关管理规定，责任人签订责任书，做到双人双锁保管。

⑥ 实验中不得不使用玻璃制品和锐器时，应通过镊子等工具夹取，尽量避免直接用手接触。操作液体材料时，应使用吸液球或以机械移样器吸取液体，且动作应准确、轻柔，避免产生气溶胶或滴溅。必须使用螺口可密闭的离心管或试管进行离心。操作时应先在生物安全柜内装入待离心的液体，经重量平衡后，拧紧离心管螺盖，用酒精棉球擦拭离心管外部，进行表面消毒后，放置离心机内离心或用仪器设备进行操作。离心及使用仪器设备都必须及时如实地填写使用登记。

⑦ 实验动物放在负压饲养箱内饲养，每天至少观察 1～2 次，做好观察记录。每隔两天更换一次垫料，换下的垫料应使用化学消毒剂浸泡，然后送灭菌室进行压力蒸汽灭菌处理。观察和更换垫料操作前，应在乳胶手套外加戴线手套，操作时要注意防止被动物抓咬。所有实验动物操作均应在生物安全柜中进行。

⑧ 完成每一项试验（感染性材料的操作、动物解剖）或转换实验区时都应更换第二层手套，摘下的手套应立即置于盛有消毒剂的容器中。从 BSL-3 实验室进入动物生物安全三级（ABSL-3）实验室，及从 ABSL-3 实验室返回 BSL-3 实验室时都必须经过第二更衣室通道，按规定程序更换隔离服和第二层防护服。

⑨ 实验遗弃的生物标本、培养液和接触感染性物质的培养瓶、乳钵、试管、吸头、吸管等器材应分别收集在盛有消毒剂的容器内；动物解剖器材、针头等利器，应置于盛有消毒剂的耐扎容器内；其他废弃物应收集在专用垃圾袋中。待实验完毕，将上述垃圾袋及容器密闭，并进行外表消毒，集中于带盖的污物桶内，送至压力蒸汽灭菌室指定位置，进行压力蒸汽灭菌。

⑩ 每次实验、检测工作结束后，工作人员应对涉及的所有工作区域、仪器设备和试验

台面进行清洁整理和消毒处置。

（3）BSL－3 实验室设施

实验室有特殊的要求，要在建筑物中自成隔离区或为独立建筑物，在入口处要贴有生物危害标识。BSL－3 实验室使用前必须 BSL－3 认证委员会认证通过，才能使用，只有实验室主任才能决定生物安全三级实验室的变更实施。BSL－3 实验室布局设计要求有充足的空间，容纳随时要用的一些物品，内部设计易于清理，不能铺设地毯，实验室工作区之外有长期的存贮间。从实验室走廊进入实验室时，要配备一系列自动关闭、可上锁的双门，所有窗户关闭、密封，出口处有明确辨认的标识，禁止与工作无关的物品放入实验室。BSL－3 实验室有清洁区（包括登记处、BSL－3 控制室及第一更衣室）、半污染区（包括准备间、第二更衣室和相应的缓冲间，及物品紫外线照射消毒区）和污染区（包括 BSL－3 生物安全柜、离心机、动物饲养室、动物解剖室等），污染区和半污染区间设缓冲间、传递窗，传递窗内设物理消毒装置，半污染区间设紧急撤离使用的安全门。实验室的内墙壁、地板、天花板在设计上应便于净化，密封表面存在的缺口，墙壁、天花板、地板要光滑、防水、抗化学试剂侵蚀，能抵抗实验室常用的消毒剂，地板一体、抗滑，室内的穿孔要密封。工作台的顶部应能防水、耐热及耐有机物侵蚀，耐酸、碱及耐受净化工作台表面和设备的消毒剂。实验室家具可承受预期负荷，在工作台、柜子及设备之间的空间应能清洁，实验室工作区域的桌子及其他家具使用一种非纺织品材料覆盖，易于清洗。

BSL－3 实验室的主要特殊装置有：

① 实验室要配置生物安全柜，空气的波动和排出的空气不能够引起生物安全柜在运作时超出其控制参数。生物安全柜应放在远离门、开放的窗口、走动比较频繁的实验室区域以及其他具潜在破坏性的设备处，以维持生物安全柜的气流参数。实验室内要配备高压灭菌器，并定期检查和验证。生物安全柜的高效滤器每半年至少检测一次，根据检测技术指标及时进行更换相关的中高效过滤器，更换过滤器前必须彻底消毒，确保生物安全。更换过滤器后，必须经专业人员重新调试 BSL－3 实验室的压力，并检测合格后方可使用。BSL－3 实验室的紫外灯使用满 500 小时必须进行消毒效能测试，以后每 100 小时测试一次；发现不合格者立即更换，压力蒸汽灭菌器应进行灭菌效能监测，确保始终处于良好状态。所有感染性操作过程，必须在生物安全柜或其他物理防护装置里或穿戴个人防护服进行。

② 配备一种管道排气通风系统，此系统产生定向气流。气流是从干净区域流向污染区域，在释放到实验室外之前须经高效过滤器（HEPA）过滤排出。实验室排出的废气经 HEPA 过滤后排出，不能循环流向楼里的任何区域，必须排到实验室外面，以便使其消散并远离拥挤的建筑物及进风口。安全柜里排出的空气通过整座建筑物排放系统释放到外环境中，不能干扰气流平衡或者建筑物的排风系统（如在安全柜排风与排风管道之间的空气间隙）。HEPA 系统至少一年检查一次，若排出的气体远离工作区域和进风口，那么废气可排出室外。

③ BSL－3 实验室有高压蒸汽灭菌器，所在的建筑物内还应有高压灭菌器，有包括火、电等突发事件的处理安全系统，有紧急喷淋设施和洗眼设施，装备容易到达的急救区或急救室。对所有实验废物进行净化处理，即高压灭菌、化学消毒、焚化或其他允许的净化方法。若废品需要转移出实验室时，必须密封，不能传播到公共走廊里。

④ 实验室必须配备防护性实验服，如前面密合或全套式实验袍、可擦洗式实验服或全封闭式实验服、乳胶手套、防护装置（如呼吸机、面罩等）和物理防护装置（如安全离心杯

或封闭式转子）。防护性实验服不能在实验室外穿戴。

⑤ 有可靠和充分的电力供应及紧急照明设备，如有双路供电或备用的发电机，以供应必要的设备，如培养箱、生物安全柜、冰箱以及动物笼的通风等应急使用。

其次，BSL－3 实验室内照明光线适当，避免反光、强光及眩目，无干扰的倒影，在出入口处要有防虫和防鼠规划。工作区外要有供饮食及休息的房间，有存放非实验室衣物及个人物品的设施。

BSL－3 实验室设备的设计及操作程序须制作成文件，通过使用经验对设备程序进行修改，每年重新确认。每周提交实验室的使用时间与运行状况纪录，实验室设备仪器要按期进行维护，经具有相关资质专业人员检验合格后继续使用，并记录备案。

5.2.4 生物安全实验室四级（BSL－4）

BSL－4 实验室适用于进行危险的外源性病原体的操作，这些病原体可对个体造成严重的致死性疾病，并且可通过空气传播。那些与 BSL－4 级水平病原体具有相似或相同抗原性的病原体，也应该在 BSL－4 级水平实验室内进行操作。当有足够的资料可供参考时，可仍然在此水平进行这些病原体的操作，或适当降低安全水平。实验室人员应参加过完整和系统的培训，能够熟练处理极其危险的传染性病原体，并且熟悉标准和特殊操作规程、防扩散设备以及实验室的一级和二级防扩散功能。他们可以在专家的指导监督下进行操作。这些专家训练有素，且在处理这些病原体方面具有丰富经验。实验室主管应严格控制人员进入。实验室或者与其他建筑物隔开，或者位于大楼的受控区域，并且与大楼内其他所有区域隔离。另外，应制定或采用具体的实验室操作手册。实验室的工作区内，所有的操作均限于在Ⅲ级生物安全柜内进行，或在Ⅱ级生物安全柜内，但辅以一套正压供气防护服，此防护服由一生命支持系统提供氧气并与其他通讯设备连接。BSL－4 实验室具有特殊的工程和设计特色，以防止微生物扩散至外环境中。适用于一类医学微生物中烈性传染病和新发现烈性毒种的实验室研究（参见 1.2 我国法定报告传染病以及对病原微生物的分类管理）。

（1）标准微生物学操作规程

① 进行实验时，由实验室主管限制人员的进入。

② 制定处理锐利器具如注射器针头、手术刀片等的措施。

③ 应仔细操作所有步骤，以减少气溶胶的产生。

④ 工作台面至少每天消毒一次，在发生活性材料溅出后应立即消毒。

⑤ 所有废物均应采用适当的方法如高压灭菌进行消毒处理后才能丢弃。

⑥ 昆虫和啮齿类动物管理方案参见其他规范。

（2）特殊操作规程

① 只有那些必须在实验室或单个实验室房间进行操作的人员或辅助人员才允许进入。易受感染或感染后会造成极其严重后果的人员（如免疫缺陷或免疫抑制患者），以及儿童、孕妇等均不得进入实验室或动物室。实验室主管应评估各种环境，并决定谁可以进入实验室或在其中工作。实验室入口应安装上锁的安全门。人员的进入由实验室主管、生物危险控制官员或其他负责实验室设备安全的人员进行管理。有关人员进入实验室前，应明确潜在危险性，并进行适当的安全防护指导以确保其安全。允许进入的人员应遵守规定以及入、出室的程序。所有进入实验室的人员都要签名登记，记录出入实验室的日期和时间。此外，还要制定切实有效的应急措施。

② 如果在实验室或动物室中有传染性物质或被感染动物存在时，应在所有进门处张贴危险警告标志以及通用生物危险标识。标明所使用的病原体、实验室主管或其他主管的姓名和联系电话，并且标明进入实验室的具体要求（如需免疫接种或带防护面具等）。

③ 实验室主管人负责确保所有实验室人员在进行一类医学微生物操作前，熟练掌握标准和特殊微生物学操作规程，以及其他本实验室所需进行的特定操作。包括以前在处理人病原体或细胞培养方面的经验，或参加过由实验室主管或其他精通微生物安全操作和技术的专家开办的特定培训课程。

④ 对实验室人员进行有针对性的免疫接种。

⑤ 对实验室或其他高危人员进行基线血清样本收集并保存，并依据所处理病原体的种类或实验室的职能，定期进行血清样本的阶段性收集。在制定血清监测计划时，应考虑评估特定抗体检测方法的可行性。此计划负责检测各阶段所收集的血清样本，并将结果告之参与者。与实验无关的材料（如植物、动物和衣服等）不允许存放于实验室。

⑥ 制定或采用适当的生物安全手册。有关人员应了解特定危害性，熟读并遵守操作规程。

⑦ 实验人员及辅助人员应受过适当的培训，了解工作中所涉及的潜在危险、必要的预防措施以及暴露评估程序。此外，实验人员还应进行继续教育培训，以更新知识和技能，从而适应于程序的改变。

⑧ 实验人员只能经淋浴间和更衣室出入实验室，每次离开实验室前都应进行消毒性淋浴。只有在紧急情况下，才能通过气压过渡间（风淋室）出入实验室。在外更衣室内应脱去便服。完整的实验室服装包括内衣、短裤、衬衣或套头衫、鞋、手套等，都应提供给所有进入实验室的人员。当准备离开实验室进入冲洗间前，要在内更衣室脱去实验室服装。脏衣服在送洗衣房前应高压灭菌。

⑨ 室内所需材料和用品应通过双层门的高压灭菌仓、熏蒸消毒仓或气压过渡间送入。这些双门设备在每次使用前后均应适当消毒。关好外门后，室内的工作人员再打开内门取出所送入的物品。取完物品后再将内门关好。使用锐利器具，包括针头和注射器、玻片、移液器、毛细管和刀片等应特别谨慎。

⑩ 需从Ⅲ级安全柜或 BSL－4 实验室移出的具有活性或保持完整状态的生物材料，必须转移到具有防碎封口的初级容器中，然后再将其装入有防碎封口的二级容器中。并且通过专门为此而设计的消毒浸泡罐、熏蒸消毒室或密封过渡间再移出室外。除了必须保持生物学活性或完整状态的生物材料，任何材料在移出 BSL－4 实验室前必须经过高压灭菌或消毒。易被高温或蒸汽损坏的设备和器材，需在密闭室或专为此而设计的小室中用气体熏蒸法进行消毒。实验室设备和工作台面在进行完传染性物质的操作后，必须用有效的消毒剂进行常规消毒，尤其在发生传染性物质意外喷撒或其他污染时，更应小心处理。设备在送去维修前应进行消毒。发生传染性物质扩散事故时，应由专业人员或其他受过专门训练、懂得处理高浓度传染性物质的人员进行消毒、收集和清洁。应制定并张贴扩散后处理程序。

制定一套实验室报告系统，报告内容为实验室事故、病原体暴露、人员缺席、对潜在实验室相关性疾病的监测等情况。将这些情况记录后存档。另外，此报告监测系统的一个基本辅助措施是，建立对实验人员进行潜在或已知实验室相关疾病的检疫、隔离和医疗设施。

（3）安全设备（初级屏障） 实验室的工作区内，所有的操作均限于在Ⅲ级生物安全柜内进行，或在Ⅱ级生物安全柜内，并辅以一套正压供气防护服，此防护服由一生命支持系统提供氧气并与其他通讯设备连接。BSL-4 实验室具有特殊的工程和设计特色，以防止微生物被播散至外环境中。

（4）实验设施（二级屏障） BSL-4 实验室有两种模式：① 安全柜实验室，即所有病原体处理均在Ⅲ级生物安全柜内进行；② 防护服实验室，即实验人员着防护服。BSL-4 实验室可以采取任一种模式或将两者联合应用。假如联合应用，应遵守各自的所有规定。

5.3 生物安全柜

生物安全柜（biological safety cabinets，BSCs）是为操作原代培养、菌（毒）株以及诊断性标本等具有感染性的实验材料时，用来保护操作者本人、实验室环境以及实验材料，使其避免暴露于上述操作过程中可能产生的感染性气溶胶和溅出物而设计的负压过滤排风柜。生物安全柜的防护原理为送入安全柜工作区的空气经过高效颗粒空气滤器（HEPA）过滤，在安全柜内形成百级洁净度的环境，从而保护了操作对象；从安全柜排出的空气经过滤器过滤释放，以保护外环境；安全柜内形成的负压和气幕，可以防止气溶胶外泄，从而保护了操作者。

多年以来，生物安全柜的基本设计已经历了多次改进。主要的变化是在排风系统增加了 HEPA 过滤器。对于直径 0.3μm 的颗粒，HEPA 过滤器可以截留 99.97%，而对于更大或更小的颗粒则可以截留 99.99%。HEPA 过滤器的这种特性使得它能够有效地截留所有已知传染因子，并确保从安全柜中排出的是完全不含微生物的空气。生物安全柜设计中的第二个改进是将经 HEPA 过滤的空气输送到工作台面上，从而保护工作台面上的物品不受污染。这一特点通常被称为实验对象保护（product protection）。根据正面气流速度、送风、排风方式，将生物安全柜分为三级，具体分类和相互间的差异见表 5-1。

表 5-1 Ⅰ、Ⅱ、Ⅲ级生物安全柜之间的差异

生物安全柜	正面气流速度 (m/s)	气流百分数（%）		连接方式
		重新循环部分	排出部分	
Ⅰ级*	0.38	0	100	硬管
Ⅱ级 A1 型	0.38～0.51	70	30	排到房间或套管连接处
Ⅱ级 A2 型	0.51	70	30	排到房间或套管连接处
Ⅱ级 B1 型	0.51	30	70	硬管
Ⅱ级 B2 型	0.51	0	100	硬管
Ⅲ级	NA	0	100	硬管

* 所有生物学污染的管道均为负压状态，或有负压的管道和压力通风系统围绕；NA，不适应

这些基本设计上的变化使得三种级别的生物安全柜都得到了改进，表 5-2 列出了各种安全柜所能提供的保护性能。

表 5-2 不同保护类型及生物安全柜的选择

实验室生物安全等级	应用的生物安全柜等级	所能提供的保护		
		人员	试验品	环境
1～3	Ⅰ	可	否	可
1～3	Ⅱ（A1，A2，B1，B2）	可	可	可
4	Ⅲ	可	可	可

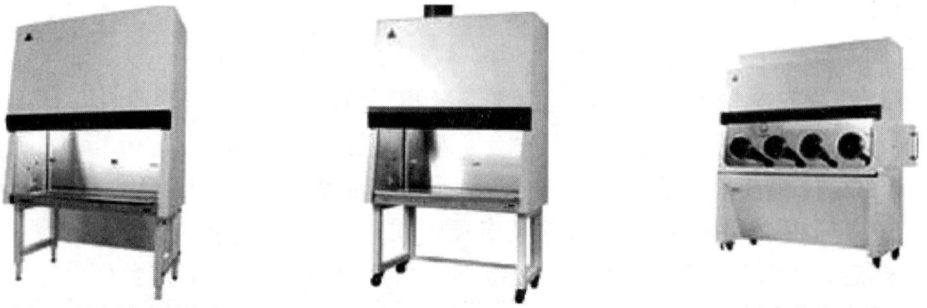

Ⅱ级A2型生物安全柜　　Ⅱ级B2型生物安全柜　　6ftⅢ级生物安全柜

5.3.1 Ⅰ级生物安全柜

图 5-4 为Ⅰ级生物安全柜的原理图。房间空气从前面的开口处以 0.38m/s 的低速率进入安全柜，空气经过工作台表面，并经排风管排出安全柜。定向流动的空气可以将工作台面上可能形成的气溶胶迅速带离实验室工作人员而被送入排风管内。操作者的双臂可以从前面的开口伸到安全柜内的工作台面上，并可以通过玻璃窗观察工作台面的情况。安全柜的玻璃窗还能完全抬起来，以便于清洁工作台面或进行其他处理。

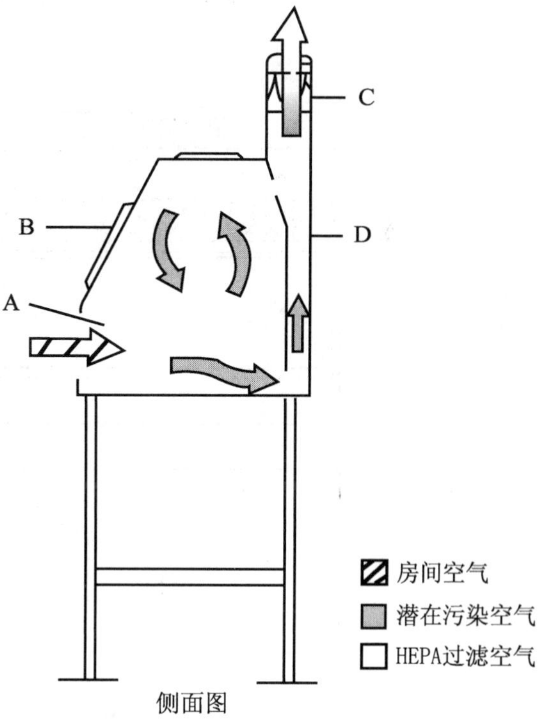

图 5-4 Ⅰ级生物安全柜原理图

A. 前开口；B. 窗口；C. 排风 HEPA 过滤器；D. 压力排风系统

安全柜内的空气可以通过 HEPA 过滤器按下列方式排出：① 排到实验室中，然后再通过实验室排风系统排到建筑物外面；② 通过建筑物的排风系统排到建筑物外面；③ 直接排到建筑物外面。HEPA 过滤器可以装在生物安全柜的压力排风系统（the exhaust plenum）里，也可以装在建筑物的排风系统里。有些Ⅰ级生物安全柜装有一体式排风扇，而其他的则是借助建筑物排风系统的排风扇。

Ⅰ级生物安全柜是最早得到认可的，并且由于其设计简单，目前仍在世界各地广泛使用。Ⅰ级生物安全柜能够为人员和环境提供保护，也可用于操作放射性核素和挥发性有毒化学品。但因未灭菌的房间空气通过生物安全柜正面的开口处直接吹到工作台面上，因此Ⅰ级生物安全柜对操作对象不能提供切实可行的保护。

5.3.2 Ⅱ级生物安全柜

在应用细胞和组织培养物来进行病毒繁殖或其他培养时，未经灭菌的房间空气通过工作台面是不符合要求的。Ⅱ级生物安全柜在设计上不但能提供个体防护，而且能保护工作台面的物品不受房间空气的污染。Ⅱ级生物安全柜有四种不同的类型（分别为 A1、A2、B1 和 B2 型），它们不同于Ⅰ级生物安全柜之处为，只让经 HEPA 过滤的（无菌的）空气流过工作台面。Ⅱ级生物安全柜可用于操作危险度二级和三级的感染性物质。在使用正压防护服的条件下，Ⅱ级生物安全柜也可用于操作危险度四级的感染性物质。

（1）Ⅱ级 A1 型生物安全柜　如图 5－5 所示，内置风机将房间空气（供给空气）经前面的开口引入安全柜内并进入前面的进风格栅。在正面开口处的空气流入速度至少应该达 0.38m/s。然后，供气先经供风 HEPA 过滤器，再向下流动通过工作台面。空气在向下流动到距工作台面大约 6～18cm 处分开，其中的一半会通过前面的排风格栅，而另一半则通过后面的排风格栅排出。所有在工作台面形成的气溶胶立刻被这样向下的气流带走，并经两组排风格栅排出，从而为实验对象提供最好的保护。气流接着通过后面的压力通风系统到达位于安全柜顶部、介于供风和排风过滤器之间的空间。由于过滤器大小不同，大约 70％的空气将经过供风 HEPA 过滤器重新返回到生物安全柜内的操作区域，而其余 30％ 则经过排风

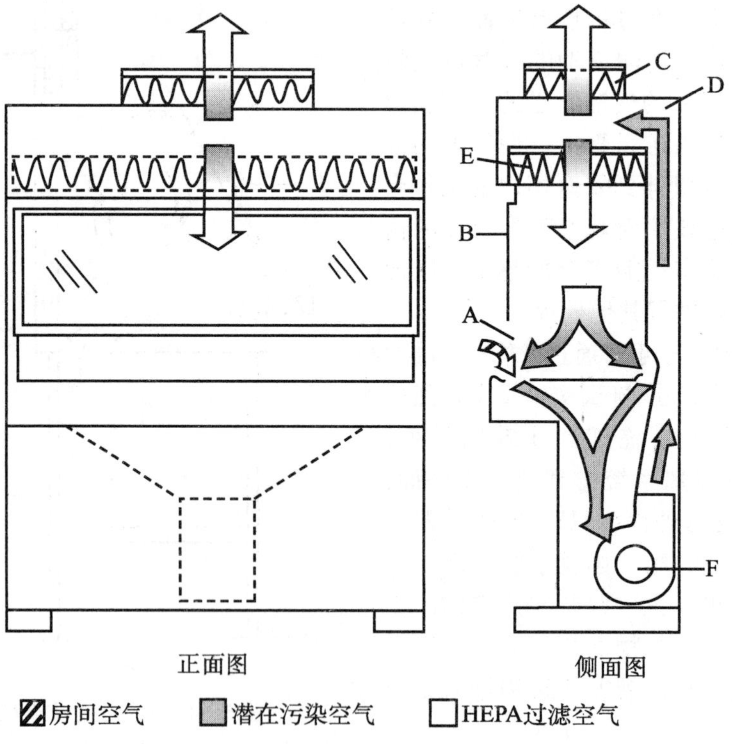

图 5－5　Ⅱ级 A1 型生物安全柜原理图

A. 前开口；B. 窗口；C. 排风 HEPA 过滤器；D. 后面的压力排风系统；E. 供风 HEPA 过滤器；F. 风机

过滤器进入房间内或被排到外面。

Ⅱ级 A1 型生物安全柜排出的空气可以重新排入房间里，也可以通过连接到专用通风管道上的套管或通过建筑物的排风系统排到建筑物外面。

安全柜所排出的经过加热和/或冷却的空气重新排入房间内使用时，与直接排到外面环境相比具有降低能源消耗的优点。有些生物安全柜通过与排风系统的通风管道连接，还可以进行挥发性放射性核素以及挥发性有毒化学品的操作。

(2) 外排风式Ⅱ级 A2 型以及Ⅱ级 B1 型和Ⅱ级 B2 型生物安全柜（图 5-6） Ⅱ级 A2 型和Ⅱ级 B2 型生物安全柜都是由Ⅱ级 A1 型生物安全柜变化而来的，这些不同类型的Ⅱ级生物安全柜，与Ⅰ级和Ⅲ级生物安全柜的特点比较，见表 5-1。生物安全柜设计上的每一种变化可以使不同的类型适用于特定的目的（表 5-2）。这些生物安全柜相互间都有一定的差异，包括从前面的开口吸入空气的速度、在工作台面上再循环空气的量以及从安全柜中排出空气的量、安全柜的排风系统（是通过专门的排风系统还是通过建筑物的排风系统；是排到房间内还是排到建筑物的外面）以及压力设置（安全柜是负压状态下的生物学污染管道和压力通风系统，还是由负压管道和压力通风系统所包围的生物学污染管道和压力通风系统）。Ⅱ级生物安全柜各柜体类型性能比详见表 5-3。

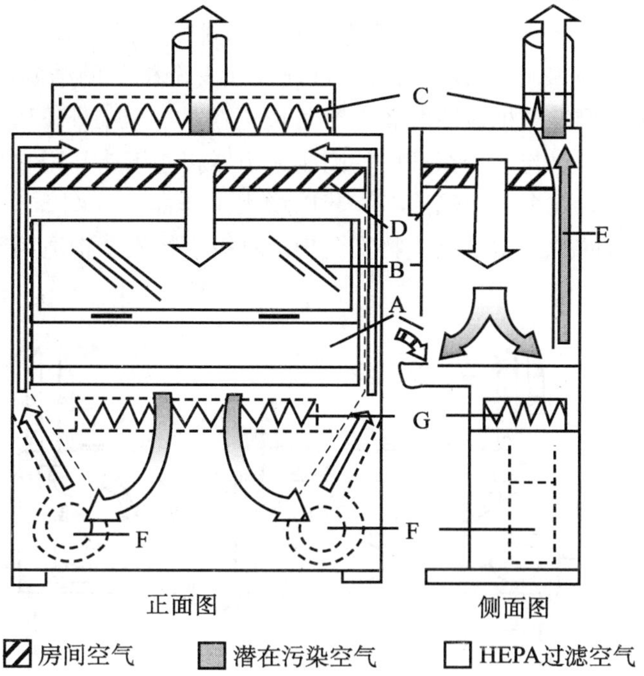

图 5-6　Ⅱ级 B1 型生物安全柜原理图

A. 前开口；B. 窗口；C. 排风 HEPA 过滤器；D. 供风 HEPA 过滤器；E. 负压压力排风系统；F. 风机；G. 送风 HEPA 过滤器。安全柜需要有与建筑物排风系统相连接的排风接口

表 5-3 Ⅱ级生物安全柜各柜体类型性能比

安全等级	前窗风速 m/s (fpm)	气体流动形态	适用形态	
			非挥发性有毒化学品及放射性物质	挥发性有毒化学品及放射性物质
A1	0.38 (75)	70%气体经过滤循环，30%过滤后外排至实验室内或外界	可（微量）	否
A2	0.5 (100)	循环机制同 A1；气体循环通道、排气管与安全柜工作区需为负压	可	可（微量）
B1	0.5 (100)	30%气体经过滤循环，70%过滤后经由专用管道排至外界	可	可（微量）
B2	0.5 (100)	无循环气流，100%外排，气体过滤后经由专用管道排至外界	可	可（小量）

5.3.3 Ⅲ级生物安全柜

Ⅲ级生物安全柜（图 5-7）用于操作危险度四级的微生物材料，可以提供最好的个体防护。Ⅲ级生物安全柜的所有接口都是“密封的”，其送风经 HEPA 过滤，排风则经过两个 HEPA 过滤器。Ⅲ级生物安全柜由一个外置的专门的排风系统来控制气流，使安全柜内部始终处于负压状态（大约 124.5Pa）。只有通过连接在安全柜上的结实的橡胶手套，手才能伸到工作台面。Ⅲ级生物安全柜应该配备一个可以灭菌的、装有 HEPA 过滤排风装置的传递箱。Ⅲ级生物安全柜可以与一个双开门的高压灭菌器相连接，并用它来清除进出安全柜的所有物品的污染。可以将几个手套箱连在一起以增大工作面积（图 5-8）。图 5-9、5-10 分别为手套袖型和半身防护服型Ⅲ级生物安全柜。Ⅲ级生物安全柜适用于三级和四级生物安全水平的实验室。

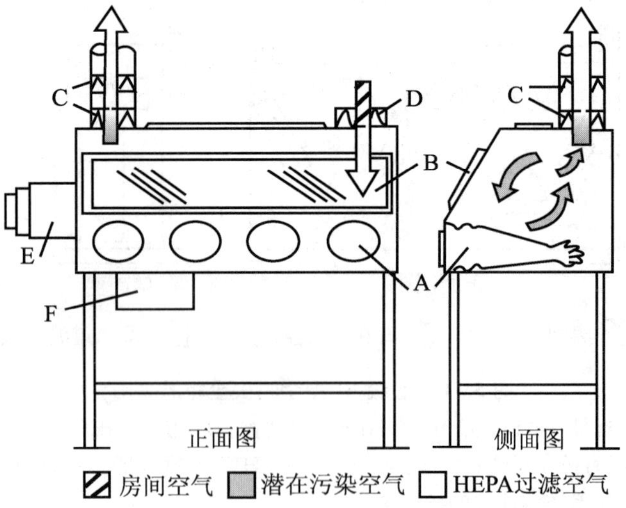

图 5-7 Ⅲ级生物安全柜（手套箱）示意图

A. 用于连接等臂长手套的舱孔；B. 窗口；C. 两个排风 HEPA 过滤器；D. 送风 HEPA 过滤器；E. 双开门高压灭菌器或传递箱；F. 化学浸泡槽。安全柜需要有与独立的建筑物排风系统相连接的排风接口

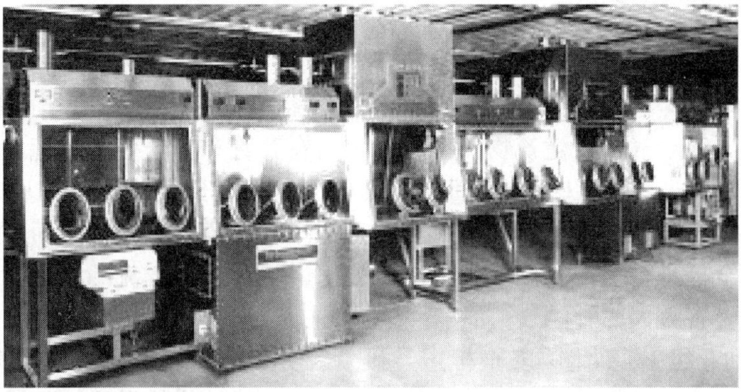

图 5－8　Ⅲ级生物安全柜（手套箱）

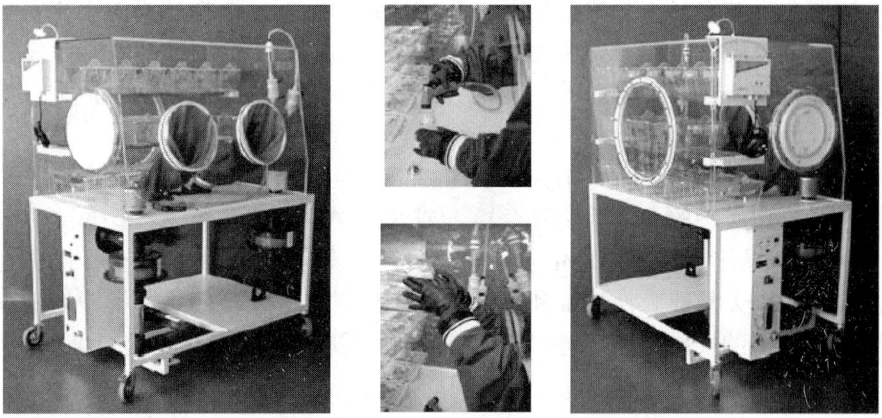

图 5－9　手套袖型Ⅲ级生物安全柜

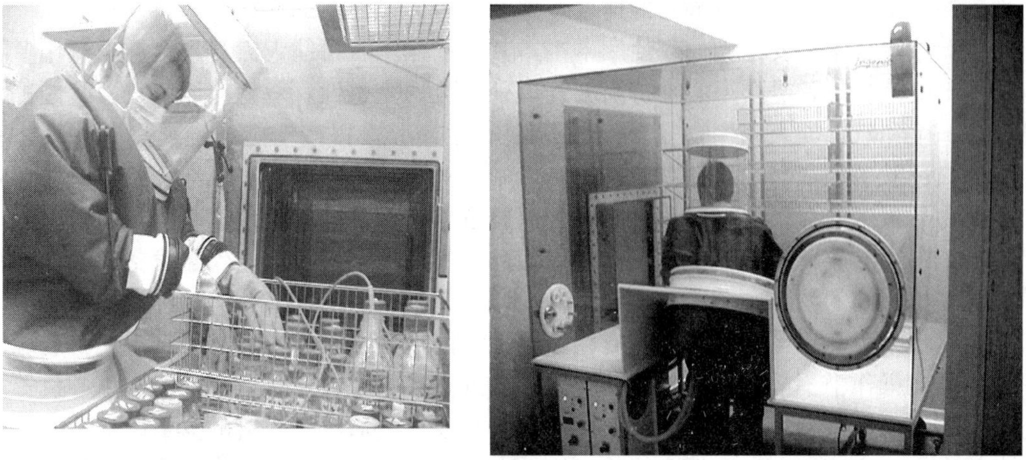

图 5－10　半身防护服型的Ⅲ级生物安全柜

5.3.4 生物安全柜的相关连接

（1）生物安全柜的通风连接 A1 型和外排风式 A2 型Ⅱ级生物安全柜的设计使用了“套管（thimble）”或“伞形罩（canopy hood）”连接。套管安装在安全柜的排风管上，将安全柜中需要排出的空气引入建筑物的排风管中。在套管和安全柜排风管之间保留一个直径差通常为 2.5cm 的小开口，以便让房间的空气也可以吸入到建筑物的排风系统中。建筑物排风系统的排风能力必须能满足房间排风和安全柜排风的要求。套管必须是可拆卸的，或者设计成可以对安全柜进行操作测试的类型。一般来讲，建筑物气流的波动对套管连接型生物安全柜的功能不会有太大的影响。

Ⅱ级 B1 型和Ⅱ级 B2 型生物安全柜通过硬管，亦即没有任何开口地、牢固地连接到建筑物的排风系统，或者最好是连接到专门的排风系统。建筑物排风系统的排风量和静压必须与生产商所指定的要求正好一致。对硬管连接的生物安全柜进行认证时，要比将空气再循环送回房间或采用套管连接的生物安全柜更费时。

（2）生物安全柜的选择 主要根据下列所需保护的类型来选择适当的生物安全柜：实验对象保护；操作危险度一至四级微生物时的个体防护；暴露于放射性核素和挥发性有毒化学品时的个体防护；或上述各种防护的不同组合。表 5－2 列出了每一种防护类型所推荐使用的生物安全柜。

操作挥发性或有毒化学品时，不应该使用将空气重新循环排入房间的生物安全柜，即不与建筑物排风系统相连接的Ⅰ级生物安全柜，或Ⅱ级 A1 型及Ⅱ级 A2 型生物安全柜。Ⅱ级 B1 型安全柜可用于操作少量挥发性化学品和放射性核素。Ⅱ级 B2 型安全柜也称为全排放型安全柜，在需要操作大量放射性核素和挥发性化学品时，必须使用这一类型的安全柜。

（3）生物安全柜的安放位置 空气通过前面开口进入生物安全柜的速度约为0.45 m/s。这样速度的定向气流是极易受到干扰的，包括人员走近生物安全柜所形成的气流、打开窗户、送风系统调整以及开关门等都可能造成影响。因此，最为理想的是，生物安全柜应位于远离人员活动、物品流动以及可能会扰乱气流的地方。在安全柜的后方以及每一个侧面，要尽可能留有 30cm 空间，以利于对安全柜的维护。在安全柜的上面应留有 30～35cm 空间，以便准确测量空气通过排风过滤器的速度，并便于排风过滤器的更换。

（4）操作者 生物安全柜如果使用不当，其防护作用就可能大大受到影响。操作者在移动双臂进出安全柜时，需要小心维持前面开口处气流的完整性，双臂应该垂直地缓慢进出前面的开口。手和双臂伸入到生物安全柜中等待大约 1min，以使安全柜调整完毕并且让里面的空气“扫过”手和双臂的表面以后，才可以开始对物品进行处理。要在开始实验之前将所有必需的物品置于安全柜内，以尽可能减少双臂进出前面开口的次数。

（5）柜内物品放置 Ⅱ级生物安全柜前面的进气格栅不能被纸、仪器设备或其他物品阻挡。放入安全柜内的物品应采用 70% 乙醇来清除表面污染。可以在消毒剂浸湿的毛巾上进行实验，以吸收可能溅出的液滴。所有物品应尽可能地放在工作台后部靠近工作台后缘的位置，并使其在操作中不会阻挡后部格栅。可产生气溶胶的设备（例如混匀器、离心机等）应靠近安全柜的后部放置。像有生物危害性的废弃物袋、盛放废弃吸管的盘子以及抽滤瓶等体积较大的物品，应该放在安全柜内的某一侧。在工作台面上的实验操作应该按照从清洁区到污染区的方向进行。

耐高压灭菌的生物危害性废弃物袋以及吸管盛放盘不应放在安全柜的外面，否则在使用这些物品时双臂就必须频繁进出安全柜，这样会干扰安全柜空气屏障的完整性，从而影响对人员和物品的防护。

（6）操作和维护　大多数生物安全柜的设计允许全天 24h 工作。研究人员还发现，连续工作有助于控制实验室中灰尘和颗粒的水平。向房间中排风或通过套管接口与专门的排风管相连接的Ⅱ级 A1 型及Ⅱ级 A2 型生物安全柜，在不使用时是可以关闭的。其他如Ⅱ级 B1 型和Ⅱ级 B2 型生物安全柜，是通过硬管安装的，就必须始终保持空气流动以维持房间空气的平衡。在开始工作以前以及完成工作以后，应至少让安全柜工作 5min 来完成“净化”的过程，亦即应留出将污染的空气排出安全柜的时间。生物安全柜的所有维修工作应该由有资质的专业人员来进行。在生物安全柜操作中出现的任何故障都应该报告，并应在再次使用之前进行维修。

（7）紫外灯与明火　生物安全柜中不需要紫外灯。如果使用紫外灯的话，应该每周进行清洁，以除去可能影响其杀菌效果的灰尘和污垢。在安全柜重新认证时，要检查紫外线的强度，以确保有适当的光发射量。房间中有人时一定要关闭紫外灯，以保护眼睛和皮肤，避免因不慎暴露而造成伤害。在生物安全柜内所形成的几乎没有微生物的环境中，应避免使用明火。使用明火会对气流产生影响，并且在处理挥发性物品和易燃物品时，也易造成危险。在对接种环进行灭菌时，可以使用微型燃烧器或电炉，而不应使用明火。

（8）清洁和消毒　由于剩余的培养基可能会使微生物生长繁殖，因此在实验结束时，包括仪器设备在内的生物安全柜里的所有物品都应清除表面污染，并移出安全柜。在每次使用前后，要清除生物安全柜内表面的污染。工作台面和内壁要用消毒剂进行擦拭，所用的消毒剂要能够杀死安全柜里可能发现的任何微生物。在每天实验结束时，应擦拭生物安全柜的工作台面、四周以及玻璃的内外侧等部位来清除表面的污染。在对目标生物体有效时，可以采用漂白剂溶液或 70% 乙醇来消毒。在使用如漂白剂等腐蚀性消毒剂后，还必须用无菌水再次进行擦拭。推荐将安全柜一直维持运行状态。如果要关闭的话，则应在关机前运行 5min 以净化内部的气体。生物安全柜在移动以及更换过滤器之前，必须清除污染。最常用的方法是采用甲醛蒸气熏蒸。应该由有资质的专业人员来清除生物安全柜的污染。

（9）个体防护装备　在使用生物安全柜时应穿着个体防护服。在进行一级和二级生物安全水平的操作时，可穿着普通实验服。前面加固处理的反背式实验隔离衣具有更好的防护效果，应在进行三级和四级生物安全水平（防护服型实验室除外）的操作时使用。手套应套在隔离衣的外面，可以戴加有松紧带的套袖来保护研究人员的手腕。有些操作可能还需要戴口罩和安全眼镜。

（10）警报器　可以在两种警报器中选择一种来装备生物安全柜。窗式警报器只能装在带有滑动窗的安全柜上。发出警报时表明，操作者将滑动窗移到了不适当位置。处理这种警报时，只要将滑动窗移到适宜的位置就可以了。气流警报器报警时，表明安全柜的正常气流模式受到了干扰，操作者或物品当即处于危险状态。当气流警报响起时，应立刻停止工作，并通知实验室主管。生产商的说明手册中将提供更详细的资料，在生物安全柜的使用培训中也应包括这一方面的内容。

5.3.5　生物安全柜柜内操作时，应遵循的原则

（1）缓慢移动原则　为了避免影响正常的风路状态，柜内操作时手应该尽量平缓移动。

（2）物品平行摆放原则　为了避免物品和物品之间的交叉污染现象产生，在柜内摆放的

物品应该尽量呈横向一字摆开，避免回风过程中造成交叉污染。同时避免堵塞背部回风格栅影响正常风路。

（3）避免震动原则 柜内尽量避免震动仪器（例如离心机、旋涡振荡器等）的使用，因为震动会使得积留在滤膜上的颗粒物质抖落，导致操作室内部洁净度降低，同时如果在前操作面平衡失败，还会引起安全柜对操作者的污染。

（4）不同样品柜内移动原则 柜内两种及以上物品需要移动时，一定要遵循从低污染性物品向高污染性物品移动的原则，避免污染性高的物品在移动过程中，造成柜体内部的大面积污染。

（5）禁忌使用明火原则 柜内尽量不要使用明火！因为在明火使用过程中产生的细小颗粒杂质将被带入滤膜区域，这些高温杂质会损伤滤膜。无法避免一定需要使用的时候，宜使用低火苗的本生灯。

思考题

1. 简述生物安全实验室的概念及分级。
2. 建立生物安全实验室的重要意义是什么？
3. 何谓生物安全柜？
4. 生物安全柜的防护原理是什么？
5. 生物安全柜的分类及分类依据有哪些？
6. 生物安全柜内操作注意事项有哪些？

（北京大学基础医学院病原生物学系 王 玲）

参考文献

[1] 祁国明主编. 病原微生物实验室生物安全. 第2版. 北京：人民卫生出版社，2006
[2] 陆兵，陈惠鹏，郑涛主译. 实验室生物安全手册. 第2版. 北京：人民卫生出版社，2004
[3] 刘谦，朱鑫泉主编. 863生物高技术丛书·生物安全. 北京：科学出版社，2001
[4] 李劲松. 生物安全柜应用指南——原理、使用和验证. 北京：化学工业出版社，2005
[5] 生物安全柜（JG170－2005）
[6] http://www.biosafety.com.cn/Html/Article/laboratoryBiosafety/fgbz/185.html
[7] http://www.biosafety.com.cn/Html/Article/BSCs/jszn/9.html

6 生物安全实验室的个体防护装备

6.1 个体防护装备概论

个体防护装备（personal protective equipment，PPE）是为防止或减少外来伤害、保护人身安全和健康的装备，是应对突发公共事件重要的物质保障。其实个体防护装备古已有之，比如战场上士兵和将领的铠甲。但个体防护装备的概念源于航空救生设备，是航空器飞行中发生紧急情况时，乘员用以救生的保护性装备。随着防护要求的提高和防护装备的发展，个体防护装备的概念及其防护对象已远远超出原有范畴，包括军人防护装备、劳动防护装备、卫生防护装备、抢险救援防护装备等，涉及进入到具有潜在危险性场所的每一个人。2003 年 SARS 在我国及世界范围流行后，生物安全实验室的个体防护前所未有地受到重视，从而推动了生物安全实验室个体防护装备的极大发展。

生物安全实验室的个体防护装备是指通过设立物理屏障防止实验室工作人员受到工作场所中物理、化学和生物等有害因子的伤害。该物理屏障主要包括保护实验人员避免暴露于生物危害物质危险的各种器材和用品，表 6 - 1 汇总了在生物安全实验室中使用的一些个体防护装备及其所能提供的保护。在生物安全实验室中，实验人员除了会经常接触一些物理的（刺伤、割伤、烫伤）、化学的（有害气体、腐蚀性化学试剂）危害之外，还会暴露于感染性材料的生物危害，如果缺乏有效的个体防护装备，则在实验过程中，感染性材料会通过多种途径感染工作人员，如通过微生物气溶胶吸入、皮肤黏膜接触、感染的实验动物咬伤，甚至不明原因的实验室相关感染及意外接种等。生物安全实验室个体防护装备的首要目的是保护工作人员免受工作场所生物危害的伤害，防止实验室意外感染事故的发生。正确配备、科学穿用的个体防护装备可有效隔离生物危害，但是个体防护装备不能替代优质的实验室建设工程，或严格的行政管理，或熟练的工作技能，但应与之相互结合，以确保工作人员的安全和健康。

表 6 - 1　生物安全实验室中使用个体防护装备及其所能提供的保护

装　备	避免的危害	安全性特征
实验服、隔离衣、连体衣	污染衣服	背面开口 罩在日常服装外
塑料围裙	污染衣服	防水
鞋袜	碰撞和喷溅	不露脚趾
护目镜	碰撞和喷溅	防碰撞镜片（必须有视力矫正或外戴视力矫正眼镜） 侧面有护罩
安全眼镜	碰撞	防碰撞镜片（必须有视力矫正） 侧面有护罩

续表

装备	避免的危害	安全性特征
面罩	碰撞和喷溅	罩住整个面部 发生意外时易于取下
防毒面具	吸入气溶胶	在设计上包括一次性使用的、整个面部或一半面部空气净化的、整个面部或加罩的动力空气净化（powered air purifying，PAPR）的，以及供气的防毒面具
手套	直接接触微生物 划破	得到微生物学认可的一次性乳胶、乙烯树脂或聚腈类材料 保护手 网孔结构

6.2 个体防护装备项目内容

管理人员、工作人员及生物安全部门的职责；危险性评估及个体防护装备的选择；对工作人员的培训及相关培训记录的保存。

6.2.1 管理人员的职责

管理人员对工作场所实施个体防护装备负有主要责任，包括：

（1）为工作人员提供合适的个体防护装备；

（2）确保工作人员接受过个体防护装备正确使用、护理及清洁方面的培训；

（3）保存个体防护装备分配及培训记录；

（4）监督工作人员确保其遵循个体防护装备项目、正确使用和保养个体防护装备；

（5）寻求生物安全委员会帮助，进行危险性评估；

（6）出现新的危险，或实验进程增加或更改时，要及时报告生物安全委员会；

（7）确保缺损仪器设备及时更换。

6.2.2 工作人员的职责

个体防护装备的使用者有责任遵循个体防护装备项目的要求，包括：

（1）根据要求穿戴个体防护装备；

（2）参加所要求的培训课程；

（3）按照要求护理、清洁及保养个体防护装备；

（4）如有需要修理或替换的个体防护装备，要及时报告管理人员。

6.2.3 生物安全办公室的职责

生物安全办公室负责启动、实施并管理个体防护装备项目，包括：

（1）指导工作场所危险性评估，确定是否必须使用个体防护装备；

（2）根据管理人员和/或生物安全委员会的要求，指导工作场所定期危险性评估；

（3）保存危险性评估记录；

（4）个体防护装备经核准使用后，向管理人员提供关于其使用、保管及清洁方面的培训和技术指导；

（5）向管理人员提供选择和购买个体防护装备的指导意见；

（6）定期评估先前选择的个体防护装备的适用性；

（7）考察、更新并评估个体防护装备项目的全面效果。

6.2.4　危害评估及个体防护装备的选择

该工作由生物安全委员会及管理人员负责，包括检查每一生物安全工作场所；确定工作场所是否需要个体防护装备；并根据危害评估结果选择每次工作所需要的合适个体防护装备；列明检查结果及所需的具体防护装置。

生物安全委员会及管理人员共同负责指导对每一工作场所进行初步检查，确定危险源，包括撞击、刺伤、压力、化学试剂、热、灰尘、电源、材料处理及光辐射。每次检查均应建档，包括所检查的工作场所、执行检查的人员、潜在危险源的检测结果及检查日期。

一旦确定危险源，生物安全办公室将负责确定合适的个体防护装备，确保防护水平大大高于保护工作人员免受伤害所需要的最低防护水平。注意识别同时暴露于多种危险源的可能性。提供或建议购买对每一种危险因子最高水平的充分的防护装备。

6.2.5　对工作人员的培训及相关培训记录的保存

由实验室管理人员负责对工作人员进行定期培训，培训内容包括：何时必须穿戴个体防护装备；需要什么样的个体防护装备；如何穿、脱、戴及调整个体防护装备；个体防护装备的局限性；个体防护装备的养护及处理。

要保存相关记录，包括培训人员名单、培训类型、培训时间、人员培训记录等，记录至少保持 3 年。

6.3　个体防护装备用品及其使用原则

如图 6－1 所示，个体防护装备所涉及的防护部位主要包括眼睛、头面部、躯体、手、足、耳（听力）以及呼吸道，其装备包括眼镜（安全镜、护目镜）、口罩、面罩、防毒面具、防护帽、手套、防护服（实验服、隔离衣、连体衣、围裙）、鞋套以及听力保护器等。下面对常用装备的原理、使用原则和注意事项进行简要的介绍，在具体使用时，应根据国家的有关标准、要求以及产品的说明书进行。

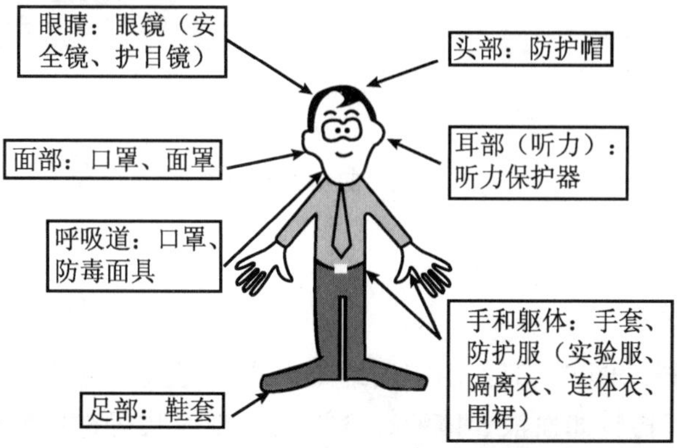

图 6－1　生物安全实验室个体防护部位及防护设备示意图

6.3.1　眼睛防护装备

在所有易发生潜在眼睛损伤，包括物理、化学和生物等因素引起的损伤，和/或有潜在黏膜吸附感染危险的生物安全实验室中工作时，必须采取眼睛防护措施。该要求不仅适用于实验室工作人员，也适用于临时进入实验室进行仪器设备检修和维护等人员。眼睛防护设备主要包括安全眼镜和护目镜，另外，必要时还应配备洗眼装置。

（1）安全眼镜和护目镜　安全眼镜和护目镜可保护眼部免受含病原体的血液、飞沫或其他体液溅入眼内而透过其黏膜进入体内。所选用的眼睛防护装备的类型取决于外界危害因子对眼睛危害程度。没有侧翼的护目镜只能提供正面的保护，而配有侧翼的安全眼镜由于能紧贴面部，能阻挡从旁而来的溅液，相对护目镜而言，能提供较佳保护功能。常规视力矫正眼镜或角膜接触镜不能防护生物学危害，安全眼镜或护目镜应该戴在它们的外面。

工作人员如果不需要使用经矫正的透镜，可直接佩戴塑料安全眼镜。需要使用经矫正的透镜，则应根据配镜处方选择合适的安全镜架。

建议工作人员在生物安全实验室工作时不要戴角膜接触镜，即隐形眼镜。原因如下：① 如果腐蚀性液体溅入眼内，本能反应会马上闭眼，使取出隐形眼镜更为困难，从而造成更为严重的后果；② 实验中某些水汽会渗入镜片后并引起广泛的刺激；③ 镜片会阻碍眼泪洗去刺激物。如果在戴隐形眼镜时化学品或含有生物危害的液体溅入眼内，应立即卸除隐形眼镜，并持续长时间冲洗眼镜，至少 15～30min，然后及时就医。

另外，当进行危害程度较高的实验时，如进行有潜在爆炸反应的实验、使用腐蚀性液体、使用或混合强酸或强碱等操作时，可考虑采用面罩以进一步保护整个面部。

（2）洗眼装置　根据《实验室生物安全通用要求》（GB 19489－2004）的规定，实验室内，尤其是 BSL－2 和 BSL－3 实验室，应配备紧急洗眼装置。洗眼装置应安装在室内明显和易取的地方，并保持洗眼水管的通畅，便于工作人员紧急时使用。工作人员应掌握其操作方法。如发生腐蚀性液体或生物危害液体喷溅至工作人员的眼睛时，工作人员应该（或在同事的帮助下）在就近的洗眼台（洗眼装置）用大量缓流清水冲洗眼睛表面至少 15～30min。事后必须立即填写事故报告单并立即报告主管领导。

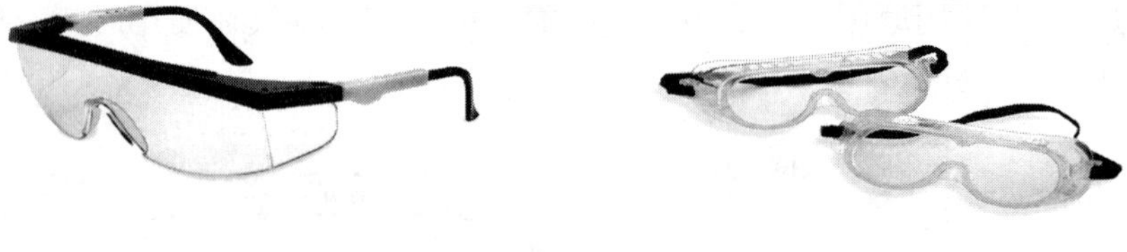

a. 护目镜　　b. 安全镜

图 6－2　眼镜防护装备

6.3.2　头面部防护装备

（1）口罩

① 外科手术用口罩（图 6－3）：由三层纤维组成，可预防飞沫进入口鼻。但仅可以保护部分面部免受生物危害物质如血液、体液、分泌液及排泄物等的喷溅污染，适用于 BSL－1 实验室或 BSL－2 实验室使用。外科口罩在设计上只能保护病人，而单独使用不能对工作人

员提供呼吸防护，因此，一般在使用时可同时佩戴面罩，以组合使用的方法保护整个面部。

佩戴方法：ⓐ 将口罩带上，金属软条应该向上；ⓑ 头带分别绑于头顶后及颈后；ⓒ 将金属软条向内按压至紧贴鼻梁；ⓓ 完成时，口罩须覆盖鼻至下巴，紧贴面部。

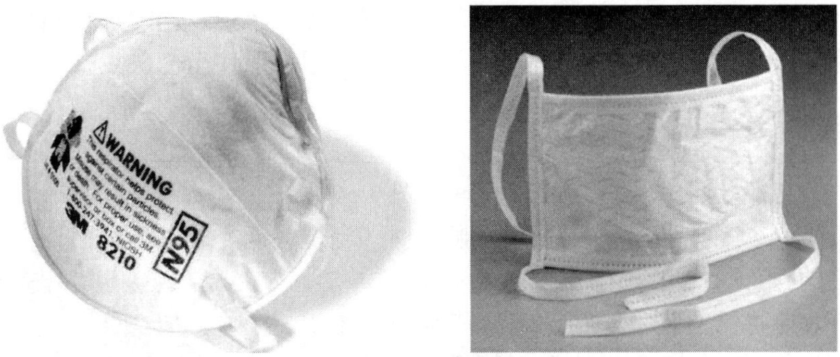

图 6-3 N95 口罩和外科手术用口罩

② N95 级或以上的口罩：N95 级口罩适用于一些高危的工作程序，例如在 BSL-2 或 BSL-3 实验室操作经呼吸道传播的高致病性微生物感染性材料时，需要佩戴 N95 级或以上的口罩（图 6-3）。N 系列口罩适用于无油性烟雾的环境，可过滤 0.3μm 或以上的微粒（例如飞沫或结核菌），效率达 95%（N95 级）、99%（N99 级），甚至 99.97%（N100 级）。如在有油性烟雾情况下，应选择 R95、R99 或 R100 级口罩（R 为抗油），亦可选择 P95、P99 或 P100 级口罩（P 为防油）。

N95 级口罩佩戴方法：ⓐ 按面型选择适当的尺寸型号，拉松头带。金属软条向上，将手穿过头带；ⓑ 戴上口罩，头带分别置于头顶后及颈后；ⓒ 将双手的示指及中指由中央顶部向两旁同时按压金属软条；ⓓ 检查妥当；ⓔ 正压检查——以双手轻按口罩，然后刻意呼气，空气应该不会从口罩边缘泄漏；ⓕ 负压检查——以双手轻按口罩，然后刻意吸气，口罩应会稍凹陷。

使用 N95 口罩时应注意以下原则：ⓐ 按面型选择适当的尺寸型号，可参考不同品牌的大小尺寸；ⓑ 重复使用的 N95 口罩应存放在清洁的袋内，需要时再戴上，并应再作泄漏检查；ⓒ 口罩不可用水清洗；ⓓ 一次性口罩使用完毕后应先消毒再丢弃。

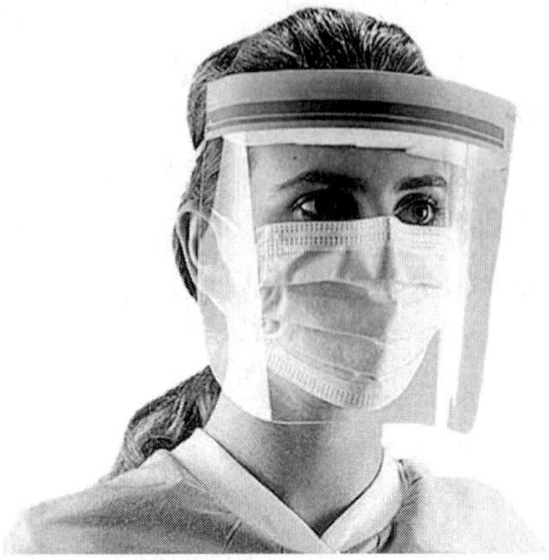

图 6-4 面罩和口罩组合使用

（2）防护面罩 防护面罩可保护实验室工作人员脸部避免碰撞或切割伤，及感染性材料如血液、体液、分泌液、排泄物或其他感染性物质飞溅或接触脸部、眼睛、鼻及口部的危害。防护面罩一般用防碎塑料制成，通过头带或帽子佩戴，有一次性和耐用面罩，选择防护面罩时，应注意其形状与脸型相配。

当需要对整个脸部进行防护时，必须使用一种标准的防护面罩以罩住整个脸部，或使用口罩加护目镜（或口罩加安全眼镜）。在进行有可能产生感染性材料喷溅或产生感染性气溶胶的实验时，需要佩戴安全眼镜或护目镜，但还必须戴口罩以保护部分面部或佩戴标准防护面罩。另外，在使用防护面罩时，根据需要常常同时佩戴安全镜或护目镜或口罩。实验完毕后必须先摘下手套，然后用手卸下防护面罩。

（3）防护帽 在生物安全实验室佩戴由无纺布制成的一次性简易防护帽可以保护工作人员避免化学和生物危害物质飞溅至头部（头发）所造成的污染，同时保护负压实验室的空气过滤器。因此要求工作人员在实验操作时应佩戴防护帽，罩住全部头发。

6.3.3 呼吸防护装备

呼吸防护的有效装备为防护（毒）面具（图 6-5），主要有正压面罩、个人呼吸器和正压防护服三种。当进行高度危险性的操作（如清理溢出的感染性物质）时，若不能安全有效地将气溶胶限定在一定的范围内，要求使用呼吸防护装备。防护面具中装有一种可更换的过滤器，可以保护佩戴者免受气体、蒸汽、颗粒和微生物以及气溶胶的危害。过滤器必须与防护面具的正确类型相配套。另外，也有一次性防护面具（空气纯化防护面具）以及供气防护面具，用以保护实验人员避免生物因子的危害。为了达到理想的防护效果，每一个防护面具都应与操作者的面部相适合，面型适合度需经过测试验证。根据操作危险程度及操作类型选择正确的防护面具。使用防护面具前，应作个体适应性测试。在选择正确的防护面具时，要听从专业人员的意见，并按指导书及培训的要求使用。同时应安排工作场所监控、医学评估和对呼吸器使用者的监督，以确保其始终正确使用该类装备。防毒面具使用完毕后未经消毒严禁带出实验室区域。

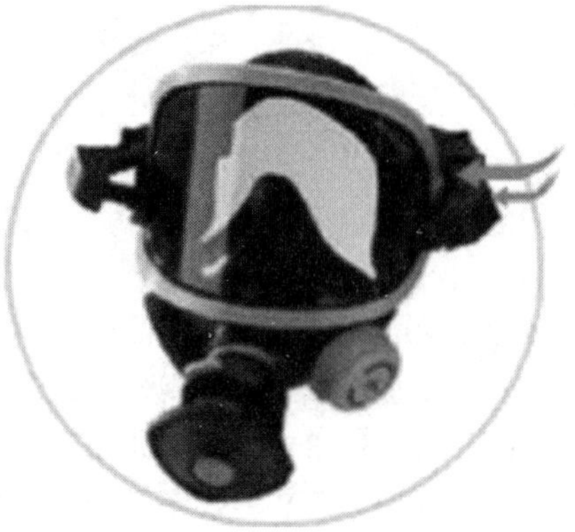

图 6-5 全罩式防护面具

（1）个人呼吸器的使用要点 ① 佩戴时选择合适和合格的个人呼吸器，遮盖住口、鼻及下颚；② 用橡皮筋（松紧带）固定在头部；③ 调整在合适的面部位置并加以检验；④ 吸气时个人呼吸器应该有塌陷；⑤ 呼气时在呼吸器周围不应该漏气。卸下口罩时应先提起呼吸器下方橡皮筋越过头部，然后提起呼吸器上方橡皮筋使呼吸器脱离面部。一次性呼吸器使用完毕后应先消毒再丢弃。

（2）正压面罩 正压面罩（也称头盔正压式呼吸防护系统）除对呼吸系统防护外，还可提供眼睛、面部和头部防护。主要分为以下三种：① 正压式呼吸防护系统，包括普通头盔、安全帽头盔（可配肩罩）；② 双管供气式呼吸防护系统，包括前置式、背置式、全面具、半面具；③ 电动式呼吸防护系统，包括电动式送风过滤系统、电动式送风防尘系统。电动式呼吸防护系统可提供高等级安全防护，集多种防护为一体，电动送风无呼吸阻力，无压缩空气管限制活动空间。

正压面罩的装配要点：① 由头盔（安全帽头盔、安全帽头盔加配肩罩）、呼吸管、高压空气调节装置、高压空气管、压缩空气过滤及调节控制板组合使用；② 装配时应注意各部件之间的紧密连接，注意其气密性；③ 有可供选择的升降温系统，提供适宜温度、流量的呼吸空气，有利于长时间佩戴；④ 可供 3 人最多 5 人同时使用，可调节压力、流量和温度。

头盔内的气流设计：头盔分为普通头盔、安全帽头盔和安全帽头盔加配肩罩三种类型。

所设计的瀑布式气流为呼吸区域提供稳定的气流：① 空气从呼吸管进入头罩前部，经头罩底部流出；② 肩罩内颈箍及正压式气流防止污染空气进入头罩。

正压面罩的设计及使用要点：① 颈箍方便头罩佩戴与脱卸；② 内衬和外肩罩可提供双重保护，防止污染物渗入或溅入。将内衬塞入工作服内，使多余的空气导入工作服；③ 调节头箍以保证头罩佩戴稳固，使头罩跟随头部转动，活动自如；④ 外置搭扣应负载视窗顶部，使头箍与安全帽连接好。

6.3.4 手部防护装备

（1）手套　在进行实验操作时，应带好手套，除了防止常见的锐器刺伤、化学品毒害、辐射污染、擦伤，及动物抓伤、咬伤外，还可防止在接触感染性物质（血液、体液、分泌液、渗出液，以及接触黏膜和非完整皮肤）时，工作人员受到污染物溅出或生物污染的事故所造成的损害。

在操作完感染性物质、结束生物安全柜中工作以及离开实验室之前，均应该摘除手套并彻底洗手。用过的一次性手套应该与实验室的感染性废弃物，均要先消毒后再丢弃。如果手套被污染，应该尽可能早地脱下，消毒后丢弃。一次性手套不得重复使用。可重复使用的手套虽然也可以用，但必须注意一定要正确冲洗、摘除、清洁并消毒。应对实验室工作人员进行手套选择、佩戴及摘除等培训。

① 手套的选择：生物安全实验室一般使用乳胶橡胶或聚腈类或聚氯乙烯手套用于对强酸、强碱、有机溶剂和生物危害物质的防护。手套应按所从事操作的性质符合舒适、灵活、握牢、耐磨、耐扎和耐撕的要求，并应对所涉及的危险提供足够的防护。在进行实验室一般性工作，以及在处理感染性物质、血液和体液时，应广泛使用一次性乳胶、乙烯树脂或聚腈类材料的手术用手套。在进行尸体解剖等可能接触尖锐器械的情况下，应该戴不锈钢网孔手套，但这样的手套只能防止切割损伤，而不能防止针刺损伤。

实验室或其他部门工作人员在戴乳胶手套，尤其是那些添加了粉末的手套时，曾有发生皮炎及速发型超敏反应等变态反应的报道。应该配备替代加粉乳胶手套的品种。

② 手套的检查：在使用手套前应该检查手套是否退色、穿孔（漏损）或有裂缝。可以通过充气试验，检查手套的质量。

③ 手套的使用：一般情况下，佩戴一副手套即可（BSL－1 和 BSL－2 实验室），若在生物安全柜中操作感染性物质时（BSL－2 和 BSL－3 实验室）应该佩戴两副手套。在操作过程中，外层手套被污染，立即用消毒剂喷洒手套，脱下后丢弃在生物安全柜中的高压灭菌袋中，并立即戴上新手套继续实验。戴好手套后应完全遮住手及腕部，如必要可覆盖实验服袖口。

④ 手套的清洗和更换：在生物安全实验室中使用一次性手套，不可再次使用。用后立即高压灭菌消毒，然后丢弃。不得戴着手套离开实验室区域。工作人员在完成感染性物质操作离开生物安全柜之前，应该脱去外层手套丢入生物安全柜内的高压灭菌袋中，然后用消毒液喷洗内层手套，以避免污染门把手、电灯开关、电话等（BSL－2 和 BSL－3 实验室）。在撕破、损坏或手套污染时应及时更换手套。

⑤ 避免手套“触摸污染”：戴手套的手严禁触摸鼻、面部和避免触摸或调整其他个人防护装备（如眼镜等）；避免触摸不必要的物体表面如灯开关、门或把手等；如果手套撕破应该脱去，在换戴新手套前应清洗手部；注意尽量不去触摸工作台面和其他物品。

⑥ 戴手套过程的注意要点：选择正确类型和尺寸的手套；在实验室工作中要一直保持戴手套状态；将手插入手套后将手套口遮盖实验服袖；戴手套的手要远离面部。

⑦ 脱手套过程及注意要点：用一手捏起另一近手腕部处的手套外缘，将手套从手上脱下并将手套外表面翻转入内；用戴着手套的手拿住该手套；用脱去手套的手指插入另一手套腕部处内面；脱下该手套使其内面向外并形成一个由两个手套组成的袋状；丢弃在高温消毒袋中并进行消毒处理。

(2) 洗手 根据（GB 19489－2004）要求，在每个生物安全实验室中均应安装洗手装置，该装置可以是脚控或红外控制的洗手池，或者配置一个酒精擦手器。洗手是一种减少有害物质暴露的有效措施。要经常洗手，特别是在处理活体病原材料或动物等生物危害物质后，在脱去手套之后和离开实验室之前必须洗手。如果在脱卸个人防护装备时发生手部可见的污染，则在继续脱卸其他个人防护设备之前应洗手。洗手一般用肥皂和水或使用酒精擦手器。

6.3.5 躯体防护装备

躯体防护装备主要是防护服，包括实验服、隔离衣、连体衣、围裙以及正压防护服（图6－6）。生物安全实验室应确保存储足够的有适当防护水平的清洁防护服可供随时取用。工作人员在实验室中应该穿防护服；清洁的防护服应放置在专用存放处；污染的防护服应放置在有标志的防漏消毒袋中；每隔适当的时间应更换防护服以确保清洁；当防护服已被危险材料污染后应立即更换；离开实验室区域之前应脱去防护服。

实验服前面能完全扣住。而长袖、背面开口的隔离衣、连体衣的防护效果要比实验服好，因此更适用于在微生物学实验室以及生物安全柜中进行的工作。在有可能发生化学或生物学物质喷溅时，应该在实验服或隔离衣外面再穿上塑料高颈保护的围裙。禁止在生物安全实验室中穿着短袖衬衫、短裤或裙装。所有躯体防护装备（实验服、隔离衣、连体衣或围裙）均不得穿着离开实验室区域，并且穿用后应及时消毒，然后再清洗或丢弃。

(1) 实验服（BSL－1 实验室） 前面能完全扣住的实验服一般用于在 BSL－1 实验室进行下述工作时的躯体防护：静脉血和动脉血的穿刺抽取；血液、体液或组织的处理或加工；质量控制、实验室仪器设备的维修保养；化学品或试剂的处理和配制；洗涤、触摸或在污染/潜在污染的工作台面上工作。由于化学或生物危害物质有可能吸附或累积在实验服上，实验服不准穿出实验室区域。

(2) 隔离衣（BSL－2 和 BSL－3 实验室） 隔离衣为长袖背开式，穿着时应该保证颈部和腕部扎紧。当隔离衣太小时，或需要穿两件隔离衣时，里面一件采用前系带法，外面一件采用后系带法。当隔离衣袖口太短时，可加戴一次性袖套，使乳胶手套完全遮盖住袖口以保护腕部体表。隔离衣适用于接触大量血液或其他潜在感染性材料时穿着。当有可能发生危险物质（血液或培养液等化学或生物危害物质喷溅）到工作人员身上时，应该在实验服或隔离衣外面再穿上塑料高颈保护的围裙。

(3) 正压防护服（BSL－4 实验室） 该防护服具有生命支持系统，包括提供超量清洁呼吸气体的正压供气装置，防护服内气压相对周围环境为持续正压。正压防护服的生命支持系统分为内置式和外置式两种，适用于涉及致死性生物危害物质或第一类生物危险因子的操作，如埃博拉病毒等，一般在 BSL－4 实验室中使用。

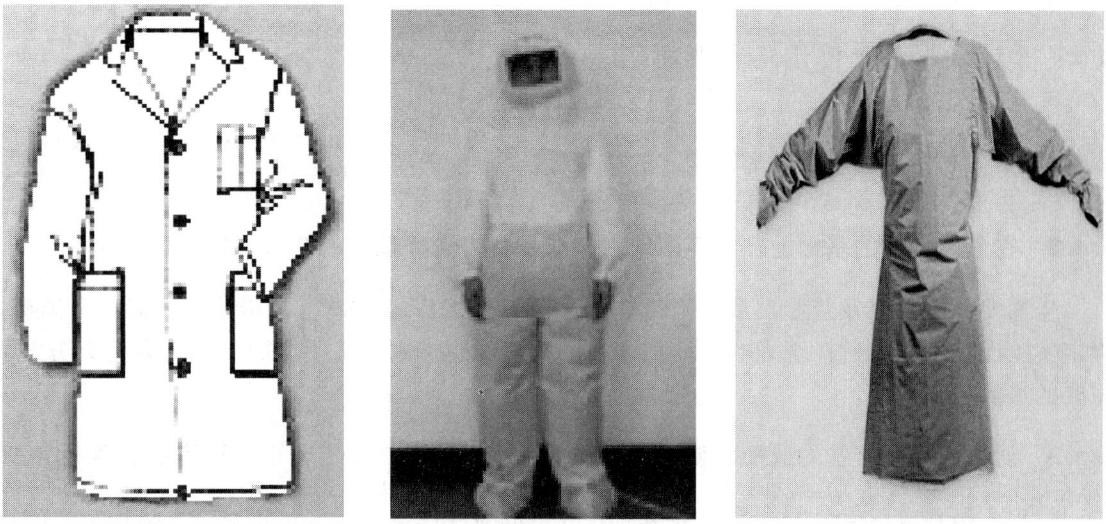

a. 实验服　b. 连体衣　c. 隔离衣

图 6-6　躯体防护装备——防护服

6.3.6　足部防护装备

当实验室中存在物理、化学和生物危险因子的情况下，穿合适的鞋子和鞋套或靴套，可防止实验人员足部（鞋袜）避免受到损伤，尤其可防止血液和其他潜在感染性物质喷溅所造成的污染，以及化学品腐蚀危害。并且用鞋套套在鞋外可防止将病原体带离工作地点扩散到生物安全实验室外。如需加强保护，可采用靴套并将保护衣的裤管套在靴套外，以避免污染物从缝隙溅入脚内。鞋套应具备防水及防滑功能，并要合身以免影响步行动作。BSL-2 和 BSL-3 实验室要坚持穿鞋套或靴套，BSL-3 和 BSL-4 实验室要求使用专用鞋。禁止在生物安全实验室中穿凉鞋、拖鞋、露趾和机织物鞋面的鞋。建议使用皮制或合成的不渗液体的鞋类以及防水、防滑的一次性或橡胶靴子等足部防护装备。

6.3.7　听力防护装备

长时间暴露于高强度的噪声可导致听力下降或丧失。当实验室中的噪声达到 75dB 或在 8h 内噪声大于平均值水平时，如在实验室中用超声粉碎器处理细胞时可产生高分贝噪声，此时，实验人员应该佩戴听力保护器以保护听力。常用的听力保护器为御寒式防噪声耳罩和一次性泡沫材料防噪声耳塞（图 6-7）。

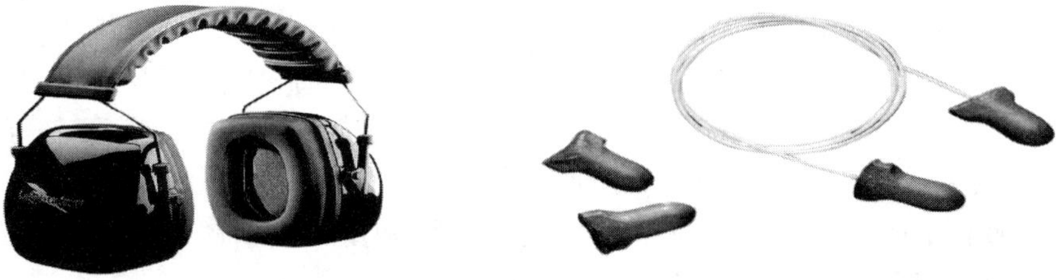

a. 御寒式防噪声耳罩　b. 一次性防噪声耳塞

图 6-7　听力防护装备

6.4 个体防护装备使用注意事项

6.4.1 个人防护用品应符合国家规定的有关标准

6.4.2 在危害评估的基础上，按不同级别的防护要求选择适当的个人防护装备

生物安全委员会及管理人员共同负责指导对每一工作场所进行初步检查，确定危险源，确定实验操作程序，选择正确的个体防护装备，确保防护水平高于保护工作人员免受伤害所需要的最低防护水平。

6.4.3 对个人防护装备的选择、使用、维护应有明确的书面规定、程序和使用指导

管理人员在寻求生物安全委员会帮助并进行危险性评估后，应负责对个人防护装备的选择、使用、维护做出明确的书面规定，并负责培训工作人员，确保工作人员接受过个体防护装备正确使用、护理及清洁方面的培训；确保工作人员十分了解和掌握自己工作性质和特点，了解所涉及的实验工作需要使用个人防护装备的类型，并掌握正确的使用方法。管理人员应监督工作人员确保其遵循个体防护装备的正确使用和养护。

6.4.4 个体防护装备应及时去污染和消毒

未清洁消毒之前，工作人员不能共用个体防护装备。所有在生物安全实验室使用过的个体防护装备均应视为已被“污染”，应先做消毒，再处理。实验室应制定个体防护装备去污染的标准操作程序（SOP），并应培训演练，严格执行。部分个体防护装备用品的消毒方法如下：

（1）塑料、橡胶、无纺布制品 ① 一次性用品，包括防护帽、口罩、手套、防护服等，使用后应放入有生物安全标志的医疗废物袋内，高压灭菌后作为医疗废物统一处理；② 拟回收再用的耐热塑料器材，按要求打包，表面有效消毒后，再高压灭菌处理；③ 拟回收再用的不耐热塑料器材，可用0.5%过氧乙酸喷洒或置于有效氯为2000mg/L的含氯消毒剂中≥1h，清水洗涤沥干；④ 橡胶手套等污染后，可121℃、15min高压蒸汽灭菌处理后，0.5%～1.0%肥皂液或洗涤剂溶液清洗，然后清水洗涤沥干；⑤ 可重复使用的棉织工作服、帽子、口罩等，可121℃、15min高压蒸汽灭菌处理。有明显污染时，随时喷洒消毒剂消毒或放入专用的污物袋中，然后进行高压蒸汽灭菌处理。

（2）手套 在实验操作过程中，手的污染概率最大。一般操作高致病性微生物时需要戴双层乳胶手套，或乙烯树脂或聚腈类材料手套。在操作中应随时随地对外层手套消毒，必要时及时更换。在生物安全柜内操作完成后，双手撤离安全柜前，应对外层手套进行药物消毒（如75%乙醇喷洒），有污染时消毒后及时更换。实验完毕后，用过的手套在药物消毒后，放入医疗废物袋内，高压灭菌，再统一处理。

（3）正压服和正压面罩 离开实验室前对正压服和正压面罩进行消毒剂淋浴消毒，然后放入灭菌柜内进行熏蒸灭菌，再用净水清洗沥干待用。

（4）鞋袜 在病原微生物实验室中，工作人员如果鞋袜被感染性物质污染，应及时按实验室规定程序进行消毒、更换。在BSL-3实验室中，若穿用鞋套，离开核心区时，应在缓

冲区Ⅱ脱去（外层）鞋套，放入医疗废物袋，再高压灭菌处理。鞋袜或内层鞋套在缓冲区Ⅰ或更衣室内更换或脱掉。

6.4.5 使用前应仔细检查，不使用标志不清、破损或泄漏的防护用品

个体防护装备的定期检查、清洁及养护非常重要，眼及面部防护装备的清洁尤其重要。不论面罩或防护眼镜，均应定期用消毒液或在污染后用 1∶49 的漂白水清洗，然后用清水洗净。抹干后，应放入胶袋内并存放在固定的储藏柜内妥为保存。还应定期检查，如发现有变形、裂痕、刮花或变得不清晰，应立即更换。

手套使用前应检查有否漏气情况。检查时，可卷起手套的开口位置以确定能否将空气密封在内，如有漏气情况，应立即更换（注意：检查时切勿用口吹气入内，以免手套直接接触口鼻）。

6.4.6 某些防护装备在使用前应测试使用者的适应性

比如口罩，尤其是 N95 口罩不适用人群包括心脏或呼吸系统有问题的人（如哮喘、肺气肿），孕妇，佩戴后头晕、呼吸困难和皮肤敏感者等。因此，在使用前一定要做适应性测试。另外，在使用这种防毒面具时，由于面具的呼吸阻力、有害空间和面罩的局部作用，对人体的正常生理功能造成不同程度的影响。在平时健康人员尚可忍受，在一些特殊情况下，就可能会带来一定的恶果。因此，对不适合戴面具的人员，应根据病情限制或禁止使用防毒面具。对患有心血管、呼吸系统疾病，贫血、高血压、肾脏病患者等，应尽量缩短佩戴时间。

6.4.7 所有个人防护装备不得带离实验室

所有丢弃的个体防护装备应放入有“生物性危害 BIOHAZARD”警告字样及标志的特设垃圾袋，封好后高压蒸汽灭菌，然后再放在指定位置待清运。

6.5 个体防护装备脱卸顺序

生物安全实验室工作人员应了解个体防护装备“污染”和“清洁”部位的概念。“污染”部位系指防护装备的外部前侧区域，通常前侧和外部污染相对严重，后侧和内部相对清洁。可在实验室内门口处或实验室前厅（BSL－1 和 BSL－2 实验室），或离开主实验室在半污染区或缓冲间内卸下个人防护装备（BSL－3 实验室）；另外，防毒面具应在主实验室外并等实验室门关好后再脱卸下来（BSL－2 和 BSL－3 实验室）。

在一般情况下，防护服的脱卸顺序：① 外层手套；② 面罩或护目镜；③ 隔离衣；④ 口罩、防护面具、防护帽；⑤ 鞋套；⑥ 内层手套。

思考题

1. 何谓个体防护装备？生物安全实验室的个体防护装备包括哪些内容？
2. 在生物安全实验室个体防护装备项目中工作人员、管理人员的职责分别是什么？
3. 工作人员在生物安全实验室中是否可戴隐形眼镜，为什么？

4. 生物安全实验室中个体防护装备使用注意事项有哪些？
5. 在生物安全实验室内如何正确穿脱个体防护装备？

（北京大学基础医学院病原生物学系 李 杰）

参考文献

[1] 世界卫生组织．实验室生物安全手册．第3版．北京：人民卫生出版社，2003
[2] 中华人民共和国国家标准（GB19489－2004）．实验室生物安全通用要求．中华人民共和国国家质量监督检验检疫总局和中国国家标准化管理委员会发布，2004
[3] 祁国明主编．病原微生物实验室生物安全．第2版．北京：人民卫生出版社，2006
[4] 中国合格评定国家认可委员会．实验室生物安全认可准则．中国合格评定国家认可委员会发布，CNAL/AC30，2005

7 医学微生物标本的采集、运送和存放

标本（specimen）是医学生物学研究和实践工作中不可缺少的研究对象，大多数医学生物学标本都含有微生物，特别是病原微生物。微生物标本主要包括感染者（人）的标本、感染动物的标本和含有病原微生物的实验材料等。根据《中国医学微生物菌（毒）种管理办法》规定，我国将医学微生物按其对人类的危害性、是否具备有效治疗与预防手段等情况分为四类，其中第一、二类属于高致病性病原微生物。因此微生物标本的采集（collection）、运送（delivery or transportation）和存放（storage）等行为，需要按照国内外相关的法律规定和管理规定按等级进行。

正确的采取、处理和运输含有微生物的标本是对传染病病因诊断、流行病学调查、科学研究、微生物菌（毒）种收集、生物制品（biological products）研制，以及科学资料积累等过程中关键的第一步，也是做好生物安全防范的重要环节。因此，标本采集、运送、存放、处理失当，不仅影响和误导科学研究结果和临床诊疗工作，同时还可能造成病原微生物外泄，甚至引起实验室感染的发生，对个人和社会造成严重的后果。正确的医学微生物标本的采集、运送和存放，既是相关从业人员必须具备的专业知识技能，也是保证生物安全的重要环节。

7.1 标本的采集

7.1.1 标本采集的目的和原则

医学生物学研究和实践始于正确的标本采集。为了确保标本样品具有代表性，使病因诊断、流行病学调查、科学研究的结果准确可信，在采集标本过程中应该遵循一些基本的原则：

（1）无菌取材　用于微生物分离培养的标本在收集时应注意严格无菌操作，避免无关微生物的污染。盛装标本的容器、保存液和培养基也需先行灭菌处理。

（2）区别取材　明确掌握取材的时机及部位，采样时需按疾病和病原体的特性、实验目的要求，选择采样时间。不同病程、不同检测目的应采集不同的可疑标本。

（3）妥善处理　注意温度、药物、消毒剂和射线等因素对标本中微生物活性的影响。

（4）安全包装　具体内容见本章 7.2.1。

（5）标记清楚　必须在样品的管瓶、容器及清单上，清楚标明内容物名称、编号、来源、取样日期、用途、检测目的，取样人、送检人和接受人的姓名、地址、联系电话等，便于接受人、检测人登记查找，避免错误。采集标本及标本接收时应认真核对名单及标本号，并作好有关记录。

（6）个人防护及生物安全　标本的采集和运送应当采取标准防范措施。采集病人标本时应当采取屏障式保护措施，严禁将感染性标本外泄或丢失。

7.1.2 各种临床标本的采集方法

（1）下呼吸道分泌物（痰液） 嘱患者早上起床后用清水漱口，不要刷牙，立即从下部呼吸道咳出第一口痰，吐在无菌容器中，及时送检。标本取材时须防止食物和饮料的影响。

（2）尿液（中段尿） 采取中段尿液约 3ml 于无菌试管内，及时送检。

（3）粪便 取有黏液、脓血的粪便置于大便专用盒中，如为稀水便，可直接收集于盒中，及时送检。怀疑细菌性痢疾时，应采集有黏液或脓血的标本；可疑的伤寒病人，可于 2～3 周时粪便送检。

（4）眼、耳、鼻、喉拭子 将棉拭子蘸取少许无菌生理盐水，然后采取可疑部位的分泌物，倒悬于无菌试管内，及时送检。

（5）脓液 用沾有生理盐水的棉拭子蘸取脓液，尽量多取一些，然后将棉拭子置于无菌试管中，及时送检。

（6）血液 凡怀疑菌血症和败血症的患者，采血培养时，尽量在未使用抗生素前采血，如已使用抗生素，可选择抗生素在体内浓度最低时采血，或在病人第二次使用抗生素之前采集血标本，及时送检；检查病原体特异性抗体 IgG 时，应采集急性期和恢复期双份血清，以判断感染前后抗体效价的变化。

（7）穿刺液 胸腹水、心包液、关节腔液、鞘膜积液等严格无菌抽取后，注入含肝素抗凝的无菌试管中，轻轻颠倒试管 10 余次，使肝素与穿刺液混匀达到抗凝的目的，或直接无菌注入血培养瓶内及时送检。

（8）胆汁 由专科医生以无菌方法取引流液 3～5ml 注入无菌试管。

（9）脑脊液 以无菌方法取脑脊液 3～5ml，置无菌试管内，常温保存送检，如只做培养可直接无菌注入血培养瓶内，及时送检。

（10）生殖器官标本 阴道、子宫颈及前列腺等分泌物应由医师采集，收集于无菌试管内送检。淋病奈瑟氏菌不耐热，不耐低温，在室温下易于死亡，如疑为淋病奈瑟氏菌感染，采集的标本应床旁接种并及时放入孵箱中培养。

（11）烧伤标本 以无菌棉拭子直接采取多个部位创面的脓汁分泌物放入无菌试管中。

（12）枝原体（解脲、人型）培养标本采集 可用细的无菌棉拭子蘸取无菌盐水少许深入尿道口内 2.5～3cm 采集。枝原体对干、热抵抗力差，标本采集后应尽快接种枝原体运送培养基中送检。

（13）尸检标本 取肺、肝、肾、心、淋巴结、血凝块等组织 2cm×2cm 大小，置于螺口试管中。每种组织需要 5～10 管标本。

（14）病毒分离标本 应尽量在发病早期采集病毒标本，感染早期的标本含病毒较多，易于分离。采集病毒标本应尽量含有感染的细胞。病毒一般不耐热，需立即放入低温冰箱或立即接种培养。

（15）采集特殊标本 采集标本需作核酸检测时，必须防止工具器皿被污染，以免影响检测结果。

7.2 标本的运送

标本的运送是保证医学生物学标本质量的又一重要环节。标本的运输方式主要取决于其需要运送的距离，以及是否国际间运送等因素。国际间标本的运输主要通过航空形式。航空运输的标本，需根据病原微生物菌（毒）种分类等级，按照世界卫生组织关于传染性物质和诊断性标本安全运输的指导方针和国际民航组织《危险物品航空安全运输技术细则》等具体规定进行。2006 年 2 月我国开始执行《可感染人类的高致病性病原微生物菌（毒）种或样本运输管理规定》。标本在国内的运输一般由经过培训的专业人员直接送检。

7.2.1 运输容器

菌（毒）种或样本的容器需三层包装系统，由内到外分别为主容器（main container）、辅助容器（auxiliary container）和外包装。① 主容器必须防水、防漏，建议采用密闭、带螺旋盖的塑料容器，并贴上指示内容物的适当标签；② 辅助容器为防水、防漏、结实及能密闭的金属或塑料管/瓶，可耐高压灭菌或耐受化学消毒剂作用，容器盖应有垫圈，容器需定期清除污染；在主容器和辅助容器之间应填塞足量的吸收性材料；③ 在外包装内附有详细的检验申请单或样本、菌（毒）种信息单，在外包装外醒目位置贴有相关部门规定的生物危险标识、警告用语和提示用语。

7.2.2 运输方式

按照国家规定，运输高致病性病原微生物（the highly pathogenic microbes）菌（毒）种或样本的单位，必须向省级卫生管理部门提交相关申请材料，获得相关准运证书后，由专人专车运输；护送人员不少于 2 人，且接受过专业培训，并采取了相应的防护措施；运输专车上备有防护用品和消毒用品；运输过程发生泄露时，要有效地采取防护、消毒等应急措施，同时向相关部门报告。

7.2.3 运输标本要求

运输三类、四类低致病性病原微生物菌（毒）种或样本时，不得由病人或家属等个人自行运送；不得通过公共电（汽）车和城市铁路运输菌（毒）种或者样本。

7.2.4 运输记录

运输单位需要记录每次运输的运送时间、运送地点、样本数量、运送目的、运送人等信息，以备卫生行政部门监督检查。

7.2.5 样本、培养物等生物材料在机构所属建筑设施内传递的要求

在同一建筑物内传递，可使用两层包装，即主容器和辅助容器；运输时将容器固定在架子上，使装有标本的容器保持直立，并由专人运送。

7.2.6 标本运输的注意事项

（1）及时运送　送检时间是影响检测结果的一个重要因素，及时送检确保标本中原始菌的不死亡或不繁殖，这直接关系到所得结果和数据的准确性和真实性。标本运送过程中耽搁的时间越少，检验结果的可靠性越高。因此，含有病原微生物的医学和生物学标本采集后应立即送检，并注意记录送、收取标本的时间，最终结合检测结果进行综合判断。

（2）必要措施 标本运输过程中，针对标本的性质、标本中可能含有的病原微生物种类以及检测目的，在确保标本不受污染、无泄漏的前提下，尽量减少标本运输过程中外界因素对标本造成的不利影响。

① 样品在运输过程中注意保持适宜的温度。一般的标本短途运输可用冰壶，长途运输需加干冰（dry ice），如有需要，途中可按时补充干冰。例如，用于病毒分离的标本，如果能够在24小时内运达，可以在4℃下保存运送。否则应当在－70℃或低于－70℃下，如为装有干冰或液氮的适当运送培养液，应及时冷冻保存及运送。标本必须避免重复冷冻和解冻，以免影响病毒的活性。

② 运送介质（delivery medium）：常用的样品运输液为pH7.4～7.6的Hank's、Eagle's或水解乳蛋白液。为防止细菌和真菌生长，在采样液中需加入青霉素（终浓度1000U/ml）、链霉素（终浓度100μg /ml），也可用庆大霉素（终浓度1mg/ml）代替链霉素，此外需同时加制霉菌素（终浓度4μg/ml）。

③ 怀疑厌氧菌感染或需要进行厌氧菌检验的标本，必要时应使用运送培养基，并保持在厌氧条件下运送。

④ 运送血液标本应当避免剧烈震荡，防止溶血。需要血清的标本，采血后应使其在试管中凝固后运送，并及时分离血清冻存。

⑤ 对含高致病性的菌（毒）种标本的运送应在容器外另加包装，外包装容器或材料应当达到国际民航组织《危险物品航空安全运输技术细则》（Doc9284包装说明PI602）规定的A类包装标准，符合防水、防破损、防外泄、耐高温、耐高压的要求，并应当印有卫生部规定的生物危险标签、标识、运输登记表、警告用语和提示用语。

（3）准确无误 必须在样品的管瓶上、容器上及清单上，清楚标明内容物名称、编号、来源、取样日期、用途、检测目的要求，取样人、送检人和接受人的姓名、地址、联系电话等，以免造成错送或延误。样品交接时应按送检单逐项核对，检查样品是否符合要求，确认无误后方可签收待检。

7.3 医学微生物标本的保存与销毁

7.3.1 标本保存的目的

以最适宜条件保存标本样品，确保菌（毒）种存活，确保病原菌（毒）种高分离率；在长期保存过程中使菌（毒）种仍存活和不发生变异；保证菌（毒）种安全，不流失，不泄漏，不感染人群和不污染环境；保证保存的菌（毒）种资料齐全，便于查找和管理。临床标本原则上要求及时送检，及时处理，不得保存。

7.3.2 标本的保存注意事项

（1）有专人负责菌（毒）种及样本的保藏。

（2）保藏的菌（毒）种及样本有详细的来源资料、实验资料、档案记录、出入库记录和保存相关记录。有严格的安全管理制度，包括菌（毒）种及样本的收集、运输、保藏、领用、开启、传代和销毁等方面内容。

（3）高致病性病原微生物菌（毒）种及样本的保存单位，必须是国家认可的保藏机构。

菌（毒）种及样本的保存必须有专库、专柜单独保藏，并实行双人双锁，有防盗设备和监控系统。

7.3.3 标本的保存条件

冷冻干燥是菌（毒）种保存的首选方法，保存年限可达数年以上。菌（毒）种的短期保存一般采用耐低温密闭容器低温保存，可用4℃或－20℃冰箱保存。长期保存用－70℃超低温冰箱或置于液氮罐中保存。保存时可添加保存剂。

7.3.4 标本销毁的注意事项

（1）菌（毒）种或样本的销毁要经实验室负责人批准，必要时应经单位负责人批准。

（2）按照感染废弃物处理方法进行销毁，有相关人员监督，有销毁及监督记录。

（3）当与高致病性菌（毒）种或样本相关的实验操作结束后，实验室应及时将菌（毒）种和样品就地销毁或交送保藏机构保管。

7.3.5 意外事故的预防和处理

（1）有专门部门或人员负责实验室感染控制，疾病控制系统有指定的医疗救治单位。

（2）实施与实验室工作有关的免疫计划，并进行相应的免疫接种，保存完整的免疫接种记录。

（3）使用警告和预防事故的标志，以便尽可能减少工作危害。

（4）实验室有适当、有效的消毒设备（如喷雾器和甲醛熏蒸器等），合理安装紫外线灯，要定期维护和检测紫外线强度，有维护、强度检测和/或使用记录。实验室配备有有效的消毒液，有配制记录。

（5）实验结束后对使用场所要清场，定期对实验室进行彻底消毒并有消毒记录。

（6）不得对任何利器，如刀、剪和针头等，进行弯曲和折断操作，注射器使用后，应立即重新套上针头或从注射器上拔去针头。

（7）破碎或有缺口的玻璃器皿应丢弃不得重复使用，玻璃碎片不能用手捡，应用毛刷、簸箕、镊子或夹子等器具捡取，最好用塑料制品代替玻璃制品。

（8）发生感染性或潜在感染性物质溢出时，应立即用纱布或纸巾覆盖，在上面倒上消毒液，并作用适当时间（至少30min），然后将纱布、纸巾及破碎物品移置于废物盛装容器，随即用消毒液擦拭污染区域；同时向实验室负责人报告，并做好相关记录（时间、地点、溢出物、处理方法及处理效果）。

（9）当菌（毒）种或样本在运输、保藏或使用中丢失、泄露或被盗被抢时，单位或个人应当采取必要的控制措施，同时按规定向相关部门报告。

思考题

1. 我国对医学微生物标本的采集、运送、存放和销毁过程，有哪些现行的法律法规或管理条例？
2. 根据《中国医学微生物菌（毒）种管理办法》规定，我国将医学微生物分为几类？分类的依据是什么？

3. 概述微生物标本采集的常见注意事项。
4. 我国对高致病性病原微生物的运输有何规定?

（北京大学基础医学院病原生物学系 彭宜红）

参考文献

[1] 中国医学微生物菌种保藏管理办法（1985年3月23日卫生部）
[2] 中华人民共和国传染病防治法（1989年2月21日第七届全国人民代表大会常务委员会第六次会议通过，2004年8月28日第十届全国人民代表大会常务委员会第十一次会议修订）
[3] 病原微生物实验室生物安全管理条例（中华人民共和国国务院2004年第424号令）
[4] 可感染人类的高致病性病原微生物菌（毒）种或样本运输管理规定（中华人民共和国卫生部2005年第45号令）
[5] 病原微生物实验室生物安全环境管理办法（国家环境保护总局2006年第32号令）
[6] Guidance on Regulations for the Transport of Infectious Substances 2005. WHO Communicable Disease Surveillance and Response

8 医学生物实验室的污染控制

医学生物实验室的污染控制是确保实验室生物安全的重要措施之一。“实验室生物安全（laboratory biosafety）”阐述的是那些用以防止发生病原体或毒素无意中暴露及意外释放的防护原则、技术以及实践。例如，通过对实验室进行有针对性的设计建造，使用个体防护装置，严格遵从标准化操作程序和规程等，采取综合措施，确保实验室工作人员不受实验材料的侵染，确保周围环境不受其污染。最近全球发生的一些实验室事故表明，必须通过引入实验室生物安全保障措施，健全前述生物安全的传统方法，加强防护实验室以及实验室内的材料，以免可能因故意行为而危害人类、家畜、农业或环境。而“实验室生物安全保障（laboratory biosecurity）”则是指单位和个人为防止病原体或毒素丢失、被窃、滥用、转移或有意释放而采取的一系列安全措施。

有效的生物安全规范是保障实验室生物安全的根本。实验室生物安全保障措施应以对病原体和毒素负责任的综合方案为基础，其中应包括对病原体和毒素的贮存位置、进出人员资料、使用记录、设施内及设施间进行内部或外部运送的记录文件以及对材料进行任何灭活和/或丢弃等情况的逐项如实登记。同时，应制定一个单位的实验室生物安全保障方案，来鉴定、报告、调查并纠正实验室生物安全保障工作中的违规情况，包括调查结果中不符合规定的地方。应明确规定公共卫生和安全保障管理部门在发生违反安全保障事件时的介入程度、作用和责任。

消毒和灭菌的基本常识对于实验室生物安全是至关重要的。合理、有效的消毒与灭菌措施，将保证实验用品、实验环境以及污染废弃物达到生物安全。

8.1 消毒与灭菌

8.1.1 基本概念

关于消毒和灭菌，有许多不同的术语，下面将介绍常用的与生物安全相关的几个术语。

（1）消毒与灭菌　消毒与灭菌是两个不同的概念，灭菌可包括消毒，而消毒却不能代替灭菌。消毒多用于卫生防疫方面，灭菌则主要用于医疗护理。

① 消毒（disinfection）：指杀灭或清除传播载体上的病原微生物，使之达到无害化处理的物理或化学手段，但不一定杀灭细菌芽孢及非病原微生物。根据针对有无已知传染源，分为疫源性消毒与预防性消毒；根据采用消毒的时间的差异，分为随时消毒与终末消毒。

② 灭菌（sterilization）：杀灭和/或去除传播载体上所有微生物包括病原微生物、非病原微生物及细菌芽孢，使之达到无菌程度的方法和过程。经过灭菌的物品称“无菌物品”，应用于需进入人体内部，包括进入血液、组织、体腔的医用器材，如手术器械、注射用具、一切置入体腔的引流管等。

（2）消毒剂与灭菌剂

① 消毒剂（disinfectant）：是用于杀死病原微生物的化学品或化学混合物，但不一定杀

死其芽孢。消毒剂常用于非生命物体或其表面。

② 灭菌剂（microbicide）：是能够杀死一切微生物的化学品或化学混合物。该词常常可以代替“生物杀灭剂”、“化学杀菌剂”。

③ 生物杀灭剂（biocide）：为所有能够杀死生物体的制剂的统称。

④ 化学杀菌剂（chemical germicide）：系用于杀死微生物的化学品或化学混合物。

⑤ 杀芽孢剂（sporicide）：指用于杀死微生物和芽孢的化学品或化学混合物。

（3）无菌（asepsis） 指物体或局部环境中不存在活的微生物。防止外界微生物进入人体或污染物品和局部环境的操作技术，称为无菌操作。其主体行为就是灭菌，以避免无菌物品的污染和机体的感染。在微生物学实验、外科手术及许多医疗技术操作中，都必须牢固树立无菌观念，严格执行无菌操作，以保证实验、医疗的效果和安全。

（4）抗菌剂（antimicrobial） 能够杀死微生物或抑制它们生长和繁殖的制剂，如抗生素。

（5）防腐剂（antiseptic） 能够抑制微生物生长和繁殖，但不足以杀灭微生物的物质。低浓度的消毒剂可作为防腐剂使用。

（6）清除污染（decontamination） 指去除和/或杀死微生物的过程，该词也用于去除或中和有危害的化学品和放射性物质。

8.1.2 消毒与灭菌的方法

消毒与灭菌的方法种类繁多，按其作用原理不同可分为物理、化学与生物灭菌或消毒法。

（1）物理消毒法 利用物理因子清除或杀灭病原微生物的方法称为物理消毒法，按其灭菌或消毒作用强弱，分为五类：ⓐ 具有良好灭菌作用的物理消毒方法，如热力、电离辐射、微波、红外线与激光等。其中以热力、电离辐射与微波的灭菌效果较好，应用广泛。ⓑ 具有一定消毒作用的物理消毒方法，如紫外线与超声波等消毒法。利用这些方法，一般可杀灭大量微生物，但难以达到彻底灭菌的要求。ⓒ 具有自然净化作用的物理消毒法，如冷却、冷冻、干燥等。ⓓ 具有机械除菌作用的物理除菌法，如机械消除、通风与过滤除菌等，该法虽不能杀灭微生物，但可将它们从传播媒介上去除，同样可起到消毒作用。ⓔ 具有辅助作用的物理消毒法，如真空、压力等方法，虽然其本身不能杀灭微生物，但可为清除或抑制微生物创造有利条件。例如，真空去除容器中的空气，可抑制微生物的生长繁殖。真空可提高水蒸汽的温度，增强其杀菌作用。

在保障实验室生物安全方面，应用最多的物理消毒法包括热力灭菌、过滤除菌、辐射灭菌、超声波消毒和微波消毒等。

① 热力灭菌或消毒法：高温能使微生物的蛋白质和酶变性或凝固，相应的活性与功能丧失，新陈代谢发生障碍而死亡，从而达到灭菌或消毒的目的，可分为湿热法与干热法两大类。干热灭菌法与湿热灭菌法虽然都是利用热的作用杀菌，但因其本身的性质与传导介质不同，所以其灭菌的特点亦不同（表 8-1）。

表 8-1 干热灭菌法与湿热灭菌法的比较

方法	加热介质	对物品影响	适用物品	作用温度	作用时间	杀菌能力
湿热灭菌	水和蒸汽	濡湿（损坏皮革）	棉织品、液体、玻璃、不锈钢器械等不畏湿热物品	低（60～134℃）	短（4～60min）	强
干热灭菌	空气	烤焦	金属、玻璃与其他不畏焦化物品	高（160～400℃）	长（1～5h）	较差

湿热灭菌法与干热灭菌法各有特点，互相很难完全取代，但总的说来，湿热的灭菌效果较干热好，所以使用也更普遍。湿热灭菌效果优于干热的原因有：ⓐ 蛋白质在含水多时易变性，含水量越多，越易凝固；ⓑ 湿热穿透力强，传导快；ⓒ 蒸汽具有潜热，当蒸汽与被灭菌的物品接触时，可凝结成水而放出潜热，使温度迅速升高，加强灭菌效果。

A. 干热消毒灭菌：干热是指相对湿度在20%以下的高热。干热消毒灭菌是由空气导热，传热效果较慢。杀灭细菌繁殖体需干热80～100℃、1h，杀灭芽孢需160～170℃、2h。干热可穿透固体、密封空腔，对金属制品锈蚀较少，适用于畏湿而又耐高热的物品灭菌，也适用于湿热难以穿透的厚重物品、大的废弃物品和垃圾等的消毒或灭菌。常用的方法有热空气加热、红外线加热、传导加热、烧灼与焚烧等。

● 热空气加热（干烤法）：一般在烤箱的热空气中进行。烤箱通电加热后的空气在一定空间不断对流，产生均一效应的热空气直接穿透物体。对灭菌温度的选择应根据物品性质和要求的灭菌速度而定（表8-2）。

表8-2 不同干热灭菌温度与所需灭菌时间

作用温度（℃）	灭菌时间（min）
150	150
160	120
170	60
180	30

热空气消毒灭菌法适用于玻璃器皿、瓷器以及明胶海绵、液体石蜡、各种粉剂、软膏等。使用中应注意：ⓐ 器械应洗净后再干烤，以防附着在表面的污物炭化。玻璃器皿在干烤之前应洗净并完全干燥，灭菌时勿与烤箱的箱底及侧壁直接接触。ⓑ 物品包装不宜过大，安放的物品量勿超过烤箱高度的2/3，物品之间应留有空隙，以利于热空气对流。粉剂和油质的厚度不宜超过1.3cm，以利于热的穿透。ⓒ 灭菌时间从烤箱内温度达到要求温度时算起。ⓓ 灭菌应待温度降至40℃以下时，再打开烤箱以防炸裂，灭菌过程中不得中途打开烤箱放入新的物品。ⓔ 棉制品、合成纤维、塑料制品、橡胶制品、导热性差的物品及其他在高温下易损坏的物品，不宜使用干烤灭菌。有机物品用干热消毒时，温度不宜太高。温度高于170℃时，会引起有机物炭化。

● 红外线照射：红外线又称热射线，为波长0.77～1000μm的电磁波，特别是在1～1000μm波段，具有良好的热效应。该波段电磁波在照射处可直接转换成热能，不需经空气传导，故加热较快。但其热效应只在照到的局部区域表面产生，因此，不易使物体的各面均匀加热。此外，红外线照射的产热效应与照射的距离和表面颜色有关，光源越远热效应越差，黑色表面热效应最高，白色最低。

● 传导加热：将导热性能良好的金属或玻璃小型器材与已加热至高温的热源接触，可迅速将热传导至整个物品。利用该原理可进行热浴法、金属传导加热箱或玻璃珠加热罐等进行消毒或灭菌处理。

● 强光加热：利用可产生强光和高热的卤钨灯照射进行灭菌。由于灭菌温度高，只适用于金属、玻璃等耐热并导热快的物品。

● 烧灼法：一些耐高温的器械（金属、搪瓷类），在急用或无条件用其他方法消毒时可采用此法。将器械放在火焰上烧灼1～2min。若为搪瓷容器，可倒少量95%乙醇，慢慢转动容器，使乙醇分布均匀，点火燃烧至熄灭约1～2min。采集作细菌培养的标本时，在留取标本前后即启盖后与闭盖前，都应将试管（瓶）口和盖子置于火焰上烧灼，来回旋转2～3次。燃烧时要注意安全，须远离易燃易爆物品，如氧气、汽油、乙醚等。燃烧过程不得添加乙醇，以免引起火焰上窜而致灼伤或火灾。锐利刀剪为保护刀锋，不宜用燃烧灭菌法。

● 焚烧：某些特殊感染，如破伤风、气性坏疽、铜绿假单胞菌（绿脓杆菌）感染的敷料，以及其他已污染且无保留价值的物品，如污纸、垃圾等，应放入焚烧炉内焚烧，使之炭化。

干热灭菌后可采用多种方法进行灭菌效果的检查。ⓐ 直接观察烤箱的温度指示剂观察烤箱内部温度；ⓑ 用化学指示管同时指示温度与温度持续的时间，根据指示剂颜色与性状的变化，判断是否达到了灭菌条件；ⓒ 微生物测定法常用的是枯草杆菌黑色变种芽孢（ATCC9372）菌片。

B. 湿热消毒灭菌：湿热消毒灭菌由空气和水蒸汽导热，传热快，穿透力强；比干热灭菌法所需温度低、时间短。细菌繁殖体、病毒和真菌等对湿热均较敏感，一般在沸水（100℃）中的死亡时间≤2min。细菌繁殖体（包括结核分枝杆菌）在 60℃的水中，经 30min 处理即可达到消毒要求。细菌芽孢对湿热的耐受力远强于其繁殖体，以嗜热脂肪杆菌芽孢为最强，其对湿热的耐受力见表 8－3。但最近发现引起克雅病的朊粒，较嗜热脂肪杆菌芽孢对湿热的耐受力更强。

表 8－3 嗜热脂肪杆菌芽孢对湿热的耐受力

作用温度（℃）	热死亡时间（min）
115.6	42.6
119.4	17.7
121.1	12.0
122.8	8.1
132.2	0.9
135.0	0.5
140.6	0.13

湿热灭菌或消毒法是目前最好的方法，广泛应用于医疗卫生、工业生产以及日常家居生活中。常用的方法包括高压蒸汽灭菌、煮沸消毒、流通蒸汽消毒、巴氏消毒、间歇灭菌法等。

● 高压蒸汽灭菌法：利用高压和高热释放的潜热进行灭菌，是目前对实验材料进行灭菌的最有效和最可靠的方法。适用于耐高温、高压，不怕潮湿的物品，如敷料、手术器械、药品、细菌培养基等。潜热是指当 1g 100℃的水蒸汽变成 1g 100℃水时，释放出 2255.2 焦耳热量。高压蒸汽灭菌的关键问题是为热的传导提供良好条件，而其中最重要的是使冷空气从灭菌器中顺利排出。因为冷空气导热性差，阻碍蒸汽接触欲灭菌物品，并且还可减低蒸汽分压使之不能达到应有的温度。

高压蒸汽灭菌温度与时间的选择随灭菌方式、物品性质、要求灭菌过程长短而异。一般温度愈高，所需持续时间愈短。对于大多数目的，下列组合可以确保正确装载的高压灭菌器的灭菌效果：134℃、3min，126℃、10min，121℃、15～20min，115℃、25～30min。

目前所使用的高压灭菌器可分下排气式（重力置换式 ）和预真空式两大类。ⓐ 下排气式高压灭菌器：蒸汽在压力作用下进入灭菌器，由上而下置换较重的空气并通过灭菌器的排气阀排出，并通过增加压力提高温度进行杀菌。当物品温度达到 121℃，持续 15～20min 可杀灭细菌芽孢，达到灭菌要求。但这种排出冷空气的方式很难彻底，影响因素较多，常常妨碍温度的提高与穿透，灭菌效果亦较低。ⓑ 预真空式高压灭菌器：是 20 世纪 60 年代由英国人研制的，可以在蒸汽进入前使空气从灭菌器排出。气体是通过一个装有 HEPA 过滤器的排气阀排出。在灭菌结束时，蒸汽自动排出。这种高压灭菌可以在 134℃下工作，因此灭菌周期可以缩短至 3min。预真空式高压灭菌器对于多孔性物品的灭菌很理想，但由于要抽真空而不能用于液体标本的高压灭菌。

高压蒸汽灭菌效果的监测：可采用工艺监测、化学指示器材监测以及生物指示器材监测三种监测方法。工艺监测，又称程序监测。根据安装在灭菌器上的量器（压力表、温度表、计时表）、图表、指示针、报警器等，指示灭菌设备工作正常与否。此法能迅速指出灭菌器的故障，但不能确定待灭菌物品是否达到灭菌要求。化学指示器材监测是利用化学指示器材在一定温度与作用时间条件下受热变色或变形的特点，以判断是否达到灭菌所需参数。常用的有自制测温管与3M压力灭菌指示胶带。生物指示器材监测是利用耐热的非致病性细菌芽孢作指示菌，以测定热力灭菌的效果。嗜热脂肪杆菌芽孢对热的抗力较强，其热死亡时间与病原微生物中抗力最强的肉毒梭菌芽孢相似。生物指示器材有芽孢悬液、芽孢菌片以及菌片与培养基混装的指示管。

高压灭菌器使用注意事项：ⓐ 应使用饱和蒸汽，并且其中不含腐蚀性抑制剂或其他化学品，这些物质可能污染正在灭菌的物品。ⓑ 待灭菌的无菌包不宜过大（小于50cm×30cm×30cm），不宜过紧，各包裹间要有间隙，使蒸汽能对流易渗透到包裹中央。消毒前，打开贮槽或盒的通气孔，有利于蒸汽流通。而且排气时使蒸汽能迅速排出，以保持物品干燥。消毒灭菌完毕，关闭贮槽或盒的通气孔，以保持物品的无菌状态。ⓒ 布类物品应放在金属类物品上，否则蒸汽遇冷凝聚成水珠，使包布受潮，阻碍蒸汽进入包裹中央，严重影响灭菌效果。ⓓ 当高压灭菌液体时，由于取出液体时可能因过热而沸腾，故应采用慢排式设置，即使温度下降到80℃以下，操作者打开门时也应当戴适当的厚手套和面罩来进行防护。ⓔ 定期检查灭菌效果。经高压蒸汽灭菌的无菌包、无菌容器有效期以1周的期限为宜。

● 煮沸法：将水煮沸至100℃，保持5～10min可杀灭繁殖体，保持1～3h可杀灭芽孢。煮沸消毒时在水中加入增效剂可提高煮沸消毒。如在煮沸金属器械时加入碳酸氢钠至2%浓度时，沸点5min可达灭菌要求，同时还可去污防锈，保持其锋利性。对不能耐热100℃的物品，在水中加入0.2%的甲醛或0.01%的升汞，煮沸80℃、60min也可达到灭菌。肥皂（0.5%）、碳酸钠（1%）也可作为煮沸增效消毒剂。但选用增效剂时应注意其对物品的腐蚀性。在高原地区气压低、沸点低的情况下，要延长消毒时间（海拔每增高300m，需延长消毒时间2min）。此法适用于不怕潮湿耐高温的搪瓷、金属、玻璃、橡胶类物品。

煮沸前物品洗涮干净，打开轴节或盖子，将其全部浸入水中。大小相同的碗、盆等均不能重叠，以确保物品各面与水接触。锐利、细小、易损物品用纱布包裹，以免撞击或散落。玻璃、搪瓷类放入冷水或温水中煮；金属、橡胶类则待水沸后放入。消毒时间均从水沸后开始计时。若中途再加入物品，则重新计时，消毒后及时取出物品，保持其无菌状态。经煮沸灭菌的物品，“无菌”有效期不超过6小时。

● 流通蒸汽消毒：流通蒸汽消毒又称常压蒸汽消毒，是在1个大气压下，用100℃左右的水蒸汽进行消毒。常用于食品消毒、食具消毒和其他一些不耐高热物品的消毒。流通蒸汽具有较强的杀菌作用，可使菌体蛋白含水量增加，使其易被热力所凝固，加速微生物的灭活。在消毒过程中，蒸汽释放出的大量潜能，使消毒物品的温度很快升高；当蒸汽凝结成水在物体局部产生的负压又能使蒸汽不断进入消毒物品的深部并达到消毒温度。除了流通蒸汽消毒器外，家庭用的蒸笼也可用于流通蒸汽消毒。实验室内有时也可用高压锅进行常压蒸汽消毒。流通蒸汽消毒的作用时间应从水沸腾后，有蒸汽冒出后算起，维持时间同煮沸消毒。

流通蒸汽也可采用间歇灭菌，尤其是对细菌芽孢污染的物品，即第1天消毒30min以杀灭繁殖体；在室温存放1天后，部分芽孢发芽变为繁殖体，第2天再消毒30min，可将其杀灭；再存放1天，待残留芽孢发芽后，第3天再消毒一次，将其杀灭。这种方法适用于怕高热的含糖、血清、牛奶等培育基的灭菌，但不适用于不具备芽孢发芽条件的物品。

● 巴氏消毒（Pasteurization）：是法国微生物学家巴斯德（Louis Pasteur）为葡萄酒消毒时发明，并以他的名字来命名的一种消毒方法。指在规定时间内以不太高的温度处理液体食品的一种加热灭菌方法。巴氏消毒是乳品加工中的一个重要环节，它可消灭所有的致病菌、酵母、真菌和绝大部分其他细菌。但并不能达到灭菌的程度。此法可以达到消毒目的，又不致损害食品质量。分低温法（60～65℃）灭菌 15～30min，高温法（70～80℃）消毒 5～15min。牛奶用巴氏消毒有两种方法：一是加热至 62.8～65.6℃之间，至少保持 30min，然后冷却至 10℃以下；二是加热至 71.7℃，保持 15s，然后冷却至 10℃以下。

巴氏消毒法可用于血清的消毒和疫苗的制备。将血清加热 56℃，作用 1h，每天一次，连续 3 天，可使血清不变质。对不耐高温的医疗器械，如膀胱镜，可浸泡于热水浴中，75℃、10min 或 80℃、5min。该方法被认为与煮沸消毒一样安全，并对物品的损害较小。

② 过滤除菌：过滤除菌是利用直接截留、静电吸附、重力沉降等物理阻留法去除液体、固体或气体等悬浮介质中的微生物或其悬浮杂质与尘埃粒子，使介质达到无菌要求或减少悬浮介质中微生物，使其达到无害化的处理方法。过滤除菌与灭菌含义不同，灭菌指用理化消毒因子将微生物体完全杀死，死亡的微生物可能仍悬浮于介质中，而过滤除菌是将微生物从悬浮介质中去除，但微生物不一定被杀死。

过滤除菌技术广泛用于生物制药业用水、液体和固体药剂的无菌处理、生物实验室和超净工作台等局部环境空气的净化，在医药和生物制品、防止有害微生物污染环境和感染实验人员等许多方面发挥重要作用。

A. 液体过滤除菌：对不能用热力和化学消毒剂消毒或灭菌处理的药剂用水、注射液、生物培养液、眼药水、抗生素、血清和血清制品等进行消毒或灭菌时，使用微孔薄膜滤器。除菌用滤膜孔径不应大于 0.22μm。使用时先检查微孔滤膜是否破损或皱折，然后将微孔滤膜正确安装在滤器筛板状衬垫处，进行压力蒸汽灭菌（温度不得超过 125℃）。过滤除菌操作应在无菌的密闭系统中进行。过滤时，保持适宜的流量，压力一般为 1.0～1.5kg/cm^2，不宜过高。每次过滤后，应先检查滤膜是否破损，若有破损，应重新进行过滤除菌处理。微孔滤器不可重复使用，用过的滤器必须在进行消毒或灭菌处理后再丢弃。

B. 固体物质的过滤除菌：主要用于易溶固体物质的除菌，先将其溶解到适当的溶剂中，经薄膜滤器过滤除菌，收集滤液，再将滤液中的溶剂经蒸发、真空或冰冻干燥去除。

C. 气体的过滤除菌：空气洁净是指对室内局部空间污染空气的净化处理，主要应用过滤除菌方式除去空气中的微生物粒子和其他各种尘埃粒子。空气洁净设备在生物、医药领域中的应用包括洁净工作台、洁净实验室和洁净车间等。例如，空气洁净工作台主要由预滤器、高效滤材滤器、风机以及支架等组成。有水平流式和垂直流式两种。水平流式将过滤除菌的空气从操作者对面的整个断面平行送入，将污染空气推出，可有效防止试验样品污染，但不能保护操作人员免受有害微生物的感染，用于无菌样品或无有害微生物存在的样品操作，防止因操作而造成再污染，不能用于含有有害微生物样品的操作。垂直流式空气洁净工作台过滤除菌的空气从顶部的整个断面平行送入，将污染空气推出，可用于含有有害微生物样品的操作，既能防止因操作而造成的再污染，又能保护操作人员免受有害微生物的感染。

③ 日光与紫外线照射消毒法

A. 紫外线的特征及杀菌作用：紫外线（UV）波长为 100～380nm，位于 X 线和可见光之间，频率 $7.9\times10^{14}\sim3\times10^{16}$ Hz，能量 3.26～12.4eV，主要来源于太阳、热物体、激发气体。光生物学按波长将其分为 400～320nm（UVA）、320～290nm（UVB）、290～190nm（UVC）三段。其中，UVC 的光量子能量较高，对单细胞生物的杀伤作用强于 UVA、UVB，其 240～280nm 段是最佳杀菌波，其中 253.7nm 的 UV 杀菌能力最强，被设计为消毒用灯源的波长。在 UVC 的照射下，生物细胞中的原子、分子发生振动，同时细胞分子和周围的水分子被激发产生一系列光谱吸收产物和氧化自由基。这些变化导致生物细胞内核酸突变，使核酸复制、转录封锁及蛋白质合成受阻，导致细胞死亡。

UVC可杀灭多种微生物，包括细菌、真菌、病毒、立克次氏体、螺旋体、原虫、藻类等，但不同种类的微生物对UV照射的敏感性不同（表8-4）。即使是同一种微生物，不同菌株对UV致死的敏感性差别也极大。

表8-4 灭活不同微生物所需的UV照射剂量

微生物种类	UV照射剂量（$\mu W \cdot s/cm^2$）
大肠埃希氏菌（*Escherichia coli*）	3900
腐生葡萄球菌（*Staphylococcus saprophyticus*）	4000
金黄色葡萄球菌（*Staphylococcus aureus*）	6000
炭疽杆菌（*Bacillus anthracis*）	8700
副伤寒沙门氏菌（*S. paratyphosus*）	6100
枯草杆菌（*B. subtilis*）	11 000
枯草杆菌芽孢（*B. subtilis spores*）	22 000
破伤风梭状芽孢（*Clostridium tetani*）	22 000
霍乱弧菌（*Vibrio cholerae*）	6500
绿色链球菌（*Streptococcus viridans*）	3800
溶血性链球菌（*Streptococcus hemolyticus*）	5500
白喉棒状杆菌（*Corynebacterium diphtheriae*）	6500
伤寒埃伯特杆菌（*Eberthella typhosa*）	4100
螺旋体科（*Spirochaetaceae*）	6000
结核分枝杆菌（*Mycobacterium tuberculosis*）	10 000
铜绿假单胞菌（*Pseudomonas aeruginosa*）	10 500
鼠伤寒沙门氏菌（*Salmonella typhimurium*）	15 200
伤寒沙门氏菌（*Salmonella typhosa*）	4000
藤黄八叠球菌（*Sarcina lutea*）	26 000
小球藻（*Chlorella*）	22 000
草履虫（*Paramecium*）	200 000
噬菌体T_3（bacteriophage T_3）	6600
流行性感冒病毒（influenza virus）	6600
脊髓灰质炎病毒（poliovirus）	6600
烟草花叶病病毒（tobacco mosaic virus）	440 000
甲型肝炎病毒（hepatitis A virus）	8000
黄曲霉菌（*Aspergillus flavus*）	99 000
灰绿曲霉（*Aspergillus glaucus*）	88 000
扩展青霉菌（*Penicillium expensum*）	22 000
黑根霉（*Rhizopus nigricans*）	220 000

（引自张文福主编. 医学消毒学. 北京：军事医学科学出版社，2002. 47）

B. 紫外线灯管的消毒作用：紫外线灯管是一种人工制造的低压汞石英灯管，管内注入压强 0.4～0.6kPa 的氩气和水银数滴，管子两端用钨丝做成螺旋状电极。通电后，氩气先电离，然后冲击水银电离，发放紫外线。空气中的氧气受紫外线照射 5～7min 后才能产生臭氧，因此消毒时间应从灯亮 5～7min 后计时。常用的紫外线灯管有 15W、20W、30W、40W 四种，可采用悬吊式、移动式灯架照射，或紫外线消毒箱内照射。紫外线灯管配用抛光铝板作反向罩，可增强消毒效果。

用于物品消毒时，如选用 30W 紫外线灯管，有效照射距离为 25～60cm，时间为 25～30min（物品要摊开或挂起，扩大照射面）。用于空气消毒时，室内每 $10m^2$ 安装 30W 紫外线灯管 1 支，有效距离不超过 2m。照射时间为 30～60min，照射前清扫尘埃，照射时关闭门窗，停止人员走动。

C. 紫外线消毒的应用

● 空气消毒：UV 对空气的消毒非常有效，在医院病房、手术室、工厂的无菌车间、科研实验室等均普遍采用 UV 进行空气消毒。据测定，经 UV 照射的空气，其中的微生物可减少 50%～70%，甚至达 90%以上。

一般在无人状态下要求的 UV 照射强度是 $2～2.5W/m^3$，照射时间 1h 以上。有人在场时，应加强对人的保护，照射强度小于 $1W/m^3$，每 2h 间隔 1h 或 40min 间隔 1h。在湿度较高和尘粒较多时应当适量增加 UV 的照射强度和剂量。

● 物品表面消毒：UV 对污染的物体表面直接进行照射可达到有效的消毒效果，多见于实验室、医院和食品工厂。用 UV 进行表面消毒时，要求灯管距离污染表面不超过 1m，30W UV 灯照射时，照射时间不应短于 30min，灯管周围 1.5～2.0m 为消毒有效区域。

● 水消毒：UV 水消毒的应用领域广泛，包括饮用水、食品工业用水、循环水、污水等方面。其显著特点是：ⓐ 能有效灭活大多数的病原体。ⓑ 消毒反应过程是物理反应，无毒性、蓄积毒性和腐蚀作用，消毒后的水对人体和水生物无害。ⓒ 操作简便，所需的场地比其他化学方法小。ⓓ 消毒所需时间短。UV 消毒水也存在一些不足之处：ⓐ 低剂量 UV 照射时消毒效果差，并有光复活现象发生。ⓑ 经济成本高于含氯制剂消毒。ⓒ UV 管需要一定的维护、去污。ⓓ 水中的悬浮物将一定程度影响杀菌效果。

● 血液制品中病毒的灭活：UV 消毒血液制品时，灭活病毒效果好，对抗力较强的无脂质包膜和耐热病毒仍然有效，同时对血液成分活性的破坏也比较轻微。

注意事项：ⓐ 注意眼睛、皮肤的保护，照射时嘱病人勿直视紫外线光源，可戴墨镜，或用纱布遮盖双眼，用被单遮盖肢体，以免引起眼炎或皮肤红斑。ⓑ 紫外线灯管要保持清洁透亮。灯管要轻拿轻放。关灯后应间隔 3～4min 后才能再次开启。一次可连续使用 4h。ⓒ 定期监测消毒效果。紫外线的杀菌力取决于紫外线输出量的大小，灯管的输出强度随使用时间的增加而减弱。故日常消毒多采用紫外线强度计或化学指示卡进行监测，新管（30W）不低于 $100\mu W/cm^2$；使用中的旧管在 $50～70\mu W/cm^2$，则需延长消毒时间；低于 $50\mu W/cm^2$ 者必须更换。定期进行空气细菌培养，以检查杀菌效果。

④ 辐射消毒：是利用放射性同位素 ^{60}钴或 ^{137}铯辐射产生的 γ 射线和电子加速器产生的高能电子束或 X 射线进行杀菌的方法。辐射灭菌具有穿透力强、不使物品升温、操作简便等特点，适用于一次性医用塑料制品、生物制品、药品和不耐热物品的消毒，特别是对密封包装后需长期储存的器材、精密医疗器材和仪器，以及移植和埋植的组织和人工器官、节育用品等特别适用。但消毒灭菌过程中应注意对放射源的防护。

⑤ 超声波消毒法：是利用频率在 20～200kHz 的声波作用下，使细菌细胞机械破裂和

原生质迅速游离，达到消毒目的。如超声洗手器用于手的消毒，超声洗涤机用于注射器的清洁和初步的消毒处理。

⑥ 微波消毒：微波是一种波长为0.001mm～1m，频率为300～300 000MHz的高频电磁波。消毒常用的频率为915±25MHz以及2450±50MHz。微波杀菌的作用原理，一为热效应，所及之处产生分子内部剧烈运动，使物体里外温度迅速升高；另一为综合效应，诸如化学效应、电磁共振效应和场致力效应。微波目前已广泛应用于食品、药品的消毒，用微波灭菌手术器械包、微生物实验室用品等亦有报告。若物品先经1%过氧乙酸或0.5%新洁尔灭湿化处理后，可起协同杀菌作用，照射2min，可使杀芽孢率由98.81%增加到99.98%～99.99%。微波对人体有一定危害性，其热效应可损伤睾丸、眼睛晶状体等，长时间照射还可致神经功能紊乱。使用时可设置不透微波的金属屏障或戴特制防护眼镜等。

⑦ 其他物理抑菌或杀菌方法：低温、高渗和干燥也具有一定的抑菌或杀菌的作用。

A. 低温：低温可降低病原微生物的新陈代谢，抑制其生长繁殖，有利于微生物的长期存活，故利用低温保存病原微生物。利用低温贮藏食品和药品不容易发生变质。此外，利用低温反复冻融也有一定的消毒灭菌作用。因为冷冻的细菌内部水分形成结晶，能损伤细胞结构，破坏细胞内胶质状态，并可产生膨胀，导致细菌崩解。反复多次的冻融可明显减少细菌的数量。实验室常用此原理制备细菌的可溶性抗原。

B. 高渗：高渗条件可造成微生物脱水，新陈代谢停止。常用食盐和糖等造成高渗环境，抑制微生物的增殖，防止食品变质。

C. 干燥：干燥脱水可形成高渗环境，使微生物不能进行物质交换，抑制微生物的新陈代谢。一些病原微生物对干燥敏感，如脑膜炎奈瑟氏菌、淋病奈瑟氏菌、霍乱弧菌、苍白密螺旋体、立克次氏体和流感病毒等；而一些病原微生物对干燥有抵抗力，如溶血性链球菌可存活25d；结核分枝杆菌可存活数月；细菌芽孢，尤其是炭疽杆菌芽孢可存活20余年；以及真菌、衣原体和HBV等病毒耐干燥。

D. 冷冻真空干燥法（lyophilization）：低温可使细菌的新陈代谢减慢，故常用作保存细菌菌种。当温度回升至适宜范围时，又能恢复生长繁殖。为避免解冻时对细菌的损伤，可在低温状态下真空抽去水分，此方法称为冷冻真空干燥法。该法是目前保存菌种的最好方法，一般可保存微生物数年至数十年。

（2）化学消毒法　利用化学药物杀灭病原微生物的方法称化学消毒法。化学药物可渗透至细菌的体内，使菌体蛋白凝固变性，干扰细菌酶的活性，抑制细菌代谢和生长或损害细胞膜的结构，改变其渗透性，破坏其生理功能等，从而起到消毒灭菌作用。所用的药物称化学消毒剂。有的药物杀灭微生物的能力较强，可以达到灭菌，又称为灭菌剂。凡不适于物理消毒灭菌而耐潮湿的物品，如锐利的金属、刀、剪、缝针和光学仪器（胃镜、膀胱镜等）及皮肤、黏膜，病人的分泌物、排泄物，病室空气等均可采用此法。

① 消毒剂：化学消毒剂从状态上可分为液体消毒剂、固体消毒剂和气体消毒剂三大类，从杀菌作用可分为高、中、低效三种（表8-5）。

A. 高效消毒剂：是指能杀灭各种细菌、真菌及病毒，包括细菌芽孢的消毒剂，故称灭菌剂。常用的高效消毒剂有过氧化物类（过氧乙酸、过氧化氢、臭氧等）、醛类（甲醛、戊二醛）、环氧乙烷、含氯消毒剂（有机氯类、无机氯类）等。

B. 中效消毒剂：是指能杀灭细菌繁殖体、真菌和某些病毒，但不能杀灭细菌芽孢和抵抗力较强的病毒的消毒剂，如乙醇、酚类及碘化物等。

C. 低效消毒剂：指只能杀灭部分细菌繁殖体、真菌和病毒，不能杀灭结核分枝杆菌、细菌芽孢和抵抗力较强的真菌和病毒的消毒剂，如新洁尔灭、洗必泰等。

表 8-5 常见化学消毒剂对微生物的杀灭作用比较

化学消毒剂	细菌	分枝杆菌	真菌	病毒	细菌芽孢
戊二醛 Glutaraldehyde	+	+	+	+	+
甲醛（福尔马林）Formaldehyde	+	+	+	+	+
过氧化氢 Hydrogen peroxide	+	+	+	+	+/−
氯离子 Chlorine	+	+	+	+	+/−
乙醇 Alcohol	+	+	+	+/−	−
双氯苯双胍己烷（洗必泰）Chlorhexidine	+	+	+/−	+	−
酚类 Phenolics	+	+	+	+/−	−
碘化物 Iodophors	+	+/−	+/−	+/−	−
季胺化物 Quaternary ammonium compounds	+/−	−	+/−	−	−

+，表示有杀灭作用；−，表示无杀灭作用；+/−，表示杀灭作用较弱

（引自 Murray PR，Rosenthal KS，Kobayashi GS，et al. Medical Microbiology. 4th ed. St. Louis：Mosby，Inc.，2002. 84）

② 常用的化学消毒剂（表 8-6）

A. 酚类消毒剂：低浓度时能破坏细菌细胞膜和细胞膜上的脱氢酶及氧化酶，改变膜的通透性；高浓度时能使蛋白质凝固。缺点是酚类对细菌芽孢及病毒的消毒作用较差。来苏（lysol）对呼吸道有一定的刺激性，使用时应注意配制浓度不要超出标准。

B. 醇类消毒剂：醇分子质量愈大消毒杀菌效果愈好，因丁醇几乎不溶于水，异丙醇气味不佳，故临床常用乙醇作为消毒剂。浓度为 70%的乙醇消毒效果最好，能使菌体蛋白变性凝固，又不影响乙醇继续向菌体内渗透，并可降低成本。缺点是醇类对细菌芽孢及病毒的消毒作用较差。

C. 表面活性剂消毒剂：表面活性剂分阳离子、阴离子和非离子三种类型。阴离子表面活性剂有烷苯磺酸盐和十二烷基硫酸钠，对革兰氏阳性菌也有杀菌作用，肥皂主要成分为脂肪酸，解离后带负电，亦属于阴离子表面活性剂，也有杀菌作用；而非离子型表面活性剂无杀菌作用，甚至刺激细菌的生长，如 Tween-80 可刺激结核分枝杆菌的生长。表面活性剂具有亲水性和疏水性基团，疏水性基团可与细菌细胞膜的疏水区结合，破坏细胞膜。表面活性剂对革兰氏阳性菌的杀菌作用强，对革兰氏阴性菌的杀菌作用弱。阳离子和阴离子表面活性剂不能同时使用，相互作用将降低效果。季胺化合物包括新洁尔灭等表面活性剂的缺点是对细菌芽孢、分枝杆菌及病毒消毒作用较差。

D. 氧化剂和卤素类消毒剂：作用机制是将酶蛋白的—SH 基氧化为—S—S—基，使酶活性丧失。过氧化氢在水中能形成自由基，破坏菌体蛋白。氯溶于水后形成次氯酸和盐酸，次氯酸在酸性环境中解离释放出新生态氧而发挥杀菌作用，氯离子易与蛋白质结合，使菌体蛋白变性，但对金属具有腐蚀性；漂白粉含有次氯酸钙，可水解产生次氯酸和新生态氧，具有杀菌作用。氯离子对细菌和病毒作用强，但结核分枝杆菌对其不敏感。碘液中起杀菌作用的主要是碘元素本身，在酸性环境中游离碘增多，杀菌作用较强，能杀死细菌繁殖体和某些芽孢，且无刺激性，常用于外科手术部位的消毒。碘与表面活性剂混合使用称为碘伏，其优

点是无色无味，缺点是对细菌芽孢、真菌孢子及病毒的消毒作用较弱。

E. 烷化剂：烷化剂与微生物的蛋白质、DNA 和 RNA 发生非特异性烷基化作用，从而杀灭各种微生物。例如，戊二醛可通过对微生物蛋白质分子的烷基化作用，干扰酶的正常代谢而使微生物死亡。

表 8-6　常用化学消毒剂的作用机制、使用浓度及用途

类别	品名	作用机制	用法与用途	使用注意
醇类	乙醇	溶解细胞膜，蛋白质变性凝固	① 70%～75%溶液作为消毒剂可用于消毒皮肤、体温计、塑料培养板 ② 95%溶液可用于燃烧灭菌	① 微毒 ② 对黏膜和伤口有烧灼感，不宜用于黏膜及创面的消毒 ③ 易挥发，需加盖保存并定期调整其浓度，浓度低于 70%则消毒作用差
酚类	石炭酸	损伤细胞膜，灭活酶类，高浓度导致蛋白质凝固	3%～5%用于皮肤、地面及病人排泄物消毒	异味，有毒
	来苏	损伤细胞膜，灭活酶类，高浓度导致蛋白质凝固	2%用于地面和病人排泄物消毒	异味，有毒
己烷	洗必泰	损伤细胞膜，灭活酶类，高浓度导致蛋白质凝固，具有广谱抑菌杀菌作用	① 0.01%～0.05%溶液用于消毒黏膜，如阴道冲洗、术前和无菌实验前后的洗手 ② 0.1%溶液用于物体表面的消毒	① 对肥皂、碘、高锰酸钾等阴离子表面活性剂有拮抗作用 ② 有吸附作用，会降低药效，所以溶液内不可投入纱布、棉花等
表面活性剂	新洁尔灭	阳离子表面活性剂，能吸附带负电的细菌。损伤细胞膜，灭活氧化酶活性，致蛋白质变性	① 0.01%～0.05%溶液用于黏膜消毒 ② 0.05%～0.1%溶液用于术前洗手 ③ 0.1%～0.2%溶液用于皮肤消毒，金属器械浸泡消毒（15～30min，加入 0.5%亚硝酸钠以防锈）	同洗必泰
	杜灭芬	损伤细胞膜，灭活氧化酶活性，致蛋白质变性	① 0.05%～0.1%溶液用于伤口冲洗 ② 用于金属、塑料、橡胶和纺织品	有毒
氧化剂	高锰酸钾	将酶的—SH 基氧化为—S—S—基	0.1%用于皮肤、尿道消毒，清洗水果蔬菜	微毒
	过氧化氢	将酶的—SH 基氧化为—S—S—基	① 3%～6%溶液用于烯酸树脂制成的外科体内埋植物的消毒，消毒深部创伤、外耳道 ② 10%～25%溶液用于不耐热的塑料制品消毒	① 微毒 ② 使用前用无菌生理盐水冲洗 ③ 易氧化分解 ④ 如降低浓度后，应存放于阴凉处，不宜用金属器皿盛装

续表

类别	品名	作用机制	用法与用途	使用注意
	过氧乙酸	能产生新生态氧，将酶的—SH 基氧化为—S—S—基，能杀灭细菌真菌、芽孢	① 0.2%溶液用于手的消毒浸泡 1～2min ② 0.2%～0.5%溶液用于物体表面的擦拭或浸泡 10min ③ 0.5%溶液用于餐具消毒浸泡 30～60min ④ 1%～2%溶液用于室内空气消毒	① 浓溶液有刺激性及腐蚀性 ② 配制时要戴口罩和橡胶手套并谨慎防止溅到它处 ③ 因腐蚀性强不宜用金属器皿盛装 ④ 存于阴处，防高温引起爆炸 ⑤ 易氧化分解可降低浓度和杀菌力，故需现配现用
卤素	氯	将酶的—SH 基氧化为—S—S—基	0.2～0.5ppm 用于游泳池水和饮水消毒（1ppm=1mg/L）	有毒，刺激性强
	漂白粉	在水溶液中放出有效氯，将酶的—SH 基氧化为—S—S—基，能杀灭各种致病菌、芽孢及病毒	① 0.5%漂白粉澄清液用于餐具消毒，浸泡 30min ② 1%～2%澄清液用于肝炎患者的餐具消毒，浸泡 1～2h ③ 1%～3%澄清液喷洒（100～300ml/m^3）消毒 30min 后通风或擦拭病室物品及厕所。干粪 5 份加漂白粉 1 份搅拌，放置 2h；尿液 100ml 加入漂白粉 1g 放置 1h	① 有毒 ② 配制的澄清液性质不稳定，密封保存时间不可超过 1 周 ③ 有腐蚀及退色作用，不宜用于金属制品及油漆家具 ④ 布类消毒后应立即清洗，以防被腐蚀
	氯胺	将酶的—SH 基氧化为—S—S—基	0.2%～0.5%用于空气、物体表面、衣服（0.1%）消毒	有毒
	二氯异氰尿酸钠	将酶的—SH 基氧化为—S—S—基	4ppm 用于饮水、空气及排泄物（3%）消毒	有毒
	碘酒	将酶的—SH 基氧化为—S—S—基，能杀灭大部分细菌、芽孢、真菌和原虫	① 2%溶液用于皮肤消毒，擦后 20s 再用 75%乙醇脱碘 ② 2.5%溶液用于手术部位如脐带断端的消毒，擦后 20s 再用 75%乙醇脱碘	① 对皮肤有较强的刺激作用，高浓度不能用 ② 更不能用于黏膜消毒，如会阴肛门、阴囊、眼以及口鼻部手术消毒，以免引起灼伤 ③ 皮肤过敏者禁用
	碘伏	将酶的—SH 基氧化为—S—S—基，能杀灭细菌芽孢	① 0.5%～1%碘伏液用于手术前皮肤、黏膜和手消毒 ② 3%溶液用于体温计消毒浸泡 30min	① 体温计消毒前将唾液揩净，浸泡 30min 后，用冷开水洗净揩干 ② 皮肤消毒后留有色素可用水洗清
重金属盐类	硝酸银	氧化作用，蛋白质变性与沉淀，灭活酶活性	1%用于新生儿滴眼预防淋病奈瑟氏菌感染（脓漏眼）	有毒，有腐蚀性
	蛋白银	氧化作用，蛋白质变性与沉淀，灭活酶活性	1%～5%用于新生儿滴眼预防淋病奈瑟氏菌感染（脓漏眼）	有毒

续表

类别	品名	作用机制	用法与用途	使用注意
	升汞	氧化作用，蛋白质变性与沉淀，灭活酶活性	0.05%～0.1%用于非金属器皿	有毒
	红汞	氧化作用，蛋白质变性与沉淀，灭活酶活性	2%用于皮肤、黏膜和小创面	有毒
	硫柳汞	氧化作用，蛋白质变性与沉淀，灭活酶活性	0.1%用于皮肤和手术部位	有毒
烷基化合物	甲醛	蛋白质核酸烷基化，抑制或灭活酶活性，能杀灭细菌、真菌、芽孢和病毒	① 10%溶液用于消毒房间、空气和物品 ② 37%～40%溶液加热法空气消毒：取 12.5ml/m^3 加入等量水加热蒸发成气雾，待药蒸发完毕断绝热源继续封闭 6h 以上；熏柜消毒加热法：取 37%～40%溶液 40～80ml/ m^3 柜内置电灯泡通电加热，密封熏蒸 3～24h	① 致癌，刺激性强 ② 福尔马林熏蒸穿透力弱，衣服最好挂起消毒
	戊二醛	蛋白质核酸烷基化，抑制或灭活酶活性，能杀灭细菌、真菌、病毒和芽孢	2%溶液用于各种内镜消毒，浸泡 1h，用于不耐热手术器械、导管注射器、口镜、口腔科器械、透析器械消毒，浸泡 10h	① 消毒后的物品于使用前用无菌生理盐水冲洗 ② 内镜连续使用需间隔消毒 10min，每天使用前后各消毒 30min 后用冷开水冲洗。每周过滤 1 次，每 2～3 周更换消毒剂 1 次
	环氧乙烷	蛋白质核酸烷基化，抑制或灭活酶活性，能杀灭细菌、真菌、病毒、立克次氏体和芽孢	常用剂量为 0.12%～0.8%，温度为 20～37℃，时间 6～24h。投药量 0.4～0.8kg/m^3 用于电子仪器和不耐高温物品，如皮革、皮毛、化纤织物和一次性高分子医疗器材等的灭菌处理	有毒，致癌，易燃易爆，必须熟悉使用方法并严格遵守安全操作程序。放置阴凉通风无火源及电源开关处，严禁放入电冰箱，贮存温度不可超过 40℃，以防爆炸。灭菌后的物品应清除环氧乙烷残留量后方可使用
染料	龙胆紫	对核酸有亲和力，影响细菌繁殖，干扰氧化过程	2%～4%用于浅表创伤，对葡萄球菌敏感	有毒
酸碱类	醋酸	破坏细胞膜和细胞壁；蛋白质凝固	5～10ml/m^3 用于空气消毒	微毒，有刺激性
	乳酸	破坏细胞膜和细胞壁；蛋白质凝固	1g/100m^3 用于空气消毒	微毒
	生石灰	破坏细胞膜和细胞壁；蛋白质凝固	上清液或干粉用于厕所和地面消毒	腐蚀性大

在进行化学消毒灭菌时，应根据物品的性能及病原体的特性，选择合适的消毒剂，并严格掌握消毒剂的有效浓度、消毒时间和使用方法。所需消毒的物品应洗净擦干，浸泡时打开轴节，将物品浸没于溶液里。此外，消毒剂应定期更换，挥发剂应加盖并定期测定比重，及时调整浓度。浸泡过的物品在使用前需用无菌等渗盐水冲洗，以免消毒剂刺激人体组织。

③ 常用化学消毒方法

A. 浸泡法：选用杀菌谱广、腐蚀性弱、水溶性消毒剂，将物品浸没于消毒剂内，在标准的浓度和时间内，达到消毒灭菌目的。

B. 擦拭法：选用易溶于水、穿透性强的消毒剂，擦拭物品表面，在标准的浓度和时间里达到消毒灭菌目的。

C. 熏蒸法：加热或加入氧化剂，使消毒剂呈气体，在标准的浓度和时间里达到消毒灭菌目的。适用于室内物品及空气消毒或精密贵重仪器和不能蒸、煮、浸泡的物品（血压计、听诊器以及传染病人用过的票证等）均可用此法消毒。ⓐ 纯乳酸常用于手术室和病室空气消毒。每 $100m^2$ 空间用乳酸 12ml 加等量水，放入治疗碗内，密闭门窗，加热熏蒸，待蒸发完毕，移去热源，继续封闭 2 小时，随后开窗通风换气。ⓑ 食醋 $5\sim10ml/m^3$ 加水 1～2 倍稀释，闭门加热熏蒸到食醋蒸发完为止。因食醋含 5％醋酸可改变细菌酸碱环境而有抑菌作用，对流感、流脑病室的空气可进行消毒。此外，尚可应用甲醛或过氧乙酸等进行熏蒸灭菌。

D. 喷雾法：借助普通喷雾器或气溶胶喷雾器，使消毒剂产生微粒气雾弥散在空间，进行空气和物品表面的消毒。如用 1％漂白粉澄清液或 0.2％过氧乙酸溶液作空气喷雾。对细菌芽孢污染的表面，每立方米喷雾 2％过氧乙酸溶液 8ml 经 30min（在 18℃以上的室温下），可达 99.9％杀灭率。

E. 环氧乙烷气体密闭消毒法：将环氧乙烷气体置于密闭容器内，在标准的浓度、温度与相对湿度和时间内达到消毒灭菌目的。环氧乙烷是广谱气体杀菌剂，能杀灭细菌繁殖体及芽孢，以及真菌和病毒等。穿透力强，对大多数物品无损害，消毒后可迅速挥发，特别适用于不耐高热的物品，如精密器械、电子仪器、光学仪器、心肺机、起搏器、书籍文件等，均无损害和腐蚀等副作用。本品沸点为 10.8℃，只能灌装于耐压金属罐或特制安瓿中。

（3）生物消毒法 生物消毒法是利用动物、植物、微生物及其代谢产物杀灭或去除外环境中病原微生物的消毒方法。主要用于水、土壤和生物体表面的消毒处理，目前可用于消毒的生物主要有细菌、微生物代谢产物、噬菌体和溶菌酶。在自然界，有的微生物在新陈代谢过程中，往往形成不利于其他微生物存活的物质或环境，并将其杀灭。例如，传统的污水净化可通过缺氧条件下厌氧微生物的生长来阻碍需氧微生物的存活；粪便和垃圾的发酵，可利用嗜热细菌繁殖产生的热量杀灭病原微生物。

8.1.3 消毒和灭菌效果的监测

（1）灭菌与消毒效果的监测技术 为了正确进行灭菌与消毒并取得应有的效果，必须加强有关的监测工作。对灭菌与消毒效果监测的通用方法有五种，即微生物学监测法、化学指示器材监测法、生物指示器材监测法、模拟包装监测法及程序监测法。

① 微生物学监测法：微生物学监测法系以检测灭菌或消毒后样本中有无微生物（细菌与真菌）存活来判断处理是否合格。本类方法是经典和最准确的方法。

在灭菌处理中，最常用的是无菌试验，即在灭菌后抽取一定量样本进行培养，观察有无细菌和真菌（自然菌）生长。在规定条件下无菌生长者，可以判为灭菌合格。

在消毒方面，微生物学监测多用于对现场效果的测定，或对消毒剂可疑杀菌效果的实验室验证。现场消毒效果的监测多以自然菌的存活情况为准，实验室验证则以规定的标准试验菌株为准。

② 化学指示器材监测法：化学指示器材（chemical indicator）监测法，一般用于医疗器材灭菌和工业生产灭菌效果的监测。使用时，根据要求可将指示器材粘贴于物品包装表面，或置于包装的中心部位，或单独置于灭菌柜最难达到灭菌的部位，而后与物品同步进行灭菌处理。通过化学物质在处理过程中的变化，以测定有关参数是否达到要求，从而间接判断灭菌的效果。

化学指示器材最早用于压力蒸汽灭菌的监测，曾使用过的有硫酸管和苯甲酸管。新一代化学指示器材，多将对杀菌因子敏感并产生颜色变化的涂料（指示剂）印于纸片或塑料膜上制成。指示剂颜色的变化应是可调的，成品颜色变化的终点与相应参数的灭菌有效值须相一致。所谓“终点（end point）”即指对指示器材规定“灭菌合格”时颜色的变化程度。监测时，根据指示剂颜色变化判断是否达到终点，以判断灭菌是否合格。少数亦有用指示剂外形变化程度表达所接受到的剂量多少，如晶体变成非晶体。此类方法是以灭菌方法规定的参数值间接表达灭菌效果，其准确度有一定的局限性。

③ 生物指示器材监测法：生物指示器材通过对菌片上所染细胞芽孢在灭菌处理后存活的情况，来指示所处理物品是否达到灭菌要求。主要可分为以下三大类：ⓐ 细菌菌片：灭菌监测所用细菌菌片是将规定指标菌的芽孢涂染于纸片上制成。出售或使用中的菌片应封装于特制的纸袋内。测试时，将菌片袋直接置于物品包中央部位，灭菌处理后连袋取出送细菌检验室培养检测。最常用的有嗜热脂肪杆菌（*Bacillus stearothermophilus*，ATTC 7953）和枯草杆菌黑色变种（*Bacillus subtilis* var. *niger*，ATCC 9372）两种。ⓑ 自含式生物指示管：该指示管系将细菌菌片与装有相应的液体细菌恢复培养基的小玻璃安瓿共封于一塑料管中制成，顶盖留有通气小孔，孔下隔以滤纸防止污染。为便于结果的观察，利用细菌生长产酸的原理，培养液中加有 pH 指示剂（如溴甲酚紫），以其颜色变化指示有无细菌生长。当无菌生长时，培养液呈清澈紫色，有菌生长时则变为浑浊黄色，肉眼即可判断。ⓒ 快读生物指示管：该指示管利用嗜热脂肪杆菌芽孢生长中所产生的荧光物质来判断灭菌是否成功。由于荧光的产生较易察觉，从而在培养 3h 后即可获得结果。

④ 模拟包装监测法：此法是将化学指示器材与生物指示器材防御标准模拟包装中代替常用的真正物品包进行监测。

⑤ 程序监测法：该法先通过化学和生物学的反复检测，确认所设定的灭菌程序（包括必要参数合格值）足以在规定条件下使产品达到灭菌要求，而后即根据每次处理程序和有关参数的纪录，判断是否达到了灭菌的要求。程序监测最重要的是对有关参数的测定，因此必须配备良好的仪表和记录设备。

（2）常用灭菌与消毒方法监测项目和注意事项

① 高压蒸汽灭菌：高压蒸汽灭菌时，必须保证蒸汽的饱和度（85%～100%），并为蒸汽穿透和空气的排出创造良好条件，否则易导致灭菌的失败。由于高压蒸汽灭菌的成功与否在于所达到的温度、作用时间和热穿透的条件等是否合乎要求，故对灭菌的监测不应只观察化学或生物指示器材结果，而需进行较全面的观察和检测。

② 气体灭菌与消毒：气体灭菌与消毒为利用化学气体进行杀菌的方法，常用的有环氧乙烷和蒸汽-甲醛两类。此类灭菌处理除所用药物不同外，均在一定容器中进行，步骤也大

致相同，一般包括：预抽真空、调节温度和湿度、送入所用气体、作用至规定时间、抽除作用气体并做无害化处理等。此类灭菌与消毒监测应特别考虑到物品的包装与排放是否适于空气的排出和消毒剂气体的穿透，及物品的温度和湿度是否达到规定标准。

③ 化学消毒液的应用：化学消毒液使用方法简易方便，但杀菌效果受药液浓度和作用时间等诸多因素影响，本身还可能被微生物污染，因此，监测中应重点考虑以下项目。ⓐ 消毒剂的选择：消毒剂可分为高效消毒剂、中效消毒剂和低效消毒剂，所谓高效、中效、低效，是对其杀菌能力的区分，不是对产品好坏档次的分类，在选用时必须与处理的对象和目的相适应。ⓑ 消毒剂溶液的浓度：在配制消毒溶液时，对于浓度的计算一律应以杀菌有效成分为准，而不应以原药为100%计算。ⓒ 作用的时间：消毒剂的浓度和作用时间可相互补偿，但均有一定限度，浓度过低或时间过短均不能达到杀菌的要求。ⓓ 影响效果的因素：化学消毒液的杀菌效果可受多种因素影响，例如：温度、有机物、化学拮抗物质、酸碱度、微生物污染量、药物穿透条件等。监测时，应注意有关条件是否超出正常范围，必要时加以检测、纠正。ⓔ 消毒剂污染的检测：消毒剂本身亦可受到污染，污染的原因除外界抗力较强微生物的进入外，还可能因消毒剂本身杀菌能力差，配制浓度过低，有效成分衰减等引起。我国《医院卫生标准》（GB 15982－1995）规定，使用中的消毒剂含菌量应＜100 cfu/ml，并不得检出病原微生物。ⓕ 微生物学监测：化学消毒液杀菌效果的微生物学监测多用于对现场效果的测定或对可以杀菌效果的实验室验证，特别是在测定涂抹、喷雾和浸泡消毒效果时。因为消毒处理与灭菌的要求不同，只需达到无害化即可，不需全部杀灭，因此在监测时，应进行定量培养计算杀灭率以判定是否达到消毒所要求的标准。

④ 紫外线消毒：紫外线穿透能力差，只能作用于物品表面，故多只限于对光滑表面，或空气和水等流动物质的消毒，极少用于灭菌处理。对其消毒效果的监测使用辐照度值测定法较为方便。必要时，才进行微生物杀灭试验。此外，还应全面考虑到紫外线反射率、UV 灯管的质量、使用时间、距离以及电压、所用镇流器电阻和室温等问题。UV 对细菌杀灭的验证一般使用枯草杆菌黑色变种芽孢或真菌黑曲菌（*Aspergillus niger*）孢子。用细菌测定的结果，不能代表对真菌的杀灭情况，因为后者对紫外线的抗力较强。

8.1.4 影响消毒、灭菌效果的因素

（1）微生物的种类　不同类型的病原微生物对消毒剂抵抗力不同，因此，进行消毒时必须区别对待。

① 细菌繁殖体：易被消毒剂消灭，一般革兰氏阳性细菌对消毒剂较敏感，革兰氏阴性杆菌则常有较强的抵抗力。繁殖体对热敏感，消毒方法以热力消毒为主。不同的细菌对同一消毒方法的敏感性也不相同。例如，结核分枝杆菌对一般消毒剂有抵抗作用，而其他细菌繁殖体对消毒剂则敏感。

② 细菌芽孢：芽孢对消毒因子耐力最强，杀灭细菌芽孢最可靠的方法是热力灭菌、电离辐射和环氧乙烷熏蒸法。在化学消毒剂中，戊二醛、过氧乙酸能杀灭芽孢，但可靠性不如热力灭菌法。

③ 病毒：对消毒因子的耐力因种类不同而有很大差异，亲水病毒的耐力较亲脂病毒强。HBV 对乙醇不敏感，但 SARS 病毒对乙醇与来苏混合液和氯敏感。

④ 真菌：对干燥、日光、紫外线以及多数化学药物耐力较强，但不耐热（60℃、1h 杀灭）。

（2）微生物的数量　污染的微生物数量越多需要消毒的时间就越长，剂量越大。

（3）有机物的存在

① 有机物在微生物的表面形成保护层妨碍消毒剂与微生物的接触或延迟消毒剂的作用，以致微生物逐渐产生对药物的适应性。

② 有机物和消毒剂作用，形成溶解度比原来更低或杀菌作用比原来更弱的化合物。

③ 一部分消毒剂与有机物发生了作用，则对微生物的作用浓度降低。

④ 有机物可中和一部分消毒剂。消毒剂中重金属类、表面活化剂等受有机物影响较大，对戊二醛影响较小。

（4）温度　随着温度的升高，杀菌作用增强，但温度的变化对各种消毒剂影响不同。如甲醛、戊二醛、环氧乙烷的温度升高1倍时，杀菌效果可增加10倍。2%戊二醛杀灭10^4/ml炭疽杆菌芽孢20℃需15min，40℃需2min，56℃仅需1min。而酚类和乙醇受温度影响小。

（5）pH值　pH值的变化可从两方面影响杀菌作用。

① 对消毒剂的作用：改变其溶解度和分子结构。

② pH过高或过低对微生物的生长均有影响。在酸性条件下，细菌表面负电荷减少，阴离子型消毒剂杀菌效果好。例如，碘在酸性条件下杀菌效果好。在碱性条件下，细菌表面负电荷增多，有利于阳离子型消毒剂发挥作用。新洁尔灭和戊二醛在碱性条件下杀菌作用强。

（6）消毒剂的浓度与作用时间　一般情况下，增加消毒剂的浓度可缩短杀菌所需时间，延长有效作用时间。而减低消毒剂的浓度，只能起到抑菌防腐作用。但乙醇例外，浓度为70%的乙醇杀菌效果最好；若增加其浓度，杀菌效果反而下降。

8.1.5　消毒和灭菌的原则

（1）明确消毒的主要对象　应具体分析引起感染的途径、涉及的媒介物及病原微生物的种类，有针对性地选用消毒方法和使用消毒剂。对于一般细菌繁殖体、亲脂性病毒、螺旋体、枝原体、衣原体和立克次氏体等，可用煮沸消毒或低效消毒剂等常规消毒方法，如用新洁尔灭、洗必泰等；对于结核杆菌、真菌等耐受力较强的微生物，可选择中效消毒剂与热力消毒方法；对于污染抗力很强的细菌芽孢需采用热力、辐射及高效消毒剂的方法，如过氧化物类、醛类与环氧乙烷等。另外真菌孢子对紫外线抵抗力强；季铵盐类对肠道病毒无效。

（2）采取适当的消毒方法　根据消毒对象选择简便、有效、不损坏物品、来源丰富、价格适中的消毒方法。例如，无菌室、手术室的空气消毒可采用紫外线照射和甲醛熏蒸；肝炎病房用过氧乙酸消毒。手部采用洗必泰、新洁尔灭和乙醇消毒。地面采用来苏和生石灰消毒。细胞培养基采用滤过除菌，玻璃器皿采用高压蒸汽灭菌和/或干烤。感染性实验动物和医用垃圾焚烧处理。

（3）控制影响消毒效果的因素　许多因素会影响消毒剂的作用，而且各种消毒剂对这些因素的敏感性差异很大。

思考题

1. 简述消毒和灭菌的概念及常用方法。
2. 简述影响消毒灭菌效果的因素。
3. 简述消毒和灭菌的原则。

4. 简述高压蒸汽灭菌器的使用中应注意事项与高压蒸汽灭菌效果的评价。
5. 简述常用化学消毒剂的消毒机制以及在使用中应注意事项。
6. 简述消毒灭菌效果的监测方法。

（北京大学药学院国家重点实验室 李 敏）

参考文献

[1] 世界卫生组织. WHO实验室生物安全手册. 第3版. 日内瓦：世界卫生组织，2004. 61-82
[2] 薛广波主编. 现代消毒学. 北京：人民军医出版社，2002. 74-599
[3] 张文福主编. 医学消毒学. 北京：军事医学科学出版社，2002. 3-260
[4] 周正任主编. 病原生物学. 第2版. 北京：科学出版社，2004. 133-143
[5] Murray PR，Rosenthal KS，Kobayashi GS，et al. Medical Microbiology. 4th ed. St. Louis：Mosby，Inc.，2002. 82-87

8.2 微生物污染废弃物处理原则

医学和生物学实验可产生大量含有病原微生物的生物性废弃物（biological waste）或医用垃圾（medical waste）。这些废弃物品是一个不可忽视的重要传染源，特别是一些被病原微生物污染的可再生循环利用的物品，若处理不当，可引起医院交叉感染；或流向社会，造成病原微生物泄漏，后果更加严重。含有微生物污染的标本主要来源于：① 病人的标本，如血液、尿、粪便、痰液和呕吐物等；② 实验室日常工作产生的标本，如含有微生物的阳性标本，用过的培养液、培养基和培养器皿、衣物敷料，感染微生物的动物标本及尸体；③ 污染的实验器材和污染的诊断、治疗用器械等；④ 被污染的生物实验室的通风设备等。因此，我国以及国际有关组织对含有微生物标本的处理均制定了相关的法规条理，如《医疗废物管理条例》、《医疗卫生机构医疗废物管理办法》、《医疗废物集中处置技术规范》（试行）、《医疗废物专用包装物、容器标准和警告标识规定》等。在实际工作中处理含有微生物的物品时必须遵守有关规定，对感染性物质及其包装物分别进行相应的处理。

感染性废弃物处理的首要原则是去除标本材料中含有的微生物，以免造成对外界环境的污染。除少数生物性和医用废弃材料需要销毁外，大多数的玻璃器皿、塑料制品、仪器、衣物敷料，以及一些可再生的资源经过适当处理都可以重复利用。高压蒸汽灭菌是清除污染时的首选方法，但也可根据废弃物的具体情况采用焚烧或其他可以除去和/或杀灭微生物的方法。

8.2.1 微生物污染废弃物的收集

（1）实验室须配有大小适宜、符合规范要求的废弃物专用包装物和盛装容器（特殊位置有盛装破碎玻璃和锐器的专用包装物或利器盒），包装物和容器上有生物危险标识。

（2）实验室有废弃物分类收集方法的示意图或文字说明。

（3）感染性、病理性、损伤性实验废弃物放入废弃物盛装容器后不得取出；实验废弃物达到包装物和容器的四分之三时，应使用有效的封口方式封口，并及时从工作区运走。

(4) 从工作区运出的每个包装物和容器外表面应有警示标识、警示说明和中文标签，中文标签的内容包括：废弃物产生单位、产生日期、废弃物类型（如感染性、损伤性、病理性、化学性、药物性和其他废物）以及需要的特殊说明等。

(5) 包装物或容器的外表面被感染性废物污染时，应对被污染处进行消毒处理或增加一层包装；在操作、搬动或搬送废弃物过程中发现容器破损、渗漏等情况，应立即采取重新封装等措施，并作相应的消毒处理。

8.2.2 含微生物污染性材料的处理原则

主要根据污染的病原微生物的种类、废弃物的物理特性以及是否可以循环利用等原则，选择适当的方法、采用合适的容器和恰当的地点，由专人负责进行消毒、灭菌或焚烧销毁等相应处理。

(1) 不可回收废弃物（non-recyclable waste）处理　含微生物污染的废弃物按物理性状可分为液体、固体和气体等三类，下文主要介绍液体、固体废弃物的处理。

① 液体废弃物处理：ⓐ 含有液体的病人废弃物，如尿、唾液、血液、痰液、阴道分泌物、脓液、粪便及其他有形成分标本等，每 100ml 加漂白粉 5g 或过氧乙酸 10g，搅匀后置室温过夜，次日由专人负责倒入化粪池或厕所，或者进行焚烧处理。ⓑ 实验室操作时产生的液体废弃物可用消毒剂进行处理。应在工作台上放置盛放废弃物的容器、盘子或广口瓶，最好是不易破碎的塑料容器，并加入适当的消毒剂。处理时废弃物应充分接触消毒剂，并根据所使用消毒剂的不同保持适当接触时间。盛装标本的容器在重新使用前可用 30～50g/L 漂白溶液消毒处理，也可用 10g/L 次氯酸钠浸泡 2h，或用 5g/L 过氧乙酸浸泡 30～60min，再用清水冲洗干净，烘干备用。或高压灭菌清洗后重新使用。

② 固体可燃性废弃物（combustible waste）的处理：一般采用收集后集中焚烧的方法，或经高压灭菌后，物品放在运输容器中运送至指定地点焚烧。一般采用焚烧方法处理的固体可燃性废弃物包括：ⓐ 一次性手套、帽子、工作服、口罩等，使用后放入污物袋内集中烧毁。ⓑ 不可重复使用的一次性塑料制品也可放入含 2000mg/L 有效氯的消毒液中，室温过夜，次日由专人集中置入黄色医用垃圾袋中，统一准时送达指定地点焚毁。ⓒ 所有用过的病原微生物培养基、标本和菌（毒）种保存液，或高致病性或潜在高致病性标本等高危险废物在运出实验室之前应进行高压蒸汽灭菌或化学消毒处理后，再按感染性废物收集处理。ⓓ 对微生物室所产生的细菌鉴定条、药敏条、细菌标本、培养细菌后的培养基以及与各种微生物接触后的一次性器皿，均应经高压无菌处理，装入专用黄色垃圾袋内，由专人准时送达指定地点统一焚毁。固体非可燃性微生物污染的废弃物可加漂白粉进行氯化消毒处理，或经高压灭菌后再作最终处置。

污染性材料的焚烧必须得到公共卫生、环保部门以及实验室生物安全管理机构等相应部门的批准，由具有资格认证的机构负责专门处理。污染材料在运送时应放在指定的容器（如有颜色标记的袋子）内直接运送到焚烧炉中。可重复使用的运输容器应是防渗漏的，有密闭的盖子。这些容器在送回实验室再次使用前，应进行消毒处理。

(2) 可回收（recyclable）的微生物污染的医用废弃物和生物实验材料的处理　这类物品为可通过高压蒸汽灭菌和清洗处理后重复再使用的微生物污染的材料。任何有污染（有潜在感染性）材料不应事先清洗，必须在高压灭菌或消毒后进行清洗。所有污染（有潜在感染性）材料应放置在防渗漏的容器（如有颜色标记的可高压灭菌塑料袋）中高压灭菌，在清除污染后的废弃物也不应丢弃到垃圾场。废弃物排放应符合国家有关环境排放标准。

① 对盛装过标本的容器，若须重复使用，可用30～50g/L漂白粉溶液室温浸泡30min，用自来水冲洗干净。也可用5g/L的过氧乙酸浸泡30～60min，再用自来水冲洗干净，烘干备用。盛标本的玻璃、塑料、搪瓷容器可煮沸15min，或者用含1000mg/L有效氯的漂白粉澄清液浸泡2～6h，消毒后用洗涤剂及流水洗刷、沥干。

② 回收止血带须严格执行医院一人一管一针一带的规定，对回收的止血带置入含2000mg/L有效氯的消毒液中，室温30min后自来水冲洗干净，晾干备用。

③ 可重复利用的玻璃器材如玻片、吸管、玻瓶等可以用含1000～3000mg/L有效氯的溶液浸泡2～6h，然后清洗晾干备用。

④ 对接触过一般血清或进行过一般生化反应的器材应置入含2000mg/L有效氯的消毒液中，室温浸泡3～4h，自来水冲洗干净，晾干备用。

⑤ 洁净的破损手套、口罩、帽子、隔离衣等废弃物，不得作为普通生活垃圾遗弃，应与实验废弃物一同处置。

（3）微生物污染的锐器的处理　如皮下注射用针头、手术刀片或尖锐的金属物品，以及破碎玻璃等，应分类收集在带盖的容器中。盛放锐器的一次性容器必须是不易刺破的，而且不能将容器装得过满。当达到容量的四分之三时，应将其放入“感染性废弃物”的容器中进行高压灭菌处理或焚烧。盛放锐器的一次性容器绝对不能丢弃于垃圾场。

（4）实验室应有废弃物处置专职管理人员　从事废弃物收集、运送、贮存、管理等相关人员，必须接受过法律、法规和专业技术、安全防护以及紧急处理等知识的培训，考核合格后方可上岗，并有相关记录；对从事废物收集运送、贮存的工作人员配备必要的防护用品，定期进行健康体检，必要时进行免疫接种；实验室有废弃物转运、交接、保存的记录。

解决实验室污染的措施，需要提高认识，应该根据本实验室工作的特点与重点，积极探索，制定技术规范减少实验室污染。国家有关部门也应认真研究实验室的污染特点和防治途径，提出操作性强、简便实用的技术规范，并出台相应的考核要求及办法。

思考题

1.《医疗废物管理条例》和《医疗卫生机构医疗废物管理办法》中，对医疗废弃物的具体管理办法有哪些？

（北京大学基础医学院病原生物学系　彭宜红）

参考文献

[1] 医疗废物管理条例（中华人民共和国国务院2003年第380号令）
[2] 医疗卫生机构医疗废物管理办法（中华人民共和国卫生部2003年第36号令）
[3] 医疗废物集中处置技术规范（试行）（环发［2003］206号）
[4] 医疗废物专用包装物、容器标准和警告标识规定（环发［2003］188号）
[5] WHO. Laboratory Biosafety Manual. 3rd edition. http://www.who.int/csr/resources/publications/biosafety/Biosafety7.pdf

9 生物安全实验室及遗传修饰生物体的操作规程

为保证实验室生物安全，硬件和软件缺一不可。硬件包括合理设计的实验室、恰当配置的实验设备和完善的个人防护设备；软件是指全面且切实可行的生物安全管理制度、标准操作程序和定期的人员培训。本章将介绍实验室生物安全操作规程的基本原则和主要内容；对医学研究领域中经常涉及的遗传修饰生物体的生物安全操作问题也将给予简单介绍；并针对实验室工作人员给出一些实用的操作原则（相关规章制度的详细内容可参见“中国生物安全信息网”http://www.biosafety.com.cn/Html/Article/Index.html）。

9.1 生物危险性评估与实验室生物安全操作

对实验室生物安全操作规程的具体要求，取决于对实验材料的危险性和实验活动的危险性的评估。基本的原则是保证安全，预防为主。鉴于此，实验室生物安全操作规程的要点是：① 把所有的微生物培养物当成有潜在危害的生物对待；② 把所有的操作当成有潜在危险的操作对待。之所以有必要把所有的微生物培养物当成有潜在危害的生物对待，原因有三：首先，已知对人无害的微生物有可能经变异而对人产生危害；其次，某种微生物在自然情况下其总量和单位体积（或单位重量）样品中的量（即浓度）较之实验室纯培养物要低很多，不能据其在数量小浓度低时对人体无害，就推断其在数量大浓度高时对人体就一定无害；最后，要考虑人群中存在个体免疫力的差异，某种微生物可能对大多数个体无害，但对少数个体就可能致病。

对实验材料和实验活动的危险性评估，主要考虑以下因素（表 9－1）。

表 9－1 潜在危险性大的实验材料和实验操作

潜在危险性大的实验材料	潜在危险性大的实验活动
① 致病性强 ② 经呼吸道传播 ③ 稳定性强，去除污染难 ④ 感染剂量 LD_{50} 低 ⑤ 单位体积内感染性微生物数量多、样品总体积大 ⑥ 对其致病性了解不详的变异株、我国没有的菌（毒）株、转基因生物 ⑦ 无有效疫苗可预防其感染 ⑧ 无有效方法可用于其感染的治疗 ⑨ 本实验室人员从未操作过此材料	① 产生气溶胶的操作（如离心，组织研磨，混合培养液，真空抽滤，打开装有冻干物的安瓿管，收集微生物培养物，使用匀浆器，摇床和超声处理器，热的接种环放在菌液或菌苔上，在玻璃片上做触酶试验，液体从吸管滴落到工作台面上，从吸管中将最后一滴液体吹出，用移液管反复吹吸混合液体，磨口瓶子打开瓶塞时，快速地脱实验服） ② 使用针头和利器的操作 ③ 操作纯培养物或浓缩的培养液 ④ 操作大体积样品（如≥10L）

关于实验材料的危险性评估，如前所述（参见 1.2.3 根据病原微生物的危害性大小，我

国法定分为四类管理），在我国《病原微生物实验室生物安全管理条例》（以下简称《条例》）中规定，将病原微生物按危害程度分为四类，其中第一类和第二类为高致病性微生物。该条例中使用的危害等级划分标准与其他规则中的划分标准的比较见表 9－2。

表 9－2 不同标准病原微生物危害等级划分比较

《病原微生物实验室生物安全管理条例》（国务院 424 号令，2004 年 11 月 12 日起施行）	《实验室生物安全通用要求》（GB19489－2004，2004 年 10 月 1 日起施行）	WHO《实验室生物安全手册》（Laboratory Biosafety Manual，第 3 版，2004 年）
四类	Ⅰ级	Ⅰ级
三类	Ⅱ级	Ⅱ级
二类	Ⅲ级	Ⅲ级
一类	Ⅳ级	Ⅳ级

注：灰色阴影标记的为高致病性微生物

为配合《条例》的实施，卫生部组织制定了《人间传染的病原微生物名录》（以下简称《名录》）。《名录》已于 2006 年 1 月 11 日下发，可在上述“中国生物安全信息网”下载。该《名录》规定了病原微生物不同实验操作的防护水平以及运输的包装要求。现以高致病性禽流感病毒为例说明《名录》的使用方法（表 9－3）。

表 9－3 病毒危害程度分类名录及相应实验活动的生物安全防护水平

序号	病毒名称			危害程度分类	实验活动所需生物安全实验室级别					运输包装分类[f]		备注
	英文名	中文名	分类学地位		病毒培养[a]	动物感染实验[b]	未经培养的感染性材料的操作[c]	灭活材料的操作[d]	无感染性材料的操作[e]	A/B	UN 编号	
44	High pathogenic avian influenza virus	高致病性禽流感病毒	正粘病毒科	第二类	BSL－3	ABSL－3	BSL－2	BSL－1	BSL－1	A	UN2814	仅病毒培养物为 A 类

注：a. 病毒培养：指病毒的分离、培养、滴定、中和试验、活病毒及其蛋白纯化、病毒冻干以及产生活病毒的重组试验等操作。利用活病毒或其感染细胞（或细胞提取物），不经灭活进行的生化分析、血清学检测、免疫学检测等操作视同病毒培养。使用病毒培养物提取核酸，裂解剂或灭活剂的加入必须在与病毒培养等同级别的实验室和防护条件下进行，裂解剂或灭活剂加入后可比照未经培养的感染性材料的防护等级进行操作。b. 动物感染实验：指以活病毒感染动物的实验。c. 未经培养的感染性材料的操作：指未经培养的感染性材料在采用可靠的方法灭活前进行的病毒抗原检测、血清学检测、核酸检测、生化分析等操作。未经可靠灭活或固定的人和动物组织标本因含病毒量较高，其操作的防护级别应比照病毒培养。d. 灭活材料的操作：指感染性材料或活病毒在采用可靠的方法灭活后进行的病毒抗原检测、血清学检测、核酸检测、生化分析、分子生物学实验等不含致病性活病毒的操作。e. 无感染性材料的操作：指针对确认无感染性的材料的各种操作，包括但不限于无感染性的病毒 DNA 或 cDNA 操作。f. 运输包装分类：按国际民航组织文件 Doc9284《危险品航空安全运输技术细则》的分类包装要求，将相关病原和标本分为 A、B 两类，对应的联合国编号分别为 UN2814（动物病毒为 UN2900）和 UN3373。对于 A 类感染性物质，若表中未注明“仅限于病毒培养物”，则包括涉及该病毒的所有材料；对于注明“仅限于病毒培养物”的 A 类感染性物质，则病毒培养物按 UN2814 包装，其他标本按 UN3373 要求进行包装。凡标明 B 类的病毒和相关样本均按 UN3373 的要求包装和空运。通过其他交通工具运输的可参照以上标准进行包装

《名录》还规定，在保证安全的前提下，对临床和现场的未知样本检测操作可在生物安全二级或以上防护级别的实验室进行，涉及微生物分离培养的操作，应加强个体防护和环境保护。要密切注意流行病学动态和临床表现，判断是否存在高致病性病原体，若判定为疑似高致病性病原体，应在相应生物安全级别的实验室开展工作。此外，对《名录》中未列出的微生物和实验活动，由各单位的生物安全委员会负责危害程度评估，确定相应的生物安全防护级别。如涉及高致病性微生物及其相关实验的应经国家病原微生物实验室生物安全专家委员会论证。

关于实验活动的潜在危险性，如表 9－1 所示，产生气溶胶的操作属于潜在危险性高的实验活动，在实验室中这类操作很多。有关避免或减少微生物气溶胶的产生及其危害的建议如下：

（1）在使用匀浆器、摇床和超声处理器时，推荐使用塑料容器，以避免玻璃容器破碎造成微生物气溶胶污染。

（2）推荐使用一次性接种环，以避免过热的金属接种环放在菌液或菌苔上产生微生物气溶胶。

（3）推荐使用试管法或毛细管法做触酶试验，因为该实验有气体生成，用玻片法易产生微生物气溶胶污染。

（4）有些移液管使用时要求将最后一滴液体吹出以保证体积准确，在吹出液滴时会产生气溶胶，故推荐使用不需要吹出最后一滴液体的移液管。

（5）打开磨口瓶子瓶塞时易产生气溶胶，故推荐使用螺口瓶。

（6）脱实验服时动作宜缓慢轻柔，不要用力抖动实验服，同时脱下的实验服应以外面向里、里面朝外的方式叠放。

下列案例，说明在实际工作中如何进行危险性评估。

［案例］　王小芳准备用伤寒沙门氏菌做实验。她了解到该菌的感染剂量约为 100 000 个菌体。她认为这个感染剂量不会产生严重的危害，因此，她决定在 BSL－1 实验室做实验。你如何评价？

评价：（1）感染剂量只是微生物危险性评估和确定生物安全防护水平的因素之一。在实验室中，工作人员通常操作浓缩的培养物，这将增加危险程度。

（2）根据《条例》，伤寒沙门氏菌是危险程度为第三类的微生物，通常要求在二级生物安全防护水平下操作，但若操作属于“非感染性材料的实验”时，可以使用 BSL－1 实验室。

（3）应该根据实验材料和实验活动的具体情况做一个独立的危险性评估。

9.2　实验室生物安全管理体系

实验室生物安全管理体系由生物安全管理组织体系和生物安全管理制度构成，是保证实验室生物安全的重要组成部分。

9.2.1　实验室生物安全管理组织体系

实验室生物安全管理组织体系包括国家病原微生物实验室生物安全专家委员会、地区病原微生物实验室生物安全专家委员会、单位（或上级主管部门）病原微生物实验室生物安全委员会、实验室设立单位的感染控制管理机构和实验室负责人。归纳为一句话，就是从上到下各级机构都要参加对实验室生物安全的管理。有关实验室生物安全管理组织体系的具体规定可参见《条例》第3、6、41和42条规定。

值得注意的是，根据规定实验室负责人是实验室生物安全的第一责任人，对所有员工和实验室来访者的安全负责。下例说明实验室负责人在具体工作中应如何履行其对实验室生物安全的责任。

［案例］ 王立是实验室的负责人，他任命他的研究生张亮为该室管理员，并让张亮写一份适合该室工作的生物安全手册。张亮写完后送给了王立。王立立刻签上名，遂让张亮将该手册送给学院的生物安全委员会。你如何评价？

评价：(1) 实验室负责人是实验室生物安全和该室生物安全手册的第一责任人。王立可以委派其他人撰写“手册”，但是他在签名前必须对“手册”做全面的审阅。

(2) 撰写“手册”对学生张亮来说是一个很好的锻炼机会，但他应该注意提醒（虽然不是必须提醒）王立在签名前应认真审阅“手册”。

9.2.2 生物安全管理制度体系

实验室的生物安全有赖于健全的管理制度。管理制度一般通过规章制度、管理规范、标准操作程序（standard operation procedure，SOP）和记录等文件形式体现。

相关的规章制度至少应包括人员培训制度，实验室准入制度，安全计划审核制度，安全检查制度，事件、伤害、事故和职业性疾病报告制度，危险标识制度及记录制度等。管理规范至少应包括实验室安全手册，有关食品、饮料及类似物品、化妆品、首饰、免疫、个人物品、内务行为、洗手、接触生物源性材料的安全工作行为，减少接触有害气溶胶的行为，化学品安全、放射安全、紫外线和激光光源安全、电气设备安全，防火、水灾和其他自然灾害，紧急撤离，样本运送和废物处置等。

SOP是对具体每一项工作的详细的作业指南（step by step guideline），至少包括实验人员的健康监护程序，实验室进入程序，病原微生物标准操作程序，污染物品/废弃物的消毒和处理程序，实验室记录的记载、传送和管理程序，感染性物质或有毒物品泄露等意外事故的处理和上报程序，实验室感染发生后与医务人员的协调程序，实验室的消毒程序，仪器的使用和消毒程序（设备在修理或维护之前的消毒处理），传染性样品的接收/运出实验室的程序，样品/菌种的储存程序和紧急情况下处理预案的启动程序等。

应该注意的是，上述规章制度、管理规范和SOP都不是固定不变的，应根据各自单位的具体实验内容要求来确定和更新。所有生物安全管理制度必须有书面文件。

9.2.3 实验室生物安全管理体系运转的实例说明

在实际工作中，应如何通过有效的管理来保障实验室生物安全呢？这里以美国明尼苏达大学环境健康和安全系的工作为例加以说明。

首先必须明确，保障安全涉及多个部门和人员，因此，需要系统化的管理（图9-1）。从校长到实验室工作人员，应该认识到生物安全的重要性，并在实际工作中通力配合，每个人承担起自己的责任。

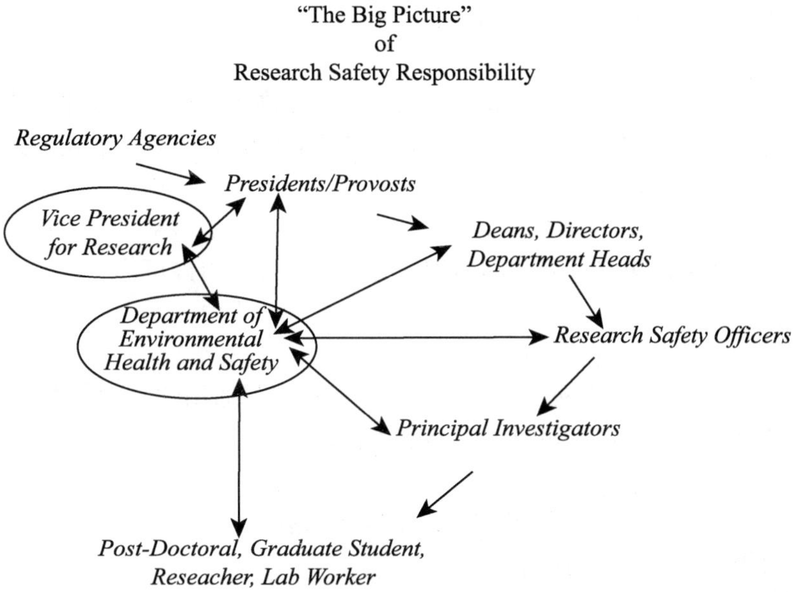

图 9－1 美国明尼苏达大学环境健康和安全系的实验室生物安全管理网络图示

（引自 www. dehs. umn. edu）

（1）校长、副校长等领导的责任 启动安全管理；根据本校进行病原微生物工作的情况，提供符合安全要求的仪器设备；确保系领导有充足的时间和认识来支持实验室生物安全管理；建立生物安全管理委员会（成员的专业涵盖本校研究工作可能涉及的生物安全相关问题的领域）。

（2）系领导的责任 任命有丰富实验室工作经验的系内骨干成员作为研究安全负责人（research safety officer，RSO），并告知系里其他成员遵守 RSO 的管理；因为 RSO 一般是兼职的，所以要注意保障 RSO 有充裕的时间，在其上任之初要安排其参加新 RSO 的培训，了解其责任；保证该系其他成员服从生物安全管理和安全操作要求；当发生问题时采取正确的处理措施。

（3）实验室负责人/导师/首席研究员（principal investigator，PI）的责任 确认本实验室操作的独特病原微生物；撰写本实验室适用的 SOP；培训课题组成员；保证课题组严格执行生物安全操作并及时传达上级的有关规定和政策；定期检查课题组成员的实验操作及实验室条件；对实验事故及安全问题及时进行调查和处理；给 RSO 和系领导提供信息和建议。

（4）研究生/博士后/研究人员的责任 参加安全培训，遵守安全制度和操作规程等，及时报告新出现的潜在危害（使用新的微生物菌毒种、发生污染事故、尝试新的操作方法、使用新的仪器等）。

（5）RSO 的责任 RSO 为生物安全问题的联络员、协调员和管理员，了解适用于本系的安全制度和操作规程等；实施本系的研究安全计划（research safety plan，RSP），如每年评估本系的 RSP 并根据具体情况调整和更新，保证所有的 PI 等了解 RSP 的内容，保证 PI 根据本实验室的情况写出 SOP 等；协调人员培训；管理生物安全问题的档案；执行年度安全检查。

9.3 基础实验室管理制度和标准操作规程

有关病原微生物实验室管理制度和标准操作规程在许多著作和法规中已有详述（见参考文献），本章不再赘述。BSL-1 和 BSL-2 实验室属于基础实验室，是大多数实验人员工作的地方。本着实用的目的，本章将对有关在 BSL-1 和 BSL-2 实验室中工作时最基本的管理制度和 SOP 做一简介。若读者需要在 BSL-3 或 BSL-4 实验室工作，请记住首先要满足基础实验室的各项要求，再经过专门的培训学习后，方可获得许可。

9.3.1 准入规定

（1）BSL-2 级和以上级别实验室房间门上应标有国际通用的生物危害警告标志。

（2）只有经过批准的人员方可进入实验室工作区域。

（3）实验室的门应随时关闭。

（4）16 岁以下人员不应当被批准或允许进入实验室工作区域。

（5）进入动物房应得到特别批准。

（6）应在实验室内外清晰地张贴“禁止吸烟”、“禁止进食”和“禁止喝水”的标志。

9.3.2 操作规程

（1）严禁用口吸移液管。

（2）严禁将实验材料置于口内，严禁舔标签。

（3）所有技术操作要按尽量减少气溶胶和液滴形成的方式来进行。生成气溶胶可能性增大时，应在生物安全柜中进行操作。

（4）应限制使用注射针和注射器。除了进行动物注射或抽取动物血液等，注射针和注射器不能用于替代移液管或用作其他用途。

（5）出现溢出、事故以及明显或可能暴露于感染性物质时，必须向实验室主管报告。实验室应保存事故书面报告。

（6）必须制定关于如何处理溢出物的书面操作规程，并遵守执行。

9.3.3 实验室工作区

（1）实验室应保持干净整洁，和实验无关的物品严禁摆放在内。

（2）发生具有潜在危险性的材料溢出，以及在每天工作结束之后，都必须消毒工作台面。

（3）所有受到污染的材料、样品和培养物在废弃或清洁再利用之前，必须消毒。

（4）在进行包装和转运时必须要遵循国家和/或国际的相关规定。

（5）如果窗户可以打开，则应安装可防止节肢动物进入的纱窗。

9.3.4 生物安全管理

（1）实验室主任（对实验室直接负责的人员）负责制定和采用生物安全管理计划、安全或操作手册。

（2）实验室主管（向实验室主任汇报）应当保证提供常规的实验室安全培训。

（3）要将生物安全实验室的特殊危害告知实验人员，同时要求他们熟读生物安全或操作手册，并遵循标准的操作和规程。实验室内应备有安全和操作手册。

（4）在适当的情况下，应制订节肢动物和啮齿动物的控制方案。

（5）如需要，应当为所有实验室人员提供适宜的医学评估、监测和治疗，应当保存相应的医学资料。

（6）对于实验室人员和其他存在危险的人员，应当采集基线血清样品，同时按照国家和地方的相关规定加以适当保存。根据所操作的微生物和实验室的运行情况，可定期收集其他样品。

9.3.5 基本的实验室设计要求和生物安全设施

（1）实验室应设洗手池（靠近出口处）。

（2）实验室设计应易于清洁，不得铺设地毯。

（3）实验台表面不得透水，应耐酸、碱、有机溶剂和热。

（4）实验室中家具应牢固；各家具和仪器之间的空间应易于打扫。

（5）保证实验室内操作的照明，避免不必要的反光等。

（6）实验室工作区外应设有存放私人物品、进食饮水和休息的空间。

（7）基本的生物安全设施包括：移液辅助器、生物安全柜（BSL－2）、一次性塑料接种环和吸管、螺口试管及瓶子、高压灭菌器等。

9.3.6 病原微生物泄漏时的紧急处理措施

微生物实验常见的污染事故有菌（毒）种外溢，造成实验台面、地面、仪器表面、防护服、手套或皮肤黏膜等被污染；还有皮肤被刺伤及离心管破裂造成的污染。

发生污染后处理的基本原则是：① 做好个人防护；② 要立刻处理；③ 处理时应遵循不扩大污染的原则，比如应将破损污染的离心管与未被污染的离心管分开放置；④ 视情况隔离观察；⑤ 根据条件进行适当预防治疗；⑥ 向实验室负责人汇报；⑦ 要有发生事故及处理记录。

（1）菌（毒）种外溢污染事故　当发生菌（毒）种外溢在台面、地面或其他表面等污染事故时，应立即按以下步骤进行处理：

① 处理人员应戴手套，穿防护服，必要时需进行脸和眼睛防护。

② 用布或纸巾覆盖并吸收溢出物。

③ 向纸巾上倾倒适当的消毒剂，并立即覆盖周围区域。通常可以使用5%漂白剂溶液（次氯酸钠溶液）；但在飞机上发生溢出时，则应该使用季铵盐类消毒剂，如苯扎溴铵等。

④ 使用消毒剂时，从溢出区域的外围开始，向中心进行处理。

⑤ 作用适当时间后（例如30min），将所处理物质清理掉。如果含有碎玻璃或其他锐器，则要使用簸箕或硬的厚纸板来收集处理过的物品，并将它们置于可防刺透的容器中以待处理。

⑥ 对溢出区域再次清洁并消毒（如有必要，重复第2～5步）。

⑦ 将污染材料置于防漏、防穿透的废弃物处理容器中。

⑧ 在成功消毒后，通知主管部门目前溢出区域的清除污染工作已经完成。

当菌（毒）种外溢在防护服上时，应立即进行局部消毒、更换。污染的防护服用消毒液浸泡后进行高压灭菌处理。

当菌（毒）种外溢到皮肤黏膜时，这种情况被视为有很大危险，应立即停止工作，能用消毒液的部位可进行消毒，然后用水冲洗 15～20min。处理后安全撤离，视情况隔离观察，期间根据条件进行适当的预防治疗。

（2）皮肤刺伤　若皮肤被刺破应被视为有极大危险，应立即停止工作，对伤口进行挤血，用水冲洗消毒。视情况隔离观察，其间根据条件进行适当的预防治疗。

（3）离心管发生破裂　非封闭离心桶的离心机内盛有潜在感染性物质的离心管发生破裂，这种情况被视为发生气溶胶暴露事故，应立即加强个人防护力度，其处理原则如下：

① 如果机器正在运行时发生破裂或怀疑发生破裂，应关闭机器电源，停止后密闭离心筒至少 30min，使气溶胶沉积。

② 如果机器停止后发现破裂，应立即将盖子盖上，并密闭至少 30min。

发生这两种情况时都应报告实验室负责人。随后的所有操作都应加强个人呼吸保护并戴厚橡胶手套，必要时可在外面戴适当的一次性手套。当清理玻璃碎片时，应当使用镊子或用镊子夹着的棉花来进行。所有破碎的离心管、玻璃碎片、离心桶、十字轴和转子都应放在无腐蚀性的、已知对相关微生物具有杀灭活性的消毒剂内。未破损的带盖离心管应放在另一个有消毒剂的容器中，然后回收。离心机内腔应用适当浓度的同种消毒剂反复擦拭，然后用水冲洗并干燥。清理时所使用的全部材料都应按感染性废弃物处理。

在可封闭的离心桶（安全杯）内离心管发生破裂，所有密封离心桶都应在生物安全柜内装卸。如果怀疑在安全杯内发生破损，应该松开安全杯盖子并将离心桶高压灭菌。还可以采用化学方法消毒安全杯。

下列案例说明，在实际工作中，应如何注意有关实验室生物安全问题。

［案例］　赵文准备做一个新实验。她了解了有关操作程序，发现该程序中所需多数实验材料（包括一个病毒载体试剂盒和一种有致癌性的化学试剂）可以从该室其他人那里得到。因此，赵文准备马上开始实验。你如何评价？

评价：赵文不应该马上开始实验。她应该事先明确与生物安全有关的问题，诸如“该实验室的生物安全手册上是否有相关说明？自己熟悉要用的实验材料吗？自己熟悉实验程序吗？发生污染怎么办？废弃物放哪儿？”等。在实验开始前，她要对诸如此类的问题做到心中有数，才能安全地完成实验，也才能在出现意外事故时做出恰当处理。

9.4　遗传修饰生物体的生物安全操作基本原则

重组 DNA 技术涉及组合不同来源的遗传信息，从而创造自然界以前可能从未存在过的遗传修饰生物体（genetically modified organisms，GMOs）。最初，有些分子生物学家担心这些生物体可能具有不可预测的不良性状，一旦从实验室逸出将带来生物学危害。这种担心在 1975 年美国加利福尼亚州阿西洛马（Asilomar）市召开的科学会议上成为焦点。Asilomar 会议是一次对于生物安全极为重要的国际会议，是世界上第一次正式提出转基因生物安全性的会议，它标志着人类开始正式关注转基因生物的安全性问题。在那次会议上讨论了重组 DNA 技术的安全问题并提出了第一个重组 DNA 技术指南。接下来几十年的研究经验证实，在进行了适当的危险性评估并采用了适当的安全措施以后，可以安全地进行遗传工程工作。

重组 DNA 技术或遗传工程最初是用来将 DNA 片段克隆到微生物宿主中，以过量表达特定的基因产物用于进一步研究。重组 DNA 分子也已经用于获得遗传修饰生物体，如转基因和“基因敲除”动物以及转基因植物。

重组 DNA 技术已经对生物学和医学产生巨大影响，并且由于整个人类基因组的核酸序列已经被了解，极可能会产生更大的影响。成千上万种未知功能的基因将采用重组 DNA 技术来进行研究。基因治疗可能成为某些疾病的常规疗法，采用遗传工程技术将可以设计出许多新的基因转移载体。同样地，采用重组 DNA 技术获得的转基因植物将可能在现代农业中扮演日益重要的角色。

在使用或构建 GMOs 前，先对实验室工作的危险性评估，可能比从事遗传学正常（非修饰）生物工作的危险性评估更为重要。因为 GMOs 的致病性和所有潜在危害可能是新型的，没有确定的，不能仅凭经验来进行有关这一类生物的潜在危害的评估。

涉及构建或使用 GMOs 的实验应首先进行生物安全评估。与该生物体有关的病原特性和所有潜在危害可能都是新型的，没有确定的。供体生物的特性、将要转移的 DNA 序列的性质、受体生物的特性以及环境特性等都需要进行评估。这些因素将有助于决定安全操作目标 GMOs 所要求的生物安全水平，并确定应使用的生物学和物理防护系统。

9.4.1 对生物表达系统的生物安全考虑

生物表达系统是符合一系列标准、可安全使用的载体和宿主细胞。质粒 pUC18（或它的衍生质粒）是生物表达系统的一个范例，它经常与大肠杆菌（*E. coli*）K12 菌株一起使用作为克隆载体。图 9－2 展示了可以从哪些方面对这一生物表达系统进行生物安全评估。

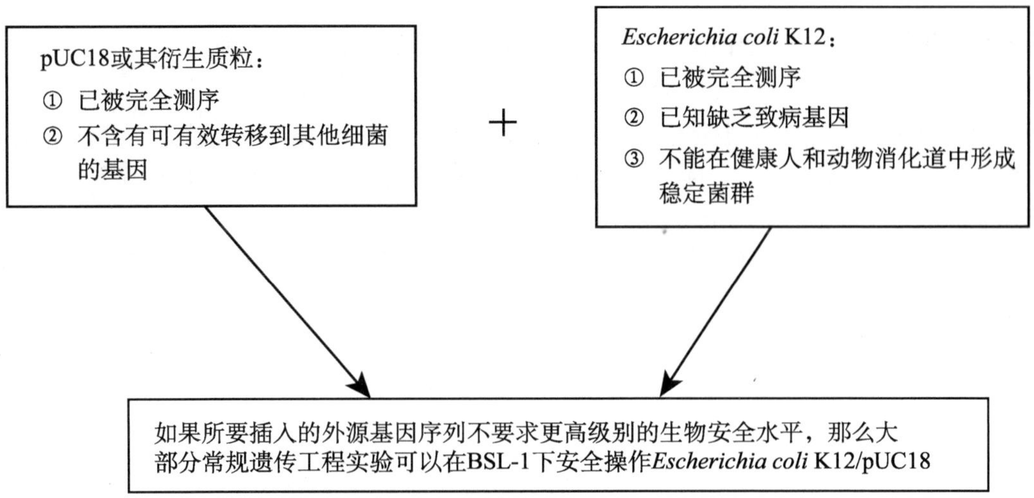

图 9－2 对 pUC18 和 *E. coli* K12 生物表达系统的生物安全考虑

9.4.2　对表达载体的生物安全考虑

在下列情况下，需要采用较高的生物安全水平的措施：

（1）来源于病原生物体的 DNA 序列的表达可能增加 GMOs 的毒性。

（2）插入的 DNA 序列性质不确定，例如在制备病原微生物基因组 DNA 文库的过程中，许多插入序列的特性是未知的。

（3）基因产物具有潜在的药理学活性。

（4）克隆编码毒素类蛋白基因。

9.4.3　对用于基因转移的病毒载体的生物安全考虑

病毒载体（腺病毒载体）可以用于将基因有效地转移到其他细胞。这样的载体缺少病毒复制的某些基因，但能在可弥补这些缺陷的细胞株内繁殖。这类病毒载体的贮存液中可能污染了可复制病毒，它们是由繁殖细胞株中极少发生的自发性重组产生的。这些载体操作时应采用与用于获得这些载体的母本腺病毒相同的生物安全水平。在美国 NIH 的生物安全操作指南中建议在 BSL－2 实验室操作腺病毒，表 9－4 是我国《名录》中规定的腺病毒危害程度及相应实验活动的生物安全防护水平。

表 9－4　《名录》中规定的腺病毒危害程度及相应实验活动的生物安全防护水平

<table>
<tr><th rowspan="2">序号</th><th colspan="3">病毒名称</th><th rowspan="2">危害程度分类</th><th colspan="5">实验活动所需生物安全实验室级别</th><th colspan="2">运输包装分类</th><th rowspan="2">备注</th></tr>
<tr><th>英文名</th><th>中文名</th><th>分类学地位</th><th>病毒培养</th><th>动物感染实验</th><th>未经培养的感染性材料的操作</th><th>灭活材料的操作</th><th>无感染性材料的操作</th><th>A/B</th><th>UN 编号</th></tr>
<tr><td>82</td><td>adenovirus</td><td>腺病毒</td><td>腺病毒科</td><td>第三类</td><td>BSL－2</td><td>ABSL－2</td><td>BSL－2</td><td>BSL－1</td><td>BSL－1</td><td>B</td><td>UN3373</td><td></td></tr>
</table>

下列案例说明在实际工作中，应如何考虑病毒载体的生物安全问题。

［案例］　刘芳在一个分子生物学实验室工作，她订购了一个病毒载体试剂盒。这个病毒载体是复制缺陷型的。因此，她没有修改该室的生物安全手册，决定使用 BSL－1 实验室做试验。

评价：（1）如果病毒载体不感染人，可以使用 BSL－1 实验室。如果病毒载体可感染人，那么应使用 BSL－2 或更高级别的生物安全实验室。

（2）与非复制缺陷型载体相比，复制缺陷型病毒载体的危险性较小。但仍应注意以下情况可能发生：① 污染了非复制缺陷型病毒；② 外源基因脱离载体；③ 外源基因与宿主基因整合。

（3）应该做独立的危险性评估，并根据情况修订生物安全手册，将有关这一载体的操作加入到手册中。

9.4.4　对转基因动物和“基因敲除”动物的生物安全考虑

携带外源性遗传信息的动物（转基因动物）应当在适合外源性基因产物特性的防护水平

下进行操作。特定基因被有目的地删除的动物（“基因敲除”动物）一般不表现特殊的生物危害。

包括那些表达病毒受体的转基因动物一般不会感染它们的种系。如果这种动物从实验室逃离并将转移基因传给野生动物群体，那么理论上可以产生储存这些病毒的动物宿主。

目前已经就脊髓灰质炎病毒，特别是与根除脊髓灰质炎相关的问题讨论了上述可能性。由不同实验室获得的表达人脊髓灰质炎病毒受体的转基因小鼠，它们对不同接种途径的脊髓灰质炎病毒的感染都很敏感，所产生的疾病在临床和组织病理学上也与人脊髓灰质炎相类似。但小鼠模型与人不同的是，在口腔接种脊髓灰质炎病毒后，肠道内的病毒复制不充分或没有发生。因此，如果这种转基因小鼠逃到野外，几乎不可能产生脊髓灰质炎病毒新的宿主动物。但是，这个实例表明，对于每一种新的转基因动物，应当通过详细研究来确定动物的感染途径、感染所需的病毒接种量以及感染动物传播病毒的范围。此外，应当采取一切措施以确保对受体转基因小鼠的严密防护。

9.4.5 对转基因植物的生物安全考虑

那些表达了能够耐受除草剂或抵抗昆虫能力等基因的转基因植物，目前在世界许多地区都引起相当的争议。这些争议的焦点是这类植物作为食物的安全性，以及种植后的长期生态后果。

表达动物或人源性基因的转基因植物用于研发医学产品和营养产品。通过危险性评估可以确定这些转基因植物产品所需的生物安全防护水平。

9.4.6 对 GMOs 的危险性评估

对与 GMOs 有关的工作进行危险性评估时，应考虑供体和受体／宿主生物体的特性。所需考虑的特性，包括下述几方面。

（1）插入基因（供体生物）所直接引起的危害　当已经知道插入基因产物具有可能造成危害的生物学或药理学活性时，则必须进行危险性评估，例如插入基因为：① 毒素；② 细胞因子；③ 激素；④ 基因表达调节剂；⑤ 毒力因子或增强子；⑥ 致瘤基因序列；⑦ 抗生素耐药性；⑧ 变态反应原。

在考虑上述因素时，应包括对达到生物学或药理学活性所需的表达水平的评估。

（2）与受体／宿主有关的危害　① 宿主的易感性；② 宿主菌株的致病性，包括毒力、感染性和毒素产物；③ 宿主范围的变化；④ 接受免疫状况；⑤ 暴露后果。

（3）现有病原体性状改变引起的危害　许多遗传修饰并不涉及那些产物本身有害的基因，但由于现有非致病性或致病性特征发生了变化，导致可能出现不利的反应。正常的基因修饰可能改变生物体的致病性。为了识别这些潜在的危害，至少应考虑下列几点：

① 感染性或致病性是否增高？

② 受体的任何失能性突变是否可以因插入外源基因而克服？

③ 外源基因是否可以编码其他生物体的致病决定簇？

④ 如果外源 DNA 确实含有致病决定簇，那么是否可以预知该基因能造成 GMOs 致病性的可能性？

⑤ 是否可以得到治疗？

⑥ 获得的 GMOs 对抗生素或其他治疗形式的敏感性是否会受遗传修饰结果影响？

⑦ 是否可以完全清除 GMOs?

(4) 进一步的考虑 采用动物或植物整体进行实验研究时，也需要仔细考虑。研究工作要遵守所在国家及单位从事 GMOs 工作的有关规定、限制和要求。

各个国家都有自己的专家，他们制订从事 GMOs 工作的指南，并帮助科学家将他们的工作按适当的生物安全水平进行分类。有些情况下，不同国家之间的分类可能不同，或者当知道某些载体/宿主系统的新信息时，会将相关工作归入更高或更低的生物安全水平。

危险性评估是一种动态发展的工作，它必须考虑到科学的最新进展。进行适当的危险性评估可以确保人类在未来继续得益于重组体 DNA 技术。

9.4.7 《名录》中关于 GMOs 的有关规定

《名录》规定，我们国家在卫生部发布有关的管理规定之前，对于人类病毒的重组体(包括对病毒的基因缺失、插入、突变等修饰以及将病毒作为外源基因的表达载体) 暂时遵循以下原则：

(1) 严禁两个不同病原体之间进行完整基因组的重组。

(2) 对于对人类致病的病毒，如存在疫苗株，只允许用疫苗株为外源基因表达载体，如脊髓灰质炎病毒、麻疹病毒、乙型脑炎病毒等。

(3) 对于一般情况下即具有复制能力的重组活病毒 (复制型重组病毒)，其操作时的防护条件应不低于其母本病毒；对于条件复制型或复制缺陷型病毒可降低防护条件，但不得低于 BSL-2 的防护条件，例如来源于 HIV 的慢病毒载体，为双基因缺失载体，可在 BSL-2 实验室操作。

(4) 对于病毒作为表达载体，其防护水平总体上应根据其母本病毒的危害等级及防护要求进行操作，但是将高致病性病毒的基因重组入具有复制能力的同科属的低致病性病毒载体时，原则上应根据高致病性病原体的危害等级和防护条件进行操作，在证明重组体无危害后，可酌情降低防护等级。

(5) 对于复制型重组病毒的制作事先要进行危险性评估，并得到所在单位生物安全委员会的批准。对于高致病性病原体重组体或有可能制造出高致病性病原体的操作应经国家病原微生物实验室生物安全专家委员会论证。

9.5 实验室生物安全操作的实用原则

综上所述，保证实验室生物安全不是一件轻而易举的事，它有赖于系统化的管理、合理的制度、适当的安全仪器、防护设备和个体防护装备等。作为一名需要在生物学实验室中开展工作的人员，如何从我做起保证实验室生物安全呢？图 9-3 提供了几点在日常实验室工作中简单易行和有效的建议。

(1) 提问 (ask questions) 在做实验前，确认已得到所需要的信息，应该不懂就问，严忌不懂装懂，自以为是。

(2) 计划 (planning) 在做实验计划时，要将生物安全方面的问题计划在内。

(3) 常识 (common sense) 多数生物安全问题可以通过常识来判断，如人们操作有害物时要多加小心。但事故还是时有发生，主要原因是人们往往对于潜在的危害掉以轻心。因此，如果通过常识可以判断某项操作可能有潜在的危害，就应该给予充分的重视。

Biosafety
Practicing Safe Science
Asking
Planning
Common sense
Good lab practices
Hazard communication
Reducing risks to acceptable level
Concern for others and environment

图 9－3 实验室生物安全操作的实用原则

（引自 www. fpm. wisc. edu/biosafety）

（4）良好的实验室实践和习惯（good lab practices） 掌握良好的实验室实践技巧并培养良好的实验室习惯至关重要。每个实验室应该有一份自己的实用的生物安全手册，对新成员进行培训。新成员要努力学习并熟悉在该实验室环境下工作的一些实践环节和日常习惯，如在这个实验室废弃物放在何处？污染物如何处理？消毒液放在何处？

（5）危害通报（hazard communication） 若你发现了实验室中有潜在的生物危害，不仅要告知实验室其他成员，也应对其他可能暴露于危险的人予以通知，如仪器维修工和清洁工等。另外，在实验室门上和仪器上张贴一些有警示作用的标识、小纸条等都能起到提醒他人注意安全的作用。

（6）将危害降低到最低程度（reducing risks to acceptable level） 将生物安全的问题始终牢记心中，那么不论在一个实验室中存在怎样的潜在危险，总是能将危害降低到最低程度。例如，为了减少生物危害，你可以考虑是否可以使用一种危险性小的实验材料来代替危险性大的实验材料，比如你的实验若可以使用某种微生物的减毒株，那么就不要使用致病性强的野毒株。

（7）关心他人和环境（concern for others and environment） 除了关心实验室人员的安全外，我们也有义务保护公众和环境的安全。应该意识到，保护他人和环境其实就是保护我们自己。

思考题

对下列各题所陈述内容判断是非。如果内容有错误，请思考正确答案是什么？

1. SARS 冠状病毒的所有实验操作均应在 BSL－3 实验室进行。
2. 按《条例》规定，一类和二类病原微生物是高致病性微生物。
3. 只要有正确的实验设备的配置、详实的标准操作程序并合理使用个人防护装备，就能确保生物安全防护实验室安全。
4. GMOs 操作需要在 BSL－2 或以上级别生物安全实验室进行。
5. 实验室技术主管为实验室生物安全的第一责任人。
6. 用消毒剂处理实验台表面的微生物溢出污染时，应从污染区域的外围开始，向中心进行处理。
7. 应该每两年修改一次实验室生物安全手册。

8. 经灭菌处理的移液管可以用口吹吸。
9. 因为在 BSL-1 实验室中操作的微生物对人危害极小，故为了方便起见，可以将个人物品存放在 BSL-1 实验室中。
10. 如果非封闭离心桶的离心机内盛有感染性物质的离心管在机器运行时发生破裂，应立刻关闭机器电源，开盖清理。这样操作符合污染后及时处理的原则。

（北京大学基础医学院病原生物学系 李 彤）

参考文献

[1] 中华人民共和国国务院 424 号令. 病原微生物实验室生物安全管理条例. 2004
[2] 刘谦，朱鑫泉主编. 生物安全. 北京：科学出版社，2001
[3] 祁国明主编. 病原微生物实验室生物安全. 第 2 版. 北京：人民卫生出版社，2006. 21-35，114-129，182-185
[4] 世界卫生组织. 实验室生物安全手册. 第 3 版. 2004
[5] 中国生物安全信息网. http://www.biosafety.com.cn/Html/Article/Index.html. 2006
[6] 中华人民共和国卫生部. 人间传染的病原微生物名录. 2006
[7] Basic biosafety: Building safety into your work. 2004，http://www.fpm.wisc.edu/biosafety
[8] New RSO Training. 2003，http://www.dehs.umn.edu

10　与生物安全防护相关的法规及条例

10.1　与实验室污染废弃物处理相关的法规

我国目前涉及实验室污染废弃物的法律包括：《中华人民共和国传染病防治法》、《中华人民共和国固体废物污染环境防治法》；行政法规包括：《危险化学品安全管理条例》、《医疗废物管理条例》；部门规章包括《废弃危险化学品污染环境防治办法》、《医疗卫生机构医疗废物管理办法》、《医疗废物管理行政处罚办法》。一些地方性法规和地方性规章也是规范地区实验室污染废弃物管理的法律依据，例如《天津市医疗废弃物处置管理办法》、《南宁市医疗废弃物集中处置管理暂行办法》等。

与医学实验研究关系最为密切的，当属国务院于 2003 年 6 月 16 日公布并生效的《医疗废物管理条例》。该《条例》第五十五条规定，医学科研、教学活动中产生的具有直接或者间接感染性、毒性以及其他危害性废物的管理，必须严格按照《条例》的相关规定执行。

10.1.1　实验室污染废弃物与医疗废物

狭义的医疗废物，是指医疗卫生机构在医疗、预防、保健以及其他相关活动中产生的具有直接或者间接感染性、毒性以及其他危害性的废物。广义的医疗废物，除了上述活动外，还应当包括计划生育技术服务、医学科研、教学、尸体检查等活动。由此可见与医学研究相关的实验室污染废弃物是属于广义医疗废物范畴的。

10.1.2　一般管理规定

（1）第一责任人制度　从事医学研究的医疗卫生机构和科研机构，应当建立、健全废弃物管理责任制，其法定代表人为第一责任人，切实履行职责，防止因废弃物导致传染病传播和环境污染事故。

（2）建立规章制度与应急预案　从事医学研究的医疗卫生机构和科研机构，应当制定与废弃物安全处置有关的规章制度和在发生意外事故时的应急方案；设置监控部门或者专（兼）职人员，负责检查、督促、落实本单位废弃物的管理工作。从事医学研究的医疗卫生机构和科研机构，应当依照《中华人民共和国固体废物污染环境防治法》的规定，执行危险废弃物转移联单管理制度。

（3）人员的培训与劳动保护　从事医学研究的医疗卫生机构和科研机构，应当对本单位从事废弃物收集、运送、贮存、处置等工作的人员和管理人员，进行相关法律和专业技术、安全防护以及紧急处理等知识的培训。从事医学研究的医疗卫生机构和科研机构，应当采取有效的职业卫生防护措施，为从事废弃物收集、运送、贮存、处置等工作的人员和管理人员，配备必要的防护用品，定期进行健康检查；必要时，对有关人员进行免疫接种，防止其受到健康损害。

（4）废弃物的登记义务　从事医学研究的医疗卫生机构和科研机构，应当对废弃物进行登记，登记内容应当包括废弃物的来源、种类、重量或者数量、交接时间、处置方法、最终去向以及经办人签名等项目。登记资料至少保存 3 年。

10.1.3 防止医疗废物的流失、泄漏和扩散

从事医学研究的医疗卫生机构和科研机构，应当采取有效措施，防止医疗废物流失、泄漏、扩散。发生废弃物流失、泄漏、扩散时，医疗卫生机构和科研机构，应当采取减少危害的紧急处理措施，对致病人员提供医疗救护和现场救援；同时向所在地的县级人民政府卫生行政主管部门、环境保护行政主管部门报告，并向可能受到危害的单位和居民通报。

10.1.4 关于废弃物的禁止性规定

禁止任何单位和个人转让、买卖废弃物。禁止在运送过程中丢弃废弃物；禁止在非贮存地点倾倒、堆放废弃物或者将废弃物混入其他废物和生活垃圾。禁止邮寄废弃物。禁止通过铁路、航空运输废弃物。有陆路通道的，禁止通过水路运输废弃物；没有陆路通道必须经水路运输废弃物的，应当经设区的市级以上人民政府环境保护行政主管部门批准，并采取严格的环境保护措施后，方可通过水路运输。禁止将废弃物与旅客在同一运输工具上载运。禁止在饮用水源保护区的水体上运输废弃物。

10.1.5 废弃物收集、存放和运送

（1）从事医学研究的医疗卫生机构和科研机构，应当及时收集本单位产生的废弃物，并按照类别分置于防渗漏、防锐器穿透的专用包装物或者密闭的容器内。废弃物专用包装物、容器，应当有明显的警示标识和警示说明。

（2）从事医学研究的医疗卫生机构和科研机构，应当建立废弃物的暂时贮存设施、设备，不得露天存放废弃物；废弃物暂时贮存的时间不得超过 2 天。废弃物的暂时贮存设施、设备，应当远离医疗区、食品加工区和人员活动区以及生活垃圾存放场所，并设置明显的警示标识和防渗漏、防鼠、防蚊蝇、防蟑螂、防盗以及预防儿童接触等安全措施。废弃物的暂时贮存设施、设备应当定期消毒和清洁。

（3）从事医学研究的医疗卫生机构和科研机构，应当使用防渗漏、防遗撒的专用运送工具，按照本单位确定的内部废弃物运送时间、路线，将废弃物收集、运送至暂时贮存地点。运送工具使用后应当在医疗卫生机构内指定的地点及时消毒和清洁。

（4）医疗卫生机构应当根据就近集中处置的原则，及时将废弃物交由废弃物集中处置单位处置。废弃物中病原体的培养基、标本和菌种、毒种保存液等高危险废物，在交废弃物集中处置单位处置前应当就地消毒。

（5）从事医学研究的医疗卫生机构和科研机构，产生的污水、传染病病人或者疑似传染病病人的排泄物，应当按照国家规定严格消毒；达到国家规定的排放标准后，方可排入污水处理系统。

10.1.6 法律责任

（1）从事医学研究的医疗卫生机构和科研机构，有下列情形之一的，县级以上地方人民政府卫生行政主管部门或者环境保护行政主管部门按照各自的职责责令限期改正，给予警告；逾期不改正的，处 2000 元以上 5000 元以下的罚款：① 未建立、健全废弃物管理制度，

或者未设置监控部门或者专（兼）职人员的；② 未对有关人员进行相关法律和专业技术、安全防护以及紧急处理等知识培训的；③ 未对从事废弃物收集、运送、贮存、处置等工作的人员和管理人员采取职业卫生防护措施的；④ 未对废弃物进行登记或者未保存登记资料的；⑤ 对使用后的废弃物运送工具或者运送车辆未在指定地点及时进行消毒和清洁的；⑥ 未及时收集、运送废弃物的；⑦ 未定期对废弃物处置设施的环境污染防治和卫生学效果进行检测、评价，或者未将检测、评价效果存档、报告的。

（2）从事医学研究的医疗卫生机构和科研机构，有下列情形之一的，由县级以上地方人民政府卫生行政主管部门或者环境保护行政主管部门按照各自的职责责令限期改正，给予警告，可以并处 5000 元以下的罚款；逾期不改正的，处 5000 元以上 30 000 元以下的罚款：① 贮存设施或者设备不符合环境保护、卫生要求的；② 未将废弃物按照类别分别置于专用包装物或者容器的；③ 未使用符合标准的专用车辆运送废弃物或者使用运送废弃物的车辆运送其他物品的；④ 未安装污染物排放在线监控装置或者监控装置未经常处于正常运行状态的。

（3）从事医学研究的医疗卫生机构和科研机构，有下列情形之一的，由县级以上地方人民政府卫生行政主管部门或者环境保护行政主管部门按照各自的职责责令限期改正，给予警告，并处 5000 元以上 10 000 元以下的罚款；逾期不改正的，处 10 000 元以上 30 000 元以下的罚款；造成传染病传播或者环境污染事故的，由原发证部门暂扣或者吊销执业许可证件或者经营许可证件；构成犯罪的，依法追究刑事责任：① 在运送过程中丢弃废弃物，在非贮存地点倾倒、堆放废弃物或者将废弃物混入其他废物和生活垃圾的；② 未执行危险废物转移联单管理制度的；③ 将废弃物交给未取得经营许可证的单位或者个人收集、运送、贮存、处置的；④ 对废弃物的处置不符合国家规定的环境保护，卫生标准、规范的；⑤ 未按照规定对污水进行严格消毒，或者未达到国家规定的排放标准、排入污水处理系统的。

（4）从事医学研究的医疗卫生机构和科研机构，将未达到国家规定标准的污水排入城市排水管网的，由县级以上地方人民政府建设行政主管部门责令限期改正，给予警告，并处 5000 元以上 10 000 元以下的罚款；逾期不改正的，处 10 000 元以上 30 000 元以下的罚款；造成传染病传播或者环境污染事故的，由原发证部门暂扣或者吊销执业许可证件；构成犯罪的，依法追究刑事责任。

（5）从事医学研究的医疗卫生机构和科研机构，发生废弃物流失、泄漏、扩散时，未采取紧急处理措施，或者未及时向卫生行政主管部门和环境保护行政主管部门报告的，由县级以上地方人民政府卫生行政主管部门或者环境保护行政主管部门按照各自的职责责令改正，给予警告，并处 10 000 元以上 30 000 元以下的罚款；造成传染病传播或者环境污染事故的，由原发证部门暂扣或者吊销执业许可证件或者经营许可证件；构成犯罪的，依法追究刑事责任。

（6）转让、买卖废弃物，邮寄或者通过铁路、航空运输废弃物，或者违反规定通过水路运输废弃物的，由县级以上地方人民政府环境保护行政主管部门责令转让、买卖双方、邮寄人、托运人立即停止违法行为，给予警告，没收违法所得；违法所得 5000 元以上的，并处违法所得 2 倍以上 5 倍以下的罚款；没有违法所得或者违法所得不足 5000 元的，并处 5000 元以上 20 000 元以下的罚款。

10.2 《中华人民共和国传染病防治法》

10.2.1 传染病防治法律制度概述

《传染病防治法》是我国建国以来第一部全面针对传染病防治管理工作，情系全国人民健康和生命的法律。尽管政府针对《传染病防治法》贯彻实施做了大量工作，但是，我国传染病防治工作依然存在许多问题。特别是2003年SARS（传染性非典型性肺炎）流行疫情，促使各级人民政府、卫生行政部门、卫生监督机构、疾病预防控制机构对传染病防治工作有了进一步的认识，全国人民代表大会也提议尽快对《传染病防治法》进行修订，以适应新形势下的传染病防治工作。2003年SARS疫情暴发之后，《突发公共卫生事件应急条例》等与传染病防控相关的法律法规相继出台。2004年亚洲10个国家和地区先后暴发了禽流感疫情，在总结了2003年SARS疫情防控经验基础上，禽流感疫情没有对百姓的健康造成损失。

2004年8月28日，第十届全国人民代表大会常务委员会第十一次会议审议通过了《中华人民共和国传染病防治法》的修订，并于2004年12月1日起施行。

10.2.2 传染病的概念与分类

传染病是由致病微生物（病毒、立克次氏体、细菌、螺旋体等）感染人体后所产生的有传染性的疾病。它也包括由原虫或蠕虫感染人体后所产生的寄生虫病。《传染病防治法》将传染病分为甲类、乙类和丙类（详见1.2.1我国法定报告的甲、乙、丙三大类传染病）。

10.2.3 疫情报告义务

《传染病防治法》规定，任何单位和个人发现传染病病人或者疑似传染病病人时，应当及时向附近的疾病预防控制机构或者医疗机构报告。

有关卫生专业机构及其执行职务的人员发现疫情按属地管理原则和规定的内容、程序、方式、时限及时报告，不得隐瞒、谎报或缓报。

10.2.4 医学研究实验室的义务与责任

疾病预防控制机构、医疗机构的实验室和从事病原微生物实验的单位，应当符合国家规定的条件和技术标准，建立严格的监督管理制度，对传染病病原体样本按照规定的措施实行严格监督管理，严防传染病病原体的实验室感染和病原微生物的扩散。

疾病预防控制机构、医疗机构和从事病原微生物实验的单位，不符合国家规定的条件和技术标准，对传染病病原体样本未按照规定进行严格管理，造成实验室感染和病原微生物扩散的，由县级以上地方人民政府卫生行政部门责令改正，通报批评，给予警告，已取得许可证的，可以依法暂扣或者吊销许可证；造成传染病传播、流行以及其他严重后果的，对负有责任的主管人员和其他直接责任人员，依法给予降级、撤职、开除的处分，并可以依法吊销有关责任人员的执业证书；构成犯罪的，依法追究刑事责任。

10.3 《病原微生物实验室生物安全管理条例》

2004年11月5日国务院第69次常务会议通过了《病原微生物实验室生物安全管理条例》(以下简称《条例》)。《条例》适用于我国境内实验室及其从事实验活动的生物安全管理。实验活动，是指实验室从事与病原微生物菌（毒）种、样本有关的研究、教学、检测、诊断等活动。

10.3.1 病原微生物的分类

病原微生物，是指能够使人或者动物致病的微生物。国家根据病原微生物的传染性、感染后对个体或者群体的危害程度，将病原微生物分为四类。根据《条例》和《人间传染的病原微生物名录》，第一类、第二类病原微生物统称为高致病性微生物（详见1.2.3根据病原微生物的危害性大小，我国法定分为四类管理）。

10.3.2 病原微生物的采集

采集病原微生物样本应当具备下列条件：① 具有与采集病原微生物样本所需要的生物安全防护水平相适应的设备；② 具有掌握相关专业知识和操作技能的工作人员；③ 具有有效的防止病原微生物扩散和感染的措施；④ 具有保证病原微生物样本质量的技术方法和手段。采集高致病性微生物样本的工作人员，在采集过程中应当防止病原微生物扩散和感染，并对样本的来源、采集过程和方法等作详细记录。

10.3.3 病原微生物的运输

运输高致病性微生物菌（毒）种或者样本，应当通过陆路运输；没有陆路通道，必须经水路运输的，可以通过水路运输；紧急情况下或者需要将高致病性微生物菌（毒）种或者样本运往国外的，可以通过民用航空运输。

运输高致病性微生物菌（毒）种或者样本，应当具备下列条件：① 运输目的、高致病性微生物的用途和接收单位符合国务院卫生主管部门或者兽医主管部门的规定；② 高致病性微生物菌（毒）种或者样本的容器应当密封，容器或者包装材料还应当符合防水、防破损、防外泄、耐高（低）温、耐高压的要求；③ 容器或者包装材料上应当印有国务院卫生主管部门或者兽医主管部门规定的生物危险标识、警告用语和提示用语。

运输高致病性微生物菌（毒）种或者样本，应当经省级以上人民政府卫生主管部门或者兽医主管部门批准。在省、自治区、直辖市行政区域内运输的，由省、自治区、直辖市人民政府卫生主管部门或者兽医主管部门批准；需要跨省、自治区、直辖市运输或者运往国外的，由出发地的省、自治区、直辖市人民政府卫生主管部门或者兽医主管部门进行初审后，分别报国务院卫生主管部门或者兽医主管部门批准。

出入境检验检疫机构在检验检疫过程中需要运输病原微生物样本的，由国务院出入境检验检疫部门批准，并同时向国务院卫生主管部门或者兽医主管部门通报。通过民用航空运输高致病性微生物菌（毒）种或者样本的，除取得批准外，还应当经国务院民用航空主管部门批准。

运输高致病性微生物菌（毒）种或者样本，应当由不少于2人的专人护送，并采取相应的防护措施。有关单位或者个人不得通过公共电（汽）车和城市铁路运输病原微生物菌（毒）种或者样本。

需要通过铁路、公路、民用航空等公共交通工具运输高致病性微生物菌（毒）种或者样本的，承运单位应当凭批准文件予以运输。承运单位应当与护送人共同采取措施，确保所运输的高致病性微生物菌（毒）种或者样本的安全，严防发生被盗、被抢、丢失、泄漏事件。

10.3.4 病原微生物的保藏管理

国务院卫生主管部门或者兽医主管部门指定的菌（毒）种保藏中心或者专业实验室（以下称保藏机构），承担集中贮存病原微生物菌（毒）种和样本的任务。

保藏机构应当依照国务院卫生主管部门或者兽医主管部门的规定，贮存实验室送交的病原微生物菌（毒）种和样本，并向实验室提供病原微生物菌（毒）种和样本。保藏机构应当制定严格的安全保管制度，作好病原微生物菌（毒）种和样本进出和贮存的记录，建立档案制度，并指定专人负责。对高致病性微生物菌（毒）种和样本应当设专库或者专柜单独贮存。保藏机构贮存、提供病原微生物菌（毒）种和样本，不得收取任何费用，其经费由同级财政部门在单位预算中予以保障。

保藏机构应当凭实验室依照规定取得的从事高致病性微生物相关实验活动的批准文件，向实验室提供高致病性微生物菌（毒）种和样本，并予以登记。

实验室在相关实验活动结束后，应当依照国务院卫生主管部门或者兽医主管部门的规定，及时将病原微生物菌（毒）种和样本就地销毁或者送交保藏机构保管。保藏机构接受实验室送交的病原微生物菌（毒）种和样本，应当予以登记，并开具接收证明。

10.3.5 有关病原微生物的报告义务

高致病性微生物菌（毒）种或者样本在运输、贮存中被盗、被抢、丢失、泄漏的，承运单位、护送人、保藏机构应当采取必要的控制措施，并在 2 小时内分别向承运单位的主管部门、护送人所在单位和保藏机构的主管部门报告，同时向所在地的县级人民政府卫生主管部门或者兽医主管部门报告，发生被盗、被抢、丢失的，还应当向公安机关报告；接到报告的卫生主管部门或者兽医主管部门应当在 2 小时内向本级人民政府报告，并同时向上级人民政府卫生主管部门或者兽医主管部门和国务院卫生主管部门或者兽医主管部门报告。

县级人民政府应当在接到报告后 2 小时内向设区的市级人民政府或者上一级人民政府报告；设区的市级人民政府应当在接到报告后 2 小时内向省、自治区、直辖市人民政府报告。省、自治区、直辖市人民政府应当在接到报告后 1 小时内，向国务院卫生主管部门或者兽医主管部门报告。

任何单位和个人发现高致病性微生物菌（毒）种或者样本的容器或者包装材料，应当及时向附近的卫生主管部门或者兽医主管部门报告；接到报告的卫生主管部门或者兽医主管部门应当及时组织调查核实，并依法采取必要的控制措施。

10.3.6 生物安全实验室的设立与管理

（1）实验室的设立　国家根据实验室对病原微生物的生物安全防护水平，并依照实验室生物安全国家标准的规定，将实验室分为生物安全（BSL）一级、二级、三级、四级。BSL-1 级和 BSL-2 级实验室不得从事高致病性微生物实验活动。BSL-3 和 BSL-4 级实验室应当通过实验室国家认可。

国务院认证认可监督管理部门确定的认可机构应当依照实验室生物安全国家标准以及有关规定，对 BSL－3 和 BSL－4 级实验室进行认可；实验室通过认可的，颁发相应级别的《生物安全实验室证书》（证书有效期为 5 年）。取得从事高致病性微生物实验活动资格证书的实验室，需要从事某种高致病性微生物或者疑似高致病性微生物实验活动的，应当依照国务院卫生主管部门或者兽医主管部门的规定报省级以上人民政府卫生主管部门或者兽医主管部门批准。实验活动结果以及工作情况应当向原批准部门报告。实验室申报或者接受与高致病性微生物有关的科研项目，应当符合科研需要和生物安全要求，具有相应的生物安全防护水平，并经国务院卫生主管部门或者兽医主管部门同意。

出入境检验检疫机构、医疗卫生机构、动物防疫机构在实验室开展检测、诊断工作时，发现高致病性微生物或者疑似高致病性微生物，需要进一步从事这类高致病性微生物相关实验活动的，应当依照规定经批准同意，并在取得相应资格证书的实验室中进行。专门从事检测、诊断的实验室应当严格依照国务院卫生主管部门或者兽医主管部门的规定，建立健全规章制度，保证实验室生物安全。

省级以上人民政府卫生主管部门或者兽医主管部门应当自收到需要从事高致病性微生物相关实验活动的申请之日起 15 日内做出是否批准的决定。对出入境检验检疫机构为了检验检疫工作的紧急需要，申请在实验室对高致病性微生物或者疑似高致病性微生物开展进一步实验活动的，省级以上人民政府卫生主管部门或者兽医主管部门应当自收到申请之时起 2 小时内做出是否批准的决定；2 小时内未做出决定的，实验室可以从事相应的实验活动。省级以上人民政府卫生主管部门或者兽医主管部门应当为申请人通过电报、电传、传真、电子数据交换和电子邮件等方式提出申请提供方便。

新建、改建或者扩建一级、二级实验室，应当向设区的市级人民政府卫生主管部门或者兽医主管部门备案。设区的市级人民政府卫生主管部门或者兽医主管部门应当每年将备案情况汇总后报省、自治区、直辖市人民政府卫生主管部门或者兽医主管部门。国务院卫生主管部门和兽医主管部门应当定期汇总并互相通报实验室数量和实验室设立、分布情况，以及取得从事高致病性微生物实验活动资格证书的三级、四级实验室及其从事相关实验活动的情况。已经建成并通过实验室国家认可的三级、四级实验室应当向所在地的县级人民政府环境保护主管部门备案。环境保护主管部门依照法律、行政法规的规定对实验室排放的废水、废气和其他废物处置情况进行监督检查。

（2）实验室的管理　对我国尚未发现或者已经宣布消灭的病原微生物，任何单位和个人未经批准不得从事相关实验活动。为了预防、控制传染病，需要从事上述病原微生物相关实验活动的，应当经国务院卫生主管部门或者兽医主管部门批准，并在批准部门指定的专业实验室中进行。实验室使用新技术、新方法从事高致病性微生物相关实验活动的，应当符合防止高致病性微生物扩散、保证生物安全和操作者人身安全的要求，并经国家病原微生物实验室生物安全专家委员会论证；经论证可行的，方可使用。需要在动物体上从事高致病性微生物相关实验活动的，应当在符合动物实验室生物安全国家标准的三级以上实验室进行。

实验室的设立单位负责实验室的生物安全管理。实验室的设立单位应当依照规定制定科学、严格的管理制度，并定期对有关生物安全规定的落实情况进行检查，定期对实验室设施、设备、材料等进行检查、维护和更新，以确保其符合国家标准。实验室的设立单位及其主管部门应当加强对实验室日常活动的管理。实验室负责人为实验室生物安全的第一责任人。实验室从事实验活动应当严格遵守有关国家标准和实验室技术规范、操作规程。实验室负责人应当指定专人监督检查实验室技术规范和操作规程的落实情况。

从事高致病性微生物相关实验活动的实验室的设立单位，应当建立健全安全保卫制度，采取安全保卫措施，严防高致病性微生物被盗、被抢、丢失、泄漏，保障实验室及其病原微生物的安全。实验室发生高致病性微生物被盗、被抢、丢失、泄漏的，实验室的设立单位应当依照规定进行报告。从事高致病性微生物相关实验活动的实验室应当向当地公安机关备案，并接受公安机关有关实验室安全保卫工作的监督指导。

实验室或者实验室的设立单位应当每年定期对工作人员进行培训，保证其掌握实验室技术规范、操作规程、生物安全防护知识和实际操作技能，并进行考核。工作人员经考核合格的，方可上岗。从事高致病性微生物相关实验活动的实验室，应当每半年将培训、考核其工作人员的情况和实验室运行情况向省、自治区、直辖市人民政府卫生主管部门或者兽医主管部门报告。从事高致病性微生物相关实验活动应当有 2 名以上的工作人员共同进行。进入从事高致病性微生物相关实验活动的实验室的工作人员或者其他有关人员，应当经实验室负责人批准。实验室应当为其提供符合防护要求的防护用品并采取其他职业防护措施。从事高致病性微生物相关实验活动的实验室，还应当对实验室工作人员进行健康监测，每年组织对其进行体检，并建立健康档案；必要时，应当对实验室工作人员进行预防接种。在同一个实验室的同一个独立安全区域内，只能同时从事一种高致病性微生物的相关实验活动。实验室应当建立实验档案，记录实验室使用情况和安全监督情况。实验室从事高致病性微生物相关实验活动的实验档案保存期，不得少于 20 年。

实验室应当依照环境保护的有关法律、行政法规和国务院有关部门的规定，对废水、废气以及其他废物进行处置，并制定相应的环境保护措施，防止环境污染。三级、四级实验室应当在明显位置标示国务院卫生主管部门和兽医主管部门规定的生物危险标识和生物安全实验室级别标志。从事高致病性微生物相关实验活动的实验室应当制定实验室感染应急处置预案，并向该实验室所在地的省、自治区、直辖市人民政府卫生主管部门或者兽医主管部门备案。国务院卫生主管部门和兽医主管部门会同国务院有关部门组织病原学、免疫学、检验医学、流行病学、预防兽医学、环境保护和实验室管理等方面的专家，组成国家病原微生物实验室生物安全专家委员会。该委员会承担从事高致病性微生物相关实验活动的实验室的设立与运行的生物安全评估和技术咨询、论证工作。省、自治区、直辖市人民政府卫生主管部门和兽医主管部门会同同级人民政府有关部门组织病原学、免疫学、检验医学、流行病学、预防兽医学、环境保护和实验室管理等方面的专家，组成本地区病原微生物实验室生物安全专家委员会。该委员会承担本地区实验室设立和运行的技术咨询工作。

10.3.7 生物安全风险管理

从事高致病性微生物相关实验活动的实验室的设立单位，应当建立健全安全保卫制度，采取安全保卫措施，严防高致病性微生物被盗、被抢、丢失、泄漏，保障实验室及其病原微生物的安全。从事高致病性微生物相关实验活动的实验室应当向当地公安机关备案，并接受公安机关有关实验室安全保卫工作的监督指导。

从事高致病性微生物相关实验活动应当有 2 名以上的工作人员共同进行。进入从事高致病性微生物相关实验活动的实验室的工作人员或者其他有关人员，应当经实验室负责人批准。实验室应当为其提供符合防护要求的防护用品并采取其他职业防护措施。

从事高致病性微生物相关实验活动的实验室，还应当对实验室工作人员进行健康监测，每年组织对其进行体检，并建立健康档案；必要时，应当对实验室工作人员进行预防接种。在同一个实验室的同一个独立安全区域内，只能同时从事一种高致病性微生物的相关实验活动。实验室应当建立实验档案，记录实验室使用情况和安全监督情况。实验室从事高致病性微生物相关实验活动的实验档案保存期，不得少于 20 年。

10.3.8 实验室感染控制

实验室的设立单位应当指定专门的机构或者人员承担实验室感染控制工作，定期检查实验室的生物安全防护、病原微生物菌（毒）种和样本保存与使用、安全操作、实验室排放的废水和废气以及其他废物处置等规章制度的实施情况。负责实验室感染控制工作的机构或者人员应当具有与该实验室中的病原微生物有关的传染病防治知识，并定期调查、了解实验室工作人员的健康状况。

实验室工作人员出现与本实验室从事的高致病性微生物相关实验活动有关的感染临床症状或者体征时，实验室负责人应当向负责实验室感染控制工作的机构或者人员报告，同时派专人陪同及时就诊；实验室工作人员应当将近期所接触的病原微生物的种类和危险程度如实告知诊治医疗机构。接诊的医疗机构应当及时救治；不具备相应救治条件的，应当依照规定将感染的实验室工作人员转诊至具备相应传染病救治条件的医疗机构；具备相应传染病救治条件的医疗机构应当接诊治疗，不得拒绝救治。

实验室发生高致病性微生物泄漏时，实验室工作人员应当立即采取控制措施，防止高致病性微生物扩散，并同时向负责实验室感染控制工作的机构或者人员报告。负责实验室感染控制工作的机构或者人员接到报告后，应当立即启动实验室感染应急处置预案，并组织人员对该实验室生物安全状况等情况进行调查；确认发生实验室感染或者高致病性微生物泄漏的，应当进行报告，并同时采取控制措施，对有关人员进行医学观察或者隔离治疗，封闭实验室，防止扩散。

卫生主管部门或者兽医主管部门接到关于实验室发生工作人员感染事故或者病原微生物泄漏事件的报告，或者发现实验室从事病原微生物相关实验活动造成实验室感染事故的，应当立即组织疾病预防控制机构、动物防疫监督机构和医疗机构以及其他有关机构依法采取下列预防、控制措施：① 封闭被病原微生物污染的实验室或者可能造成病原微生物扩散的场所；② 开展流行病学调查；③ 对病人进行隔离治疗，对相关人员进行医学检查；④ 对密切接触者进行医学观察；⑤ 进行现场消毒；⑥ 对染疫或者疑似染疫的动物采取隔离、扑杀等措施；⑦ 其他需要采取的预防、控制措施。

医疗机构或者兽医医疗机构及其执行职务的医务人员发现由于实验室感染而引起的与高致病性微生物相关的传染病病人、疑似传染病病人或者患有疫病、疑似患有疫病的动物，诊治的医疗机构或者兽医医疗机构应当在 2 小时内报告所在地的县级人民政府卫生主管部门或者兽医主管部门；接到报告的卫生主管部门或者兽医主管部门应当在 2 小时内通报实验室所在地的县级人民政府卫生主管部门或者兽医主管部门。接到通报的卫生主管部门或者兽医主管部门应当依规定采取预防、控制措施。发生病原微生物扩散，有可能造成传染病暴发、流行时，县级以上人民政府卫生主管部门或者兽医主管部门应当依照有关法律、行政法规的规定以及实验室感染应急处置预案进行处理。

10.3.9 法律责任

BSL-3级或BSL-4级实验室未取得从事高致病性微生物实验活动的资格证书，或者已经取得相关资格证书但是未经批准从事某种高致病性微生物或者疑似高致病性微生物实验活动的，由县级以上地方人民政府卫生主管部门、兽医主管部门依照各自职责，责令停止有关活动，监督其将用于实验活动的病原微生物销毁或者送交保藏机构，并给予警告；造成传染病传播、流行或者其他严重后果的，由实验室的设立单位对主要负责人、直接负责的主管人员和其他直接责任人员，依法给予撤职、开除的处分；有资格证书的，应当吊销其资格证书；构成犯罪的，依法追究刑事责任。

卫生主管部门或者兽医主管部门违反规定，准予不符合规定条件的实验室从事高致病性微生物相关实验活动的，由做出批准决定的卫生主管部门或者兽医主管部门撤销原批准决定，责令有关实验室立即停止有关活动，并监督其将用于实验活动的病原微生物销毁或者送交保藏机构，对直接负责的主管人员和其他直接责任人员依法给予行政处分；构成犯罪的，依法追究刑事责任。

卫生主管部门或者兽医主管部门对符合法定条件的实验室不颁发从事高致病性微生物实验活动的资格证书，或者对出入境检验检疫机构为了检验检疫工作的紧急需要，申请在实验室对高致病性微生物或者疑似高致病性微生物开展进一步检测活动，不在法定期限内做出是否批准决定的，由其上级行政机关或者监察机关责令改正，给予警告；造成传染病传播、流行或者其他严重后果的，对直接负责的主管人员和其他直接责任人员依法给予撤职、开除的行政处分；构成犯罪的，依法追究刑事责任。

在不符合相应生物安全要求的实验室从事病原微生物相关实验活动的，由县级以上地方人民政府卫生主管部门、兽医主管部门依照各自职责，责令停止有关活动，监督其将用于实验活动的病原微生物销毁或者送交保藏机构，并给予警告；造成传染病传播、流行或者其他严重后果的，由实验室的设立单位对主要负责人、直接负责的主管人员和其他直接责任人员，依法给予撤职、开除的处分；构成犯罪的，依法追究刑事责任。

应杜绝各种违法违纪行为：① 未依照规定在明显位置标示国务院卫生主管部门和兽医主管部门规定的生物危险标识和生物安全实验室级别标志的；② 未向原批准部门报告实验活动结果以及工作情况的；③ 未依照规定采集病原微生物样本，或者对所采集样本的来源、采集过程和方法等未作详细记录的；④ 新建、改建或者扩建一级、二级实验室未向设区的市级人民政府卫生主管部门或者兽医主管部门备案的；⑤ 未依照规定定期对工作人员进行培训，或者工作人员考核不合格允许其上岗，或者批准未采取防护措施的人员进入实验室的；⑥ 实验室工作人员未遵守实验室生物安全技术规范和操作规程的；⑦ 未依照规定建立或者保存实验档案的；⑧ 未依照规定制定实验室感染应急处置预案并备案的。凡是实验室有上述行为之一者，应由县级以上地方人民政府卫生主管部门、兽医主管部门依照各自职责，责令限期改正，给予警告；逾期不改正的，由实验室的设立单位对其主要负责人、直接负责的主管人员和其他直接责任人员，依法给予撤职、开除的处分；有许可证件的，并由原发证部门吊销有关许可证件。

经依法批准从事高致病性微生物相关实验活动的实验室的设立单位未建立健全安全保卫制度，或者未采取安全保卫措施的，由县级以上地方人民政府卫生主管部门、兽医主管部门依照各自职责，责令限期改正；逾期不改正，导致高致病性微生物菌（毒）种、样本被盗、被抢或者造成其他严重后果的，由原发证部门吊销该实验室从事高致病性微生物相关实验活动的资格证书；造成传染病传播、流行的，该实验室设立单位的主管部门还应当对该实验室的设立单位的直接负责的主管人员和其他直接责任人员，依法给予降级、撤职、开除的处分；构成犯罪的，依法追究刑事责任。

未经批准运输高致病性微生物菌（毒）种或者样本，或者承运单位经批准运输高致病性微生物菌（毒）种或者样本未履行保护义务，导致高致病性微生物菌（毒）种或者样本被盗、被抢、丢失、泄漏的，由县级以上地方人民政府卫生主管部门、兽医主管部门依照各自职责，责令采取措施，消除隐患，给予警告；造成传染病传播、流行或者其他严重后果的，由托运单位和承运单位的主管部门对主要负责人、直接负责的主管人员和其他直接责任人员，依法给予撤职、开除的处分；构成犯罪的，依法追究刑事责任。

有下列行为之一的，由实验室所在地的设区的市级以上地方人民政府卫生主管部门、兽医主管部门依照各自职责，责令有关单位立即停止违法活动，监督其将病原微生物销毁或者送交保藏机构；造成传染病传播、流行或者其他严重后果的，由其所在单位或者其上级主管部门对主要负责人、直接负责的主管人员和其他直接责任人员，依法给予撤职、开除的处分；有许可证件的，并由原发证部门吊销有关许可证件；构成犯罪的，依法追究刑事责任：（1）实验室在相关实验活动结束后，未依照规定及时将病原微生物菌（毒）种和样本就地销毁或者送交保藏机构保管的；（2）实验室使用新技术、新方法从事高致病性微生物相关实验活动未经国家病原微生物实验室生物安全专家委员会论证的；（3）未经批准擅自从事在我国尚未发现或者已经宣布消灭的病原微生物相关实验活动的；（4）在未经指定的专业实验室从事在我国尚未发现或者已经宣布消灭的病原微生物相关实验活动的；（5）在同一个实验室的同一个独立安全区域内同时从事两种或者两种以上高致病性微生物的相关实验活动的。

认可机构对不符合实验室生物安全国家标准以及规定条件的实验室予以认可，或者对符合实验室生物安全国家标准以及规定条件的实验室不予认可的，由国务院认证认可监督管理部门责令限期改正，给予警告；造成传染病传播、流行或者其他严重后果的，由国务院认证认可监督管理部门撤销其认可资格，有上级主管部门的，由其上级主管部门对主要负责人、直接负责的主管人员和其他直接责任人员依法给予撤职、开除的处分；构成犯罪的，依法追究刑事责任。

实验室工作人员出现该实验室从事的病原微生物相关实验活动有关的感染临床症状或者体征，以及实验室发生高致病性微生物泄漏时，实验室负责人、实验室工作人员、负责实验室感染控制的专门机构或者人员未依照规定报告，或者未依照规定采取控制措施的，由县级以上地方人民政府卫生主管部门、兽医主管部门依照各自职责，责令限期改正，给予警告；造成传染病传播、流行或者其他严重后果的，由其设立单位对实验室主要负责人、直接负责的主管人员和其他直接责任人员，依法给予撤职、开除的处分；有许可证件的，并由原发证部门吊销有关许可证件；构成犯罪的，依法追究刑事责任。

拒绝接受卫生主管部门、兽医主管部门依法开展有关高致病性微生物扩散的调查取证、采集样品等活动或者依照规定采取有关预防、控制措施的，由县级以上人民政府卫生主管部门、兽医主管部门依照各自职责，责令改正，给予警告；造成传染病传播、流行以及其他严重后果的，由实验室的设立单位对实验室主要负责人、直接负责的主管人员和其他直接责任人员，依法给予降级、撤职、开除的处分；有许可证件的，并由原发证部门吊销有关许可证件；构成犯罪的，依法追究刑事责任。

发生病原微生物被盗、被抢、丢失、泄漏，承运单位、护送人、保藏机构和实验室的设立单位未依照规定报告的，由所在地的县级人民政府卫生主管部门或者兽医主管部门给予警告；造成传染病传播、流行或者其他严重后果的，由实验室的设立单位或者承运单位、保藏机构的上级主管部门对主要负责人、直接负责的主管人员和其他直接责任人员，依法给予撤职、开除的处分；构成犯罪的，依法追究刑事责任。

保藏机构未依照规定储存实验室送交的菌（毒）种和样本，或者未依照规定提供菌（毒）种和样本的，由其指定部门责令限期改正，收回违法提供的菌（毒）种和样本，并给予警告；造成传染病传播、流行或者其他严重后果的，由其所在单位或者其上级主管部门对主要负责人、直接负责的主管人员和其他直接责任人员，依法给予撤职、开除的处分；构成犯罪的，依法追究刑事责任。

县级以上人民政府有关主管部门，未履行实验室及其实验活动监督检查职责的，由有关人民政府在各自职责范围内责令改正，通报批评；造成传染病传播、流行或者其他严重后果的，对直接负责的主管人员，依法给予行政处分；构成犯罪的，依法追究刑事责任。

县级以上人民政府有关主管部门，未履行实验室及其实验活动监督检查职责的，由有关人民政府在各自职责范围内责令改正，通报批评；造成传染病传播、流行或者其他严重后果的，对直接负责的主管人员，依法给予行政处分；构成犯罪的，依法追究刑事责任。

思考题

1. 请指出《传染病防治法》规定的甲类、乙类和丙类传染病，并指出可以按照甲类传染病防控的乙类传染病有哪些？
2. 根据《病原微生物实验室生物安全管理条例》和《人间传染的病原微生物名录》的分类标准，请各类分别指出两种病原微生物，并指出高致病性病原微生物的范围，以及能够从事高致病性病原微生物研究的实验室条件。
3. 根据《病原微生物实验室生物安全管理条例》，病原微生物的保藏管理应注意哪些问题？
4. 从事高致病性病原微生物实验活动的实验室，在生物安全风险管理方面应当注意哪些问题？

（北京大学公共教学部医学人文学系 王 岳）

第二篇

医学放射安全防护与法规

11　电离辐射对健康的危害及量化

据国际原子能机构（IAEA）和世界卫生组织（WHO）报告，全世界生产的放射性同位素约80%～90%用于医学目的，医用加速器占全世界加速器总数的一半。国际辐射防护委员会（ICRP）第三委员会批准的有关文件中指出，在X射线诊断、介入放射学、核医学和放射治疗等医学领域应用辐射，无疑会给健康带来明显益处。但是，大剂量辐射（放射治疗、介入放射学）却存在十分肯定的危险，即使小的辐射剂量（如诊断剂量）也存在着有害影响。估计全世界放射工作人员大约75%在医务界，医疗照射是公众所受人工辐射照射中的最大者。因此，医学放射安全防护是医学实践中安全防护的重要组织部分。

11.1　电离辐射和核技术的双重性

11.1.1　电离辐射及其特征

在医学研究和临床实践中会遇到多种辐射，譬如，紫外线、红外线、超声波、核磁和电离辐射等，很多辐射由于它的能量低不能引起物质电离，称为非电离辐射。电离辐射是指能引起物质电离的带电粒子或不带电粒子形成的辐射。在辐射防护领域，指能在生物物质中产生离子对的辐射。电离辐射中有些属于电磁辐射，有些是粒子辐射。

电磁辐射实质上是电磁波。宇宙射线、γ射线、X射线、紫外线、可见光、红外线、微波、无线电波等都是电磁辐射。在图11-1中表示了电磁波的频率、能量和波长，只有频率大于10^{16} Hz（赫兹）、能量大于10^{2} eV（电子伏）和波长小于10^{-8} m（米）的X射线、γ射线和宇宙射线才具有电离作用。

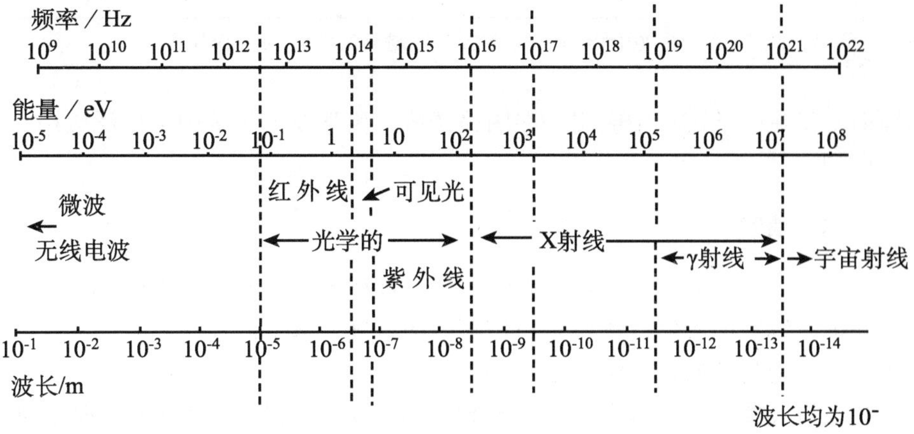

图11-1　电磁辐射波谱（Kiefer，1990）

除了能引起电离作用的高能电磁辐射外，还有几种粒子辐射也能引起物质电离，几种主要电离辐射的特征列在表 11-1 中。表中所列的 α、β 粒子及 X、γ 射线可来自放射性衰变，也可来自各种类型的加速器、原子反应堆或 X 射线机等电离辐射装置。具有放射衰变性能的核素为放射性核素（也称为放射性同位素），含有放射性核素的物质称为放射性物质。

表 11-1　几种主要电离辐射的特征

辐射种类	电荷（e 为单位）	质量（AMU）	能量* $E=MC^2$（MeV）	特征	来源
α（^4_2He）	+2	4	3727.315	氦核（^4_2He）	重原子核、放射性衰变
-β（e^-）	-1	0.00055	0.511	负电子（e^-）	放射性衰变、回旋加速器
+β（e^+）	+1	0.00055	0.511	正电子（e^+）	放射性衰变、电子对生成
质子 P	+1	1	938.256	氢核（^1_1H）	加速器
π 介子（$\pi^{\pm}$）	±1	0.15	139.58	带正负电子，质量为电子的 273 倍	加速器
氘核 D	+1	2	1875.581	氘核（^2_1H）	加速器
重核	不等	大小不等		任何被剥去一个或多个电子并被加速的原子即成电离粒子	加速器
X 射线	0	0	$1.24\times10^{-4}\sim1.24\times10^{-2}$ 0.0124～0.124 0.124～1.24	电磁辐射	X 线机、轨道电子重排列
γ 射线	0	0	$8\times10^{-3}\sim10$	电磁辐射	放射性衰变
中子	0	1	热 0.5eV 以下 慢 0.5～1keV 中 1keV～10keV 快 10keV～10MeV 高 10MeV 以上	中性（^1_0n）	原子反应堆、回旋加速器

* 按 $E=MC^2$ 计算的能量，由于在放射性核素中所处能级或加速器加速速度不同而各异

电离辐射不仅在医学实践中应用，在国民经济、科学技术领域中也广泛应用，在日常生活中也经常遇到。

11.1.2　天然本底辐射

自宇宙产生与人类形成以来，宇宙射线和放射性核素一直是人类生活环境的一个基本组成部分。引起电离辐射的放射性物质是我们呼吸的空气、脚下的地球、居住的房屋、每天吃的食物和人体组织与骨骼的天然组分之一。

图 11-2 表明人类日常生活中的电离辐射来源：大约 41%来自石头、泥土及建筑材料中的放射性气体；28%来自岩石、土壤中的放射性物质所产生的直接辐射；15%来自医疗照射，主要来自 X 射线；9%来自食物和饮料中的天然放射性核素；6%来自太空的宇宙射线；其他 1%来自高空飞行及核试验放射性落下灰等。

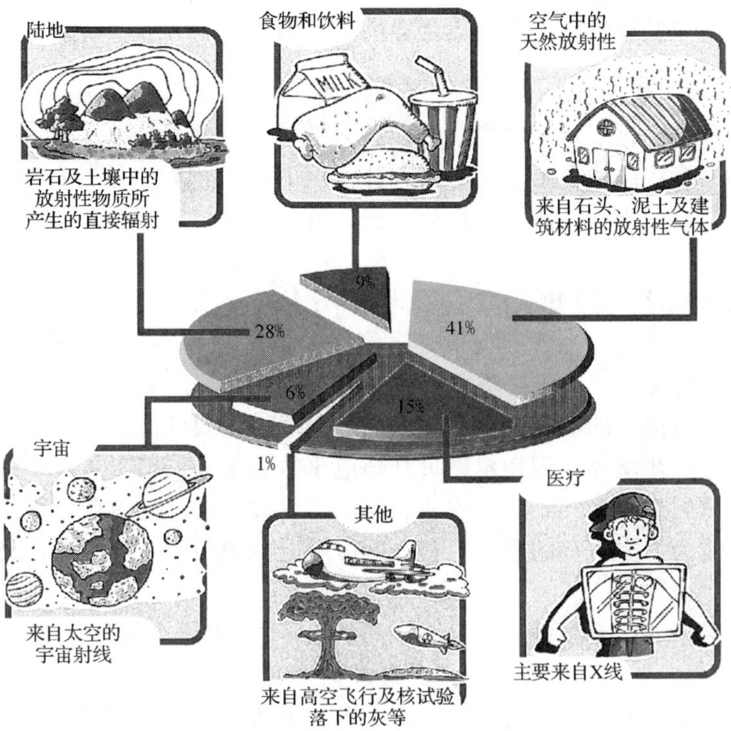

图 11－2　日常生活中的电离辐射来源

天然辐射源所致平均辐射剂量列在表 11－2 中。

表 11－2　天然辐射源所致成年人平均年辐射剂量（UNSCEAR※－2000）

辐射源	世界范围所致平均辐射剂量（mSv）	典型范围（mSv）
外照射		
宇宙射线	0.4	0.3～1.0[1)]
地面 γ 射线	0.5	0.3～0.6[2)]
内照射		
吸入（主要是氡）	1.2	0.2～1.0[3)]
食入	0.3	0.2～0.8[4)]
总　计	2.4	1～10

※联合国原子辐射效应科学委员会（UNSCEAR）
1) 从海平面到高海拔地区
2) 取决于放射性核素在土壤和建筑材料中的含量
3) 取决于室内氡气累积
4) 取决于放射性核素在食物和饮水中的含量

从前述资料中可见，人类长期生活在天然辐射环境中，居住在世界各地不同地区的居民，均受到不同剂量的电离辐射照射，就世界范围每人每年所受平均辐射剂量的总和为 2.4 毫希沃特（mSv）。在天然本底辐射环境中生活的居民，并未见对健康有明显的不良影响，现在所说的“电离辐射危害”是在人们应用射线和核能之后，由于超过了一定的剂量，出现了对人类健康影响之后才逐渐形成的概念。

11.1.3　电离辐射和放射性核素是人类生存的重要因素

自1895年伦琴（W. C. Roentgen）发现X射线，1896年贝克勒尔（H. Becquerel）发现铀的天然放射性，一百多年来电离辐射和放射性核素在医学领域的应用与日俱增。目前，它已成为诊断和治疗疾病的重要工具，患者从实施的适当诊断和治疗程序中获得巨大利益，极大地促进了医学放射学、核医学的广泛实践，其结果使得医疗照射已成为群体总辐射照射的重要组成部分。

在射线和放射性核素应用的进程中，早期由于缺乏必要的防护曾引起对工作人员和患者的伤害，用射线治疗癌症，也曾出现第二次癌症的发生。近年来在欧洲和日本由于X射线和CT的过多不恰当应用，已成为诱发癌症增加的原因之一。

随着社会的发展能源的需求大量增加，核电已成为重要的能源之一。今后，核电在能源供应的比重将会进一步增加；但切尔诺贝利核电事故又给人们留下了不幸的阴影。

各类射线和放射性核素在工业、农业、科学技术领域的广泛应用，促进了国民经济的发展和科学进步，成为人类生存的重要因素；但接触电离辐射的人群扩大，又构成影响人类健康的潜在危害。

我国电离辐射事故屡有发生，在1988～1998年的11年中全国各类事故共计发生332起，平均每年30起。受照人数966人，急性放射病14人，死亡5人（就231起事故统计，造成经济损失1476.05万元。事故原因分析：责任事故占87%，技术事故占8%。在责任事故中，管理不善占47.3%，领导失职占20.2%）。

11.1.4　核武器的杀伤因素和电离辐射的潜在危害

60多年前的1945年8月，美国在日本广岛和长崎投放的两枚原子弹，以其光辐射、冲击波、中子和γ射线的电离辐射及早期放射性落下灰造成空前的核灾难。在广岛，死亡失踪71 379人，受伤近10万人；在长崎，死亡近7万人，伤6万余人。后来，这两个地区居民的白血病、肿瘤发病率均有增加。这场灾难造成的损害至今仍在延续。

二十世纪五六十年代的核武器军备竞赛、核武器生产、核爆炸试验，对一些特定的人群造成不同程度的伤害。

二十世纪九十年代初，美军在海湾战争期间以及1999年美军又在前南联盟的领土上使用了贫铀炸弹，这种特殊的放射性炸弹又构成了对这一地区居民的危害。至今，人类遭受核武器电离辐射的危险仍然存在。按联合国原子辐射效应科学委员会（UNSCEAR）的资料，2000年人体接受来自不同照射的照射剂量平均值见表11-3。

表11-3　2000年人体接受的照射剂量平均值（UNSCEAR-2000）

来　源	人均剂量（mSv）	说　明
天然放射性	2.4	范围1～10mSv，对部分人可达10～20mSv
其中氡及氡子体	1.2	主要是内照射
医学诊断检查	0.4	范围0.04～1.0mSv
大气层核试验	0.005	1963年最高，是0.15mSv，以后逐年下降
切尔诺贝利核事故	0.002	1986年最高，是0.04mSv，以后逐年下降
核电生产	0.0002	随核电生产增加会增高，随防护改进会降低

从表 11-3 可以看出，医疗照射是人工辐射源所提供的辐射剂量最大来源，这就是我们为什么要重视医疗照射，以及如何正确对待其他能产生电离辐射的实践活动的原因。

11.2 辐射剂量和危险的量化

电离辐射对人类产生的危害目前已可以做到量化，因此，首先介绍有关衡量辐射的量。

11.2.1 常用辐射量

（1）放射（性）活度（activity，A） 放射性活度是指一定量的放射性核素在单位时间内核的衰变数，所反映的是放射性核素的核衰变率。

在给定时刻，处于一给定能态的一定量的某种放射性核素的活度 A，定义为：

$$A=\mathrm{d}N/\mathrm{d}t$$

式中：$\mathrm{d}N$ 为在时间间隔 $\mathrm{d}t$ 内该核素从该能态发生自发核跃迁数目的期望值。活度的国际制（SI）单位是秒的倒数（s^{-1}），称为贝可（勒尔）（Bq）。专用单位是居里（Ci），$1\mathrm{Ci}=3.7\times10^{10}$衰变/秒。

（2）照射量（exposure，X） 照射量是以电离本领来衡量 X、γ 射线与空气介质相互作用程度的量，是表征中等能量 X 或 γ 射线在空气中致电离能力的物理量。

$$X=\mathrm{d}Q/\mathrm{d}m$$

式中：$\mathrm{d}Q$ 是光子在质量为 $\mathrm{d}m$ 的空气中释放的全部次级电子在空气中完全被阻止时，产生的一种符号的总电荷的绝对数。照射量的国际制单位为库仑/千克（C/kg）。专用单位为伦琴（R），$1\mathrm{R}=2.58\times10^{-4}$ C/kg，$1\mathrm{C/kg}=3.876\times10^{3}\mathrm{R}$。

照射量率（exposure rate，$\dot{X}$）是单位时间的照射量，其含义为：时间间隔 $\mathrm{d}t$ 内照射量的增量 $\mathrm{d}X$ 除以 $\mathrm{d}t$ 而得的商，即：

$$\dot{X}=\mathrm{d}X/\mathrm{d}t$$

“照射量”和“照射量率”在有关国际组织文件及我国有关法规中已不使用，由“比释动能”和“参考空气比释动能率”取代，但在我国医学放射学中还沿袭使用。

（3）比释动能（kerma，K） 指非带电粒子（如 γ 射线或中子）在单位质量物质中传递给带电粒子的动能。比释动能定义为：

$$K=\mathrm{d}Etr/\mathrm{d}m$$

式中：$\mathrm{d}Etr$ 为不带电电离粒子在质量为 $\mathrm{d}m$ 的某一物质内，释出的全部带电电离粒子的初始动能的总和。比释动能的国际制单位是焦耳/千克（$\mathrm{J\cdot kg^{-1}}$），称为戈（瑞）（Gy）。

参考空气比释动能率（reference kerma rate，$\dot{K}$） 源的参考空气比释动能率是指在空气中，距源 1m 参考距离处对空气衰减和散射修正后的比释动能率，用 1m 处的 $\mu\mathrm{Gy\cdot h^{-1}}$ 表示。

（4）吸收剂量（absorbed dose，D） 表征物质吸收射线或粒子能量的电离辐射量，是一个基本的剂量学量，定义为：

$$D=\mathrm{d}\varepsilon/\mathrm{d}m$$

式中：$d\varepsilon$ 为电离辐射授予某一体积元中的物质的平均能量；dm 为在这个体积元中的物质的质量。

能量可以对任何确定的体积加以平均，平均能量等于授予该体积的总能量除以该体积的质量而得的商。吸收剂量的国际制单位是焦耳/千克（$J \cdot kg^{-1}$），称为戈（瑞）（Gy）。专用单位“拉德”（rad），1 拉德等于 100 尔格/克（erg/g）。1Gy＝100rad，1rad＝0.01Gy。吸收剂量是一宏观量，它是表征物理效应的辐射量。

吸收剂量率（absorbed dose rate，$\dot{D}$） 指单位时间的吸收剂量，即单位时间内授予单位质量物质的电离辐射的平均能量。吸收剂量率$\dot{D}$可定义为：在时间间隔 dt 内所吸收的剂量增量 dD 除以 dt 的商，即 dD/dt。吸收剂量率的国际制单位是 $Gy \cdot s^{-1}$，专用单位是 $rad \cdot s^{-1}$。

（5）当量剂量（equivalent dose，H_T） 当量剂量 H_T 定义为：

$$H_T = D_{T \cdot R} \cdot W_R$$

式中：$D_{T \cdot R}$为辐射 R 在器官和组织 T 内产生的平均吸收剂量；W_R 为辐射 R 的辐射权重因子。

当辐射场是由具有不同 W_R 值的不同类型的辐射所组成时，当量剂量为：

$$H_T = \sum_R W_R \cdot D_{T \cdot R}$$

当量剂量的国际制单位是 $J \cdot kg^{-1}$，称为希（沃特）（Sv）。专用单位为“雷姆”（rem）。1Sv＝100rem，1rem＝0.01Sv。

当量剂量率（equivalent dose rate，$\dot{H}_T$） 指单位时间内的当量剂量，即：

$$\dot{H}_T = dH_T/dt$$

式中：$\dot{H}_T$ 为当量剂量率，dH_T 为在 dt 时间内当量剂量的增量。

当量剂量率的国际制单位是 $Sv \cdot s^{-1}$，专用单位为 $rem \cdot s^{-1}$。

辐射权重因子（radiation weighting factor，W_R），指根据辐射防护目的，对吸收剂量乘以的因子，用于考虑不同类型辐射的相对危害效应（包括对健康的危害效应）（表 11－4）。

表 11－4 辐射权重因子［《电离辐射防护与辐射源安全基本标准（GB18871－2002）》］

辐射的类型及能量范围	辐射权重因子 W_R
光子，所有能量	1
电子及介子，所有能量[1)]	1
中子，能量＜10keV	5
10keV～100keV	10
＞100keV～2MeV	20
＞2MeV～20MeV	10
＞20MeV	5
质子（不包括反冲质子），能量＞2MeV	5
α 粒子、裂变碎片、重核	20

[1)] 不包括原子核发射的俄歇电子，此种情况下需进行专门的微剂量测定考虑

（6）有效剂量（effective dose，E） 有效剂量 E 被定义为人体各种组织或器官的当量

剂量乘以相应的组织权重因子的和。

$$E = \sum_{T} W_T \cdot H_T$$

式中：H_T 为组织或器官 T 所受的当量剂量；W_T 为组织或器官 T 的组织权重因子。

由当量剂量的定义可以得到：

$$E = \sum_{T} W_T \cdot \sum_{R} W_R \cdot D_{T\cdot R}$$

式中：W_R 为辐射 R 的辐射权重因子；$D_{T\cdot R}$为组织或器官 T 内的平均吸收剂量。

有效剂量的国际制单位是 $J \cdot kg^{-1}$，称为希（沃特）(Sv)。专用单位为“雷姆”(rem)。1Sv=100rem，1rem=0.01Sv。

组织权重因子（tissue weighting factor，W_T），指根据辐射防护的目的，组织或器官的当量剂量所乘以的因子，乘以该因子是为了考虑不同器官或组织对发生辐射随机性效应的不同敏感性（表 11－5）。

表 11－5　组织权重因子［《电离辐射防护与辐射源安全基本标准（GB18871－2002）》］

组织或器官	组织权重因子 W_T	组织或器官	组织权重因子 W_T
性腺	0.20	肝	0.05
（红）骨髓	0.12	食管	0.05
结肠[1)]	0.12	甲状腺	0.05
肺	0.12	皮肤	0.01
胃	0.12	骨表面	0.01
膀胱	0.05	其余组织或器官[2)]	0.05
乳腺	0.05		

1) 结肠的权重因子适用于在大肠上部和下部肠壁中当量剂量的质量平均

2) 为进行计算用，表中其余组织或器官包括肾上腺、脑、外胸区域、小肠、肾、肌肉、胰、脾、胸腺和子宫。在上述其余组织或器官中如果有一个组织或器官受到超过表中 12 个规定了权重因子的器官的最高当量剂量时，该组织或器官应取权重因子 0.025，而余下的其余组织或器官所受的平均当量剂量亦应取权重因子 0.025

ICRP 新建议案中将对部分组织权重因子做适当的修订

（7）集体有效剂量（collective dose，S）　是群体所受的总辐射剂量的一种表示，对于一给定的辐射源受照群体所受的总有效剂量 S，定义为：

$$S = \sum_{i} E_i \cdot N_i$$

式中：E_i 为群体分组 i 中成员的平均有效剂量；N_i 为该分组的成员数。

集体有效剂量的国际制单位是 $J \cdot kg^{-1}$，称为希（沃特）(Sv)。有效剂量的国际制单位和专用单位与当量剂量相同。

上述常用辐射量中，放射（性）活度是表征放射性物质的放射性强弱；照射量是表征电离辐射源对空气的电离本领大小；吸收剂量、当量剂量、有效剂量是涉及物体（包括人体）的剂量学量，这些剂量学量和受照个体有关，各辐射量之间的关系见图 11－3。

为了某种目的，例如，在意外辐射事故情况下，为评估事故造成的危害严重性，需要考虑受照个体的人数，从而导致应用集体有效剂量。

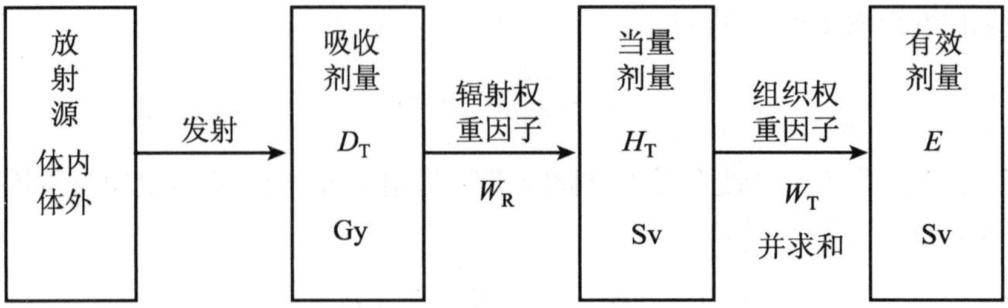

图 11－3 吸收剂量、当量剂量和有效剂量之间的关系

11.2.2 危险的量化

通常讲某种物质或因子对人类的危害，是指它所产生的健康不良影响的可能性。在辐射防护中需要对照射的后果进行估计，也就是对可能产生的危险进行量化。要进行量化，首先要对受照的个体或群体进行剂量估算。

在电离辐射实践中，受照的事例绝大多数是小剂量、低剂量率的照射。ICRP 尽可能利用已观察到的人类受照资料做出普遍性的结论。但是在很多情况下，获得普遍结论的流行病学研究资料是来自大剂量和高剂量率，要对小剂量、低剂量率照射条件下对健康危害的发生概率做出评估是比较困难的。所以，流行病学调查必须辅以关于辐射效应机制的生物学研究，以求能以某种置信度将来自大剂量、高剂量率的流行病学调查结果外推到这些较小的剂量和较低的剂量率的照射。而且，流行病学研究的随访时间长度很难达到足以观察到受照人群全部死亡，所以需要一种预测模型以便由不完整的数据估算出终生危险。所研究的受照群体的情况永远不会与需要危险估计值的群体的情况一样，所以必须将结果在人群之间进行转移。

总之，危险的量化需要做以下几项工作：① 辐射生物效应研究；② 辐射流行病学调查；③ 受照群体的剂量估算；④ 辐射致终生危险预测模型；⑤ 人群外推和人群危险转移模型。

ICRP 利用日本原子弹爆炸资料进行了：① 剂量外推，② 时间外推，③ 人群外推，最后获得适用于世界各地的危险系数。危险量化常采用的指标有：① 标称致死系数（%/Sv）；② 标称危害系数（%/Sv）；③ 随机效应的标称概率系数（%/Sv）。

标称系数的值是一个归一化的具有典型年龄分布和典型基线死亡率及癌发生率的两种性别人群的数值。

11.3 电离辐射安全应用的生物学依据

11.3.1 电离辐射的生物学效应

电离辐射的生物学效应是一个非常复杂的过程。根据现有研究，对电离辐射作用后生物效应发展过程中的主要阶段，可归纳、表示在图 11－4 中。

电离辐射的生物学效应，可分为物理阶段、物理-化学阶段、化学阶段和生物阶段共四个阶段，每个阶段的效应分别是：

（1）物理阶段　电离辐射作用于机体的生物大分子和水，吸收能量引起电离或激发，这

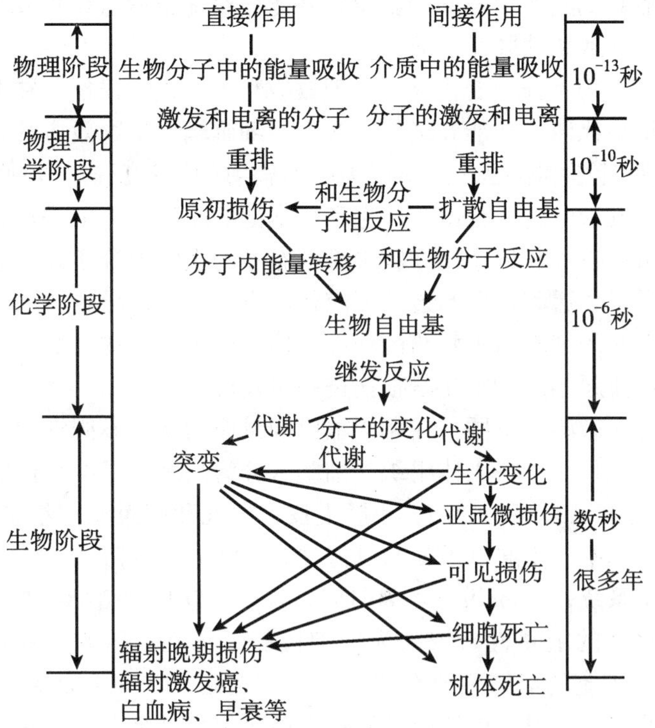

图 11－4 电离辐射生物学效应发展过程

一过程在瞬间完成，然后进入物理-化学阶段。

（2）物理-化学阶段 被电离、激发及超激发的分子不稳定，发生能量的迁移和转换，和激发的分子发生重排，形成各种类型的自由基。

自由基（free radical）是指能够独立存在于原子核外，带有一个或多个未配对电子的原子、分子、基团或离子，其特点是不稳定性、高反应活性和顺磁性。绝大多数自由基不稳定，寿命很短；自由基化学性质非常活泼，反应活化能低，有很高的反应速率常数，有时通过反应生成的新自由基继续与原反应物作用，形成连锁反应，双自由基氧与生物靶分子自由基反应发生氧固定，造成不易修复的损伤；自由基的顺磁性是应用电子顺磁共振研究自由基反应的基础，在发生意外照射时，可用顺磁共振方法进行物理剂量的估算。

（3）化学阶段 扩散的自由基作用于生物大分子（主要的靶分子是脱氧核糖核酸 deoxyribonucleic acid，DNA；继 DNA 之后，细胞膜也被认为是另一个辐射靶），这一过程可以通过直接作用（吸收辐射能和出现效应是同一分子）也可以通过间接作用（吸收辐射能的原初事件发生在一种分子上，效应出现在另一分子上）由水射解产生的自由基完成，生物大分子只有处在带电粒子的径迹上时才能直接被电离和激发。据估计，X 射线对哺乳类动物细胞 DNA 的损伤，75％是由水的射解产物 $OH^{\bullet}$ 所引起。这一阶段 DNA 和 RNA 的损伤开始，酶的激活和灭活发生，细胞内巯基含量下降，脂质过氧化物开始产生。辐射损伤产生的稳定和亚稳定的异常产物的毒性开始出现。在辐射引起的细胞内的各种损伤中，最重要的是 DNA 的损伤。大量资料指出，DNA 是受照细胞中的主要靶子。细胞内复杂的酶介导修复系统可使损伤的 DNA 得以修复。修复过程也可能发生错误，如果错误修复事件发生在 DNA

的重要部位，则可能对细胞产生长期的影响，并能导致细胞增殖死亡或在存活细胞中引起稳定的遗传变化或最终导致恶性肿瘤的转化。

（4）生物阶段　生物大分子变化导致生理效应和生物化学损伤，在电离辐射所致分子变化的基础上，发生细胞代谢、功能和结构的改变，细胞辐射生物效应开始出现。

上述物理、物理-化学和化学三个阶段为电离辐射的原初反应。在此过程中辐射能量的吸收和传递、分子激发和电离、自由基产生和化学键的断裂等，都是在有高度精密组织的生物体内进行的。能量的吸收和传递使细胞中排列有序的生物大分子处于激发和电离状态，特殊的生物学结构使电子传递和自由基连锁反应得以进行，这样导致一系列继发反应。由于亚细胞结构的破坏，引起的细胞内水解酶的释放，信号转导网络的改变或破坏、代谢的方向性和协调性的紊乱，促使原始的生物化学损伤进一步发展。

由于各种细胞辐射敏感性不同，在相同辐射剂量作用下，不同细胞出现的损伤程度也有所不同。按辐射敏感性程度可将人体组织、细胞区分为高度、中度、低度敏感和不敏感四大类：① 高度敏感，为淋巴组织、骨髓、小肠上皮、睾丸和卵巢滤泡细胞；② 中度敏感，为角膜、晶状体、内皮细胞、皮肤（毛囊）、肝、肺、肾和唾液腺；③ 轻度敏感，为中枢神经系统、心脏和内分泌系统；④ 不敏感，为肌肉、骨骼、软骨和结缔组织。

亚细胞及分子水平的敏感性，依次为细胞核的敏感性＞胞浆的敏感性，DNA 的敏感性＞RNA＞蛋白质。细胞的损伤主要有两个，一个是死亡，一个是突变。由细胞构成的器官系统因细胞损伤的多少，引起机体内一系列生理变化，直至发生多种局部的和整体的、近期的和远后期的病理学改变。

11.3.2　电离辐射对人类的有害效应

构成生物机体的细胞是生物体形态和功能的基本单位。电离辐射的生物效应是以细胞的效应为基础的。人类利用电离辐射的生物效应进行了疾病的诊断与治疗，从辐射防护角度，关心的是对人类的有害效应（图 11-5）。

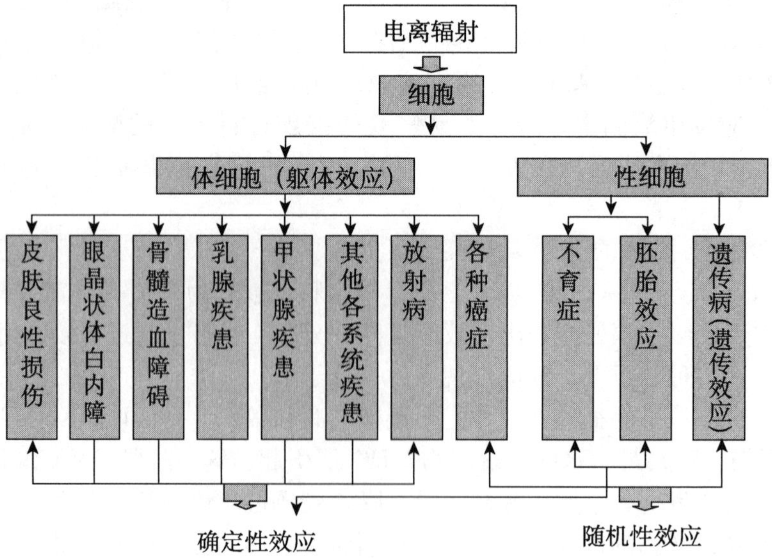

图 11-5　电离辐射对人的有害影响

（1）电离辐射生物学效应的分类

① 躯体效应与遗传效应：构成机体的细胞可区分为体细胞和性细胞两大类。体细胞损伤引起躯体效应，是指出现在受照者本身的效应。躯体效应又可区分为全身效应和局部效应。性细胞的损伤引起遗传效应，是影响到受照者后代的效应。

② 早期效应与延迟效应：按生物效应出现的时间，可区分为早期效应和延迟效应，国际放射防护委员会（ICRP）有关出版物定义了辐射早期效应，即效应发生在受照后的几个星期内，以及辐射延迟效应，即发生在数月甚至数年后。早期效应，如急性放射病、急性皮肤损伤等。延迟效应，如慢性放射病、辐射致白血病、辐射致癌、放射性白内障、辐射致遗传效应等。延迟效应的部分原因是，某些类型组织细胞自我更新率缓慢和某些具有分裂功能的组织细胞群死亡。细胞间信号途径在调节不同组织器官功能中发挥重要作用，该复杂系统的功能失调是延迟效应的另一个原因。对于一些组织而言，不同类型损伤的发生会有不同的潜伏期。根据临床放射治疗的资料显示，延迟损伤发生率在放射治疗后的 10 年开始有所上升。

③ 随机性效应和确定性效应（必然性效应）：ICRP 自 26 号出版物（1977 年）从放射防护的角度，将电离辐射的生物效应划分为非随机性效应和随机性效应［60 号出版物（1990 年）将非随机效应改称为确定性效应］。ⓐ 随机性效应（stochastic effect）：是发生几率与剂量呈正比而严重程度与剂量无关的辐射效应。一般认为在辐射防护感兴趣的低剂量范围内，这种效应的发生不存在阈值。辐射随机性效应被认为是辐射引起体细胞和性细胞突变的结果，可以分别导致致癌效应和遗传病（遗传突变）。ⓑ 确定性效应（deterministic effect）：通常情况下存在剂量阈值的一种辐射效应，超过阈值时，剂量愈高则效应的程度愈大。辐射确定性效应是当剂量达到一定水平，死亡细胞超过一定数量，超出细胞增殖补充和代偿能力后必然出现的效应。由于是由先前事件决定的，因此被称为确定性效应或译为必然性效应。确定性效应包括除了癌症以外的躯体效应和胚胎效应、不育症。确定性效应的阈剂量大约是 0.1～0.2Gy。

在即将公布的 ICRP 最新建议案中，又提出了“组织反应（tissue reactions）”的概念，有取代确定性效应的可能性。

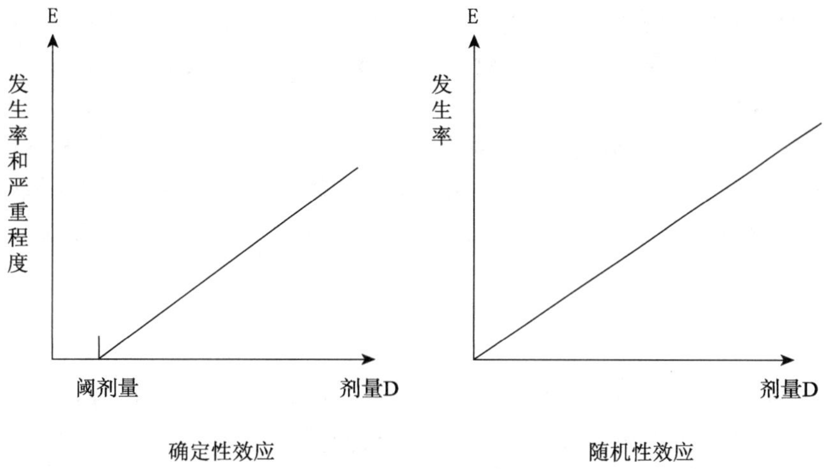

图 11－6　确定性效应和随机性效应发生率和严重程度与剂量关系的模式图

与辐射生物效应有关的还有两个重要概念。① 危害（detriment）：因受某一辐射源的照射，受照者及其后代所经受的总的伤害。② 危险（risk）：一个用于表示与实在照射或潜在照射有关的危害、损害的可能性或伤害后果等的多属性量。它与诸如特定有害后果可能发生的概率及此类后果的大小和特性等量有关。

（2）辐射生物学效应的影响因素　辐射生物学效应的大小受很多因素的影响。

① 与辐射有关的因素：射线或粒子的种类、辐射剂量、剂量率；照射面积、部位及均匀度；内、外照射方式；单次照射、多次照射或持续照射等。

A. 辐射的种类：在与辐射有关的因素中特别提出的是射线或粒子的种类，电离辐射与物质作用时发生的电离和激发在空间不是任意散在，而是沿着粒子的径迹分布，其状态取决于辐射的类型、各种带电粒子的电荷与质量的比值及运动速度等。按照对物质的电离本领，用传能线密度作为表述辐射品质的辐射量之一。

传能线密度（linear energy transfer，LET）：荷电粒子在组织（或其他介质中）经过一定距离时由于碰撞而损失的能量，传能线密度的国际制（ST）单位是 J/m，也可以使用 keV/μm。一般，LET＞3.5keV/μm 称为高 LET 辐射（high-LET radiation），如：α 粒子、中子、质子和反冲核、重离子等；＜3.5keV/μm 称为低 LET 辐射（low-LET radiation），如：X 射线、γ 射线、电子等。

ICRP－60 用辐射权重因子（W_R）反映不同辐射种类的生物效应的差别。

B. 辐射剂量：辐射剂量愈大产生的辐射效应愈明显。

C. 照射条件：剂量率：为单位时间内机体组织所吸收的剂量。剂量率越大，效应越显著；但当剂量率达到一定程度后，它与效应之间的关系不成比例。时间因素：集中照射，在短时间内一次大剂量照射，产生的效应大，超过一定的剂量即可引起急性放射病；分次照射，总剂量和剂量率相同的条件下效应小于一次大剂量照射，分次越多，效应越小，在临床治疗恶性肿瘤时多采用分次照射。照射体积（面积）和部位：全身照射效应大于局部照射效应；对于大多数组织而言，照射体积（面积）越大，组织反应越明显，如皮肤早期反应的体积效应，是由于大面积照射后，来自周边的细胞迁移愈合非常有限，降低了愈合能力；延迟效应的体积效应与组织结构有关，如脊髓组织按功能系列呈区域分布，照射体积越大，功能丧失的几率越大、越多，修复的机会越少。照射部位不同效应不同，当照射剂量和剂量率相同时，腹部效应＞盆腔效应＞头、颈部效应＞胸部效应＞四肢效应。均匀度，一般情况下，均匀照射效应＞不均匀照射效应。

D. 照射方式：外照射，指放射源在体外，其效应：γ＞β＞α，效应的大小与放射源的强度、距离、屏蔽物的性质有关。内照射，指放射源在体内（放射性核素引入体内），其效应：α＞β＞γ，效应的大小与核素进入的途径（血管注入、口服、吸入、皮肤吸收）、在体内的分布、代谢速率、物理特性、半衰期有关。

② 与受照机体有关的因素：机体辐射的敏感性，包括生物种系敏感、个体敏感性。个体敏感性包括年龄、性别、生理状态、营养状况、遗传特性等。ICRP－60 用组织权重因子（W_T）表述器官或组织的辐射敏感性（radio sensitivity）。现代医学研究证实，人类存在癌的遗传易感性，因此，辐射致癌危险不完全是随机的，某些具有家族致癌危险的人，辐射诱发癌的几率高于一般人群。另外，还需要特别提及的是胚胎效应，这是一种特殊的非随机效应（确定性效应）。

③ 与环境有关的因素有温度效应、氧效应、防护效应和增敏效应等：ⓐ 温度效应

(temperature effect)：受照机体其体内外环境中温度的变化，可直接影响辐射生物效应。ⓑ 氧效应（oxygen effect）：受照组织、细胞或溶液系统，其辐射效应随周围介质中氧浓度的增加而增加。ⓒ 防护效应（protection effect）：在溶液体系中存在其他物质时使一定剂量辐射对溶质的损伤效应降低。ⓓ 辐射增敏剂：某些化学物质与射线合并应用能增加细胞的致死效应。

11.3.3　出生后受电离辐射照射与出生前受电离辐射照射所致危险

（1）出生后受电离辐射照射所致危险

① 确定性效应

A. 急性放射病（acute radiation sickness）：人体一次或短时间（数日）内分次受到大剂量的外照射，根据剂量大小可引起全身性的骨髓型急性放射病（bone morrow form acute radiation sickness）、肠型急性放射病（intestinal form acute radiation sickness）、脑型急性放射病（cerebral form acute radiation sickness）。不同程度骨髓型急性放射病的初期表现和受照剂量下限，列于表 11-6。

表 11-6　骨髓型急性放射病的初期反应和受照剂量下限（GB 8280-2000）

分度	初期表现	照后 1～2 天淋巴细胞绝对数最低值（$\times10^9$/L）	受照剂量下限（Gy）
轻度	乏力、不适、食欲减退	1.2	1.0
中度	头昏、乏力、食欲减退、恶心、1～2h 后呕吐、白细胞数短暂上升后下降	0.9	2.0
重度	1h 后多次呕吐、腹泻、腮腺肿大、白细胞数明显下降	0.6	4.0
极重度	1h 内多次呕吐和腹泻、休克、腮腺肿大、白细胞数急剧下降	0.3	6.0

骨髓型急性放射病的临床表现和分度见表 11-7。

表 11-7　骨髓型急性放射病的临床诊断依据（GB 8280-2000）

分期和分度		轻度	中度	重度	极重度
初期	呕吐	－	＋	＋＋	＋＋＋
	腹泻	－	－	－～＋	＋～＋＋
极期	照后（d）	极期不明显	20～30	15～25	＜10
	口咽炎	－	＋	＋＋	＋＋～＋＋＋
	最高体温（℃）	＜38	38～39	＞39	＞39
	脱发	－	＋～＋＋	＋＋＋	＋～＋＋＋
	出血	－	＋～＋＋	＋＋＋	－～＋＋＋
	柏油便	－	－	＋＋	＋＋＋
	腹泻	－	－	＋＋	＋＋＋
	拒食	－	－	±	＋
	衰竭	－	－	＋＋	＋＋＋
	白细胞最低值（$\times10^9$/L）	＞2.0	1.0～2.0	0.2～1.0	＜0.2
受照剂量下限（Gy）		1.0	2.0	4.0	6.0

注：＋、＋＋、＋＋＋分别表示轻、中、重

极重度骨髓型、肠型和脑型急性放射病的临床主要表现见表 11－8。

表 11－8 三型急性放射病的临床鉴别诊断要点（GB 8280－2000）

项目	极重度骨髓型	肠型	脑型
共济失调	－	－	＋＋＋
肌张力增强	－	－	＋＋＋
肢体震颤	－	－	＋＋
抽搐	－	－	＋＋＋
眼球震颤	－	－	＋＋
昏迷	－	＋	＋＋
呕吐胆汁	±	＋＋	＋～＋＋
稀水便	＋	＋＋＋	＋
血水便	－	＋＋＋	＋
柏油便	＋＋＋	－～＋＋	±
腹痛	－	＋＋	＋
血红蛋白升高	－	＋＋	＋＋
最高体温，(℃)	＞39	↑或↓	↓
脱发	＋～＋＋＋	－～＋＋＋	－
出血	－～＋＋＋	－～＋＋	－
受照剂量（Gy）	6～10	10～50	＞50
病程（d）	＜30	＜5	＜5

注：＋＋＋表示严重，＋＋为中度，＋为轻度，－为不发生

B. 外照射慢性放射病（chronic radiation sickness from external exposure）（8281－2000）：放射工作人员在较长时间内连续或间断受到超当量剂量限值的外照射，达到一定累积当量剂量后引起的以造血组织损伤为主并伴有其他系统改变的全身性疾病。

有长期连续或间断超当量剂量限值照射史，累积当量剂量达到或超过 1.5Sv。接触射线以前身体健康，接触数年后出现明显的无力型神经衰弱症状，其症状消长与脱离及接触射线有关。可以有出血倾向。接触射线以前造血功能正常，接触数年后，血象经多次动态观察证明造血功能异常（采血部位应固定，以便自身对照）。白细胞总数自身对照有进行性降低，并较长时间（6～12 个月）多次检查（10 次以上）持续在 4.0×10^9/L 以下，可伴有血小板数长期低于 80×10^9/L，红细胞数减少（男性低于 3.5×10^{12}/L；女性低于 3.0×10^{12}/L）和血红蛋白量降低（男性低于 110g/L；女性低于 100g/L）。骨髓增生活跃或偏低下；或某一系细胞生长不良或成熟障碍。可伴有免疫力降低、生殖功能降低、肾上腺皮质功能降低、甲状腺功能降低、物质代谢紊乱。脱离射线和积极治疗后可减轻或恢复。

C. 内照射放射病（radiation sickness from internal exposure）（8284－2000）：经物理、化学等手段证实，有过量放射性核素进入人体，致其受照情况符合下述条件之一：一次或短时间（数日）进入体内的放射性核素，使全身在比较短的时间（几个月）内，均匀或比较均匀地受到照射，使其有效累积当量剂量可能大于 1.0Sv（依据个人剂量档案）；在相当长的时间内，放射性核素连续多次进入体内；或者较长有效半减期的放射性核素一次或多次进入

体内，致使机体放射性核素摄入量超过相应的年摄入量限值几十倍以上。内照射放射病的临床表现，或以与外照射急性放射病相似的全身性表现为主，或以该放射性核素靶器官（受放射性核素能量作用的器官称为靶器官，与此相应的，沉积放射性核素的器官为源器官）的损伤为主，并往往伴有放射性核素初始进入体内途径的损伤表现。

D. 局部放射损伤：电离辐射的确定性效应，除上述全身性疾病外，还有一些局部受照的确定性效应，将这些效应的近似吸收剂量阈值，列于表 11－9 中。

表 11－9　全身和局部受 X 射线和 γ 射线照射，产生确定性效应的近似吸收剂量阈值（引自 ICRP 辐射与您的患者：执业医师指南）

器官/组织	效　应	吸收剂量阈值（mGy）	
		短期照射（单次剂量）	长期照射（年剂量，迁延多年）
睾丸	暂时不育	150	400
	永久不育	3500～6000	2000
卵巢	不育	2500～6000	>200
晶状体	可检出的混浊	500～2000	>200
	视力障碍（白内障）	5000	>200
骨髓	造血功能抑制	500	>200
皮肤	红斑（干性脱屑）	2000	—
	湿性脱屑	18 000	—
	表皮和深部皮肤坏死	25 000	—
	皮肤萎缩伴并发症及毛细血管扩张	10 000～12 000	1000
全身	急性放射病（轻度）	1000	—

图 11－7 给出了吸收剂量与确定性效应之间的关系，低于阈剂量就诊断不出效应，随着剂量的增加，损伤程度就会明显加重，在某种情况下是急剧加重，但当达到一定剂量发生频率不再增加。

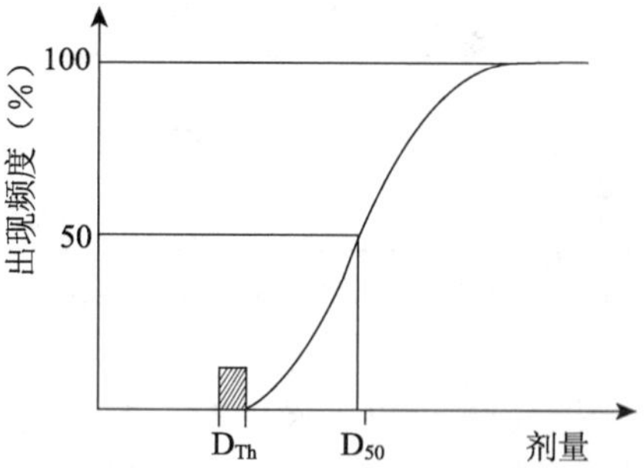

图 11－7　辐射引起确定性效应（杀死细胞）的一般剂量效应关系（D_{Th}，剂量阈值）

② 随机性效应：ICRP 采用“危害”的概念来表示随机性效应所致的健康危害，这是通过用一个考虑了将会发生不同癌症以及附带的危害较小的非致死性病例、引起生命缩短了预期长度的因子，对各器官和组织的致死概率系数进行加权而得到的，另外加上遗传性疾病。最好能将“危害”看作是，可诱发被判断为相当于造成 15 年寿命损失的一例死亡的总危害概率。组织权重因子就是由“危害”这一含义导出的。人们给出了组织和器官当量剂量以及有效剂量的危害系数。

表 11－10 为一汇总表。观察到的人类数据涉及大剂量（通常大于 1Gy），并往往为高剂量率。为推导表 11－11 中的正常情况下人们所经历的小剂量和低剂量率的系数，已经使用了一个其数值为 2 的减缓因子（称为剂量和剂量率效能因子，dose and dose rate effectiveness factor，DDREF）。这种经减小的系数，适用于所有放射诊断剂量以及放射治疗时在远离靶组织处组织中的大部分剂量。

表 11-10 器官当量剂量和有效剂量的标称致死系数和标称危害系数[1]（ICRP-73）

器官或组织	标称致死系数（%/Sv）	标称危害系数（%/Sv）
膀胱	0.33	0.29
骨髓	0.50	1.04
骨表面	0.05	0.07
乳腺（女性）	0.40	0.73
结肠	0.85	1.04
肝	0.15	0.16
肺	0.85	0.80
食管	0.30	0.24
卵巢（女性）	0.20	0.24
皮肤	0.02	0.04
胃	1.10	1.00
甲状腺	0.08	0.15
其余器官[2]	0.50	0.59
小计	5.00	5.92
性腺	严重遗传疾病的概率 1.0	遗传性危害 1.33
总计	5.0	7.3
（约整数）	（癌症，全身均匀照射）	（包括遗传性危害）

[1] 这些标准系数是所有年龄的、男女各半的全部人口的平均值（除外女性的乳腺和卵巢）。为获得人数相等的女性和男性的数值，需将表中的值除以 2。这些系数可应用于诊断过程伴有的中等小剂量和低剂量率的情况

[2] “其余器官”包括肾上腺、脑、呼吸道胸外段、小肠、肾、脾、胸腺和子宫

通过对广岛和长崎原子弹爆炸 8 万多名幸存者最近 50 年的详细跟踪调查表明，在12 000名癌症病例中，辐射引起的超额死亡略低于 700 例。也就是说，在幸存者中出现的癌症，约 6%与辐射有关。

表 11-11 随机性效应的标称概率系数（单位有效剂量的概率）（ICRP-73）

受照人群	危害[1]（%/Sv）			总计
	致死癌症[2]	非致死癌症	严重遗传效应	
成年工作人员	4.0	0.8	0.8	5.6
全部人口	5.0	1.0	1.3	7.3

[1] 约整值；[2] 对于致死性癌症的总体，危险系数等于概率系数

图 11-8 给出了癌症的一般剂量-效应关系。由 X 或 γ 射线引起的癌症，这种效应频度会随剂量的增加而增加，达到最大值后曲线趋于平稳，剂量再高，曲线有可能下降。

在曲线的最低点，当剂量大约 100～200mGy 时，不易测到任何潜在的效应。这是由于统计学不确定度所造成的，因为存在大量自发癌症和混杂因素的影响。对这种不确定度不能做出解释，因为存在着剂量阈值。可以假定，在低剂量区（<200mGy）效应的概率会随剂量成比例增加。

在非照射人群中，这种效应（突变、癌症）有自发频度（F_0），很难把它与辐射引起的效应定量地区分开。因为，辐射引起的突变或癌症，与在未受照个体中发生的病例，有相同的形态学、生物化学和临床等特征。

（2）出生前受电离辐射照射所致危险 虽然为防止怀孕患者和怀孕工作人员的胎儿受到照射已作了专门的努力，但还是时有照射发生。辐射照射对胚胎的效应，取决于照射发生相

对于受精的时间。受精后 3 周内的胚胎受照，出生后似乎不会出现确定性效应和随机性效应。动物实验资料表明，在主要器官形成期（受精后 4～12 周），受照时处于发育中的器官有可能出现畸形。这种效应是典型的确定性效应，根据动物实验估算，人类的阈值范围是 0.1～0.5Gy。

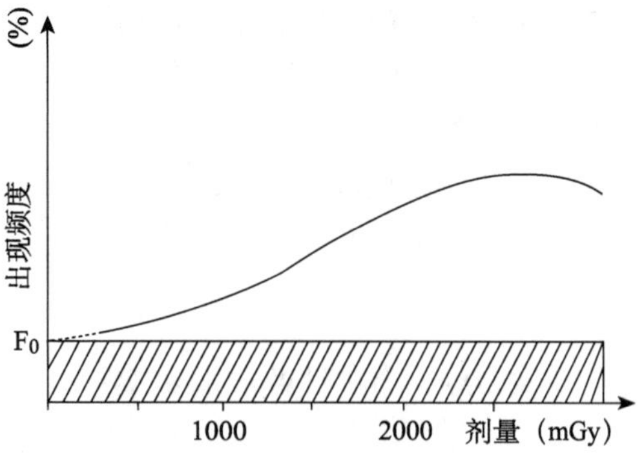

图 11-8 辐射引起随机性效应

（γ 射线照射后的癌症发病率的一般剂量-效应关系）

注：阴影部分表示非受照人群的对照发病率。虚线部分表示向最低剂量的外推，此处无相应效应的直接证据

对于人类，受精卵在胚胎植入前期（人妊娠 0～9 天）受到照射，胚胎或正常发育或死亡；器官形成期（人妊娠 9～42 天）受到照射，胎儿死亡率下降、畸形发生率（特别是神经系统）增高；胎儿期受到照射，畸形率和死亡率都下降，只有分化较晚的脑、眼和性腺易发生畸变，出生后出现贫血、白血病、癌症和智力障碍等。

受精 3 周到妊娠期末的期间，辐射照射有可能诱发随机性效应，如癌症发生概率增高。虽然目前的资料尚不一致，不过，ICRP 仍假定标称死亡概率系数与儿童期的大致相同。

有研究者报道，广岛和长崎的某些在子宫内受照的儿童，其智商（IQ）比预期的要低。这些资料与 IQ 的分布曲线随剂量的增加而全面向低值方向平移是一致的。ICRP 假定这种移动与剂量成正比。一个大约为每希沃特 30 个 IQ 的系数涉及受精后 8～15 周期间所受剂量。据此，一个大约 100mSv 的剂量可能引起个体 IQ 的变化不会超过 3 个 IQ。临床上不能分辨出小的 IQ 移动。受精后 16～25 周受照，对 IQ 的影响较不明显，而在其他期间，未观察到受照对 IQ 有影响。IQ 的所有观察结果都涉及大剂量和高剂量率。

11.3.4 辐射防护的生物学依据

ICRP 自 26 号出版物（1977 年）将电离辐射的生物效应划分为非随机性效应（确定性效应、必然性效应）和随机性效应。目前，受大剂量照射对人类健康的影响认识比较清楚，控制确定性效应的发生也是有效的，但对低剂量（率）辐射效应，存在低剂量有益、有阈有害和线性无阈有害三种观点。

（1）低剂量有益　认为低剂量的电离辐射具有刺激作用，可刺激生物生长、发育，还发现可增强动物和人体的免疫功能，降低肿瘤发生率等现象，被称为兴奋效应。根据这种观点认为低水平电离辐射可能具有有益效应。

（2）有阈有害　认为受到一定剂量（阈剂量）以上的照射时，机体才会出现有实际意义的损害，低于这个剂量观察不到损害，或这种危害的几率小到可以忽视的程度。

（3）线性无阈有害　认为损害效应的几率与剂量呈正比的关系，任何小剂量的照射都可产生相应的损害几率。

虽然有不少流行病学调查资料及生物学实验支持小剂量电离辐射照射对人类有益的观点，但很难界定小剂量的水平，无法作为辐射防护的依据。低水平辐射生物效应，特别是低水平辐射致癌效应有阈无阈的问题，备受学术界、各国政府和广大群众的关注。从 1972 年 BEIRⅡ推荐采用线性无阈模型估计低水平辐射致癌效应，同年 UNSCEAR 报告对此观点提出质疑，到 2005 年 BEIRI Ⅶ报告，坚持线性无阈模型，而法国科学院和医学科学院联合报告

（2005）坚持低水平电离辐射致癌效应存在阈值，可见 30 年来的争论未能达成一致的认识。

尽管对上述观点存在不同的看法和争论，但从安全角度 ICRP 和各国防护部门，几乎一致采用线性无阈有害假设作为防护措施的依据。

许多研究资料表明在几个 Gy 以下的照射，随机效应的概率［F（D）］与剂量之间具有下列关系（图 11－9）：

$$F(D)=a_0+a_1D+a_2D^2$$

式中：F（D）为随机性效应的概率；a_0，a_1，a_2 为常数项参数。

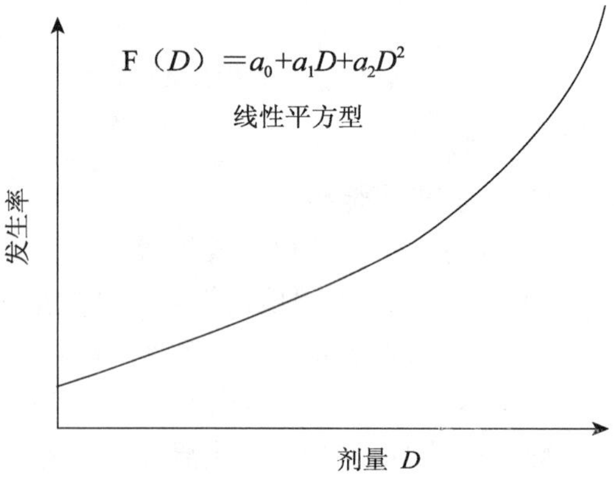

图 11－9　小剂量、低剂量率的剂量效应线性平方型模型

从图 11－10 电离辐射对人体健康影响随剂量增大示意图中可见，如果每年受到的当量剂量在 100mSv 以下，对人体健康不致构成显著影响，受照剂量达 1000mSv 癌症病例就将增加，受照剂量增加至 10 000mSv 则各类辐射疾病就会显著增加。

因此，控制放射工作人员和公众的受照剂量和控制好放射源避免意外事故性照射就成为放射防护的主要依据。

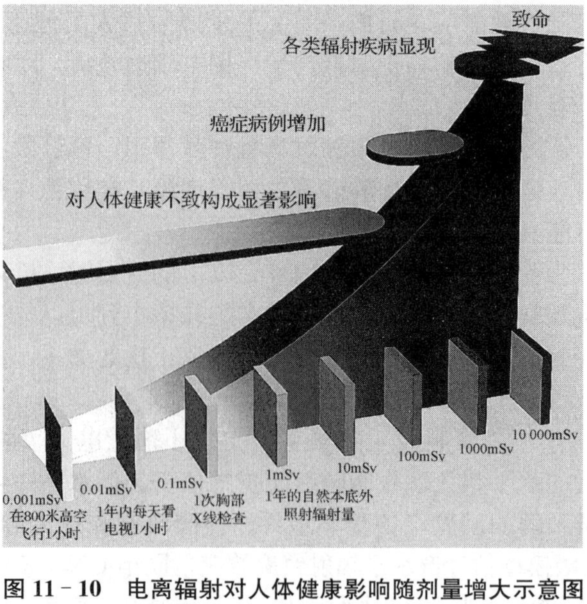

图 11－10　电离辐射对人体健康影响随剂量增大示意图

思考题

1. 日常生活中有哪些电离辐射来源？世界人口天然辐射的人均年剂量率是多少？
2. 放射（性）活度、照射量、吸收剂量、当量剂量、有效剂量、集体有效剂量的概念是什么？它们的国际制单位和专用单位是什么？
3. 电离辐射作用于人体可分哪几个阶段，每个阶段所引起的主要效应是什么？
4. 随机性效应和必然性（确定性）效应的发生基础是什么？与受照剂量有什么关系？
5. 躯体效应和遗传效应的概念是什么？分别有哪些效应？
6. 辐射防护的生物学依据是什么？

（北京大学基础医学院放射医学教研室　陈冠英）

12 辐射源和放射性物质安全应用

12.1 电离辐射安全应用的法律依据

为了维护放射工作人员和公众的安全，国家和相关职能部门制定了有关法律和法规，在这里主要介绍三个法律法规。

12.1.1 《中华人民共和国放射性污染防治法（2003－10－1）》（以下简称《防治法》）

2003年6月28日第十届全国人民代表大会常务委员会第三次会议通过，中华人民共和国主席胡锦涛2003年6月28日发布中华人民共和国主席令第六号公布，自2003年10月1日起施行。这是我国首次以法律的形式实施对放射性污染防治。

制定放射性污染防治法的指导思想是：认真总结我国50多年来放射性污染的实践经验，借鉴国外防治放射性污染的成功经验，适应新形势下环境保护和核产业发展的需要，建立和完善我国放射性污染防治法律制度，强化放射性污染的防治，保障人体健康，促进核能、核技术的安全利用和经济社会的可持续发展。

根据上述指导思想，在放射性污染防治立法中坚持了以下五条原则：一是预防为主，防治结合，严格管理，安全第一。二是既要防治放射性污染，又要促进核能、核技术的开发利用。三是从实际出发，建立严格的放射性污染防治法律制度。四是明确法律责任，从严查处违法行为。五是注意相关法律、行政法规与放射性污染防治法的衔接。

12.1.2 《电离辐射防护与辐射源安全基本标准（GB18871－2002）》

该标准经国务院国务会议讨论通过，由中华人民共和国国家质量监督检验检疫总局2002－10－08发布，2003－04－01实施。《电离辐射防护与辐射源安全基本标准（GB18871－2002）》（以下简称《基本标准》）主要内容：前言，1. 范围，2. 定义，3. 一般要求，4. 对实践的主要要求，5. 对干预的主要要求，6. 职业照射的控制，7. 医疗照射的控制，8. 公众照射的控制，9. 潜在照射的控制——源的安全，10. 应急照射情况的干预，11. 持续照射情况的干预。《基本标准》有9个附录：附录A（标准的附录）豁免；附录B（标准的附录）剂量限制和表面污染控制水平；附录C（标准的附录）非密封源工作场所的分级；附录D（标准的附录）放射性核素的毒性分组；附录E（标准的附录）任何情况下预期应进行干预的剂量水平和应急照射情况的干预水平和行动水平；附录F（标准的附录）电离辐射的标志和警告标志；附录G（提示的附录）放射诊断和核医学诊断的医疗照射指导水平；附录H（提示的附录）持续照射情况下的行动水平；附录J（标准的附录）术语和定义。

《基本标准》还有22个附表：表A1作为申报豁免基础的豁免水平：放射性核素的豁免活度浓度与豁免活度；表B1氡子体和氢子体摄入量及照射量限值；表B2为表B1中氡和氡子体用单位的转换系数；表B3工作人员：工作人员吸入和食入单位摄入量所致的待积有效剂量e（g）；表B4化合物和计算工作人员食入单位摄入量所致的有效剂量所用的肠转移因

子 f1 的值；表 B5 化合物、肺吸收类别和计算工作人员吸入单位摄入量所致的有效剂量所用的肠转移因子 f1 的值；表 B6 食入：公众成员食入单位摄入量所致的待积有效剂量 e（g）/（Sv·Bq^{-1}）；表 B7 吸入：公众成员吸入单位摄入量所致的待积有效剂量 e（g）/（Sv·Bq^{-1}）；表 B8 用于计算公众成员受微粒气溶胶或气体与蒸汽照射时吸入单位摄入量所致的待积有效剂量的肺吸收类别；表 B9 吸入：可溶性或活性气体与蒸汽之单位摄入量所致的待积有效剂量 e（g）/（Sv·Bq^{-1}）；表 B10 成年人受惰性气体照射时的有效剂量率；表 B11 工作场所的表面污染控制水平；表 C1 非密封源工作场所的分级；表 C2 放射性核素毒性组别修正因子；表 C3 操作方式与放射源状态修正因子；表 E1.1 急性照射的剂量行动水平；表 E1.2 持续照射的剂量率行动水平；表 E2 食品通用行动水平；表 G1.1 典型成年受检者 X 射线摄影的剂量指导水平；表 G1.2 典型成年受检者 X 射线 CT 检查的剂量指导水平；表 G1.3 典型成年受检者乳腺 X 射线摄影的剂量指导水平；表 G1.4 典型成年受检者 X 射线透视的剂量指导水平；表 G2 典型成年受检者在各种核医学诊断中的活度指导水平。

这些附录和附表可供实际应用时查阅。

《基本标准》前言中指出：本标准的全部技术均为强制性的。

本标准是根据 6 个国际组织（即：联合国粮农组织、国际原子能机构、国际劳工组织、经济合作与发展组织核能机构、泛美卫生组织和世界卫生组织）批准并联合发布的《国际电离辐射防护与辐射源安全基本标准》（国际原子能机构安全丛书 115 号，1996 年版）对我国辐射防护基本标准进行修订的，其技术内容上与上述国际组织标准等效。

依据上述国际组织标准对我国辐射防护基本标准进行修订时还充分考虑了我国十余年来实施辐射防护基本标准的经验和我国当前的实际情况，保留了标准中实践证明适合我国国情与国际组织标准相一致的那些技术内容。

12.1.3 《放射性同位素与射线装置安全和防护条例》（以下简称《防护条例》）

经 2005 年 8 月 31 日国务院第 104 次常务会议通过，由国务院总理温家宝签署中华人民共和国第 449 号国务院令公布，自 2005 年 12 月 1 日起施行。

在上述相关法规中涉及许可和备案、安全防护、辐射事故应急处理、法律责任问题，将在 14.1 放射性同位素与射线装置安全和防护中做进一步介绍。

12.2 辐射防护的目的和防护体系

辐射防护包括放射工作人员（radiation workers）和公众的防护。放射工作人员是指受聘用全日、兼职或临时从事辐射工作并已了解与职业辐射防护有关的权利和义务的任何人员，自聘用人员被认为同时具有法人和工作人员的责任。在医疗机构从事医用辐射服务的放射工作人员是最大的职业受照群体。

12.2.1 辐射防护的目的

《放射性同位素与射线装置安全和防护条例》第 1 条指出，为了加强对放射性同位素、射线装置安全和防护的监督管理，促进放射性同位素、射线装置的安全应用，保障人体健康，保护环境，制定该条例。辐射防护的主要目的，是为人类提供一个适宜的防护标准而不致过分地限制产生辐射照射的有益的实践（ICRP 第 60 号出版物第 15 段）。

什么是实践？在此处，实践（practice）定义为：任何引入新的照射源或照射途径，或扩大受照人员范围，或改变现有源的照射途径网络，从而使人们受到照射或受到照射的可能性和受到照射的人数增加的人类活动。

与实践相对应的是干预，干预（intervention）定义为：任何旨在减小或避免不属于受控实践的或因事故而失控的源所致的照射或照射可能性的行动。

防护与安全（protection and safety）是指：保护人员免受电离辐射和放射性物质的照射和保持实践中源的安全，包括为实现这种防护与安全的措施，如使人员的剂量和危险保持在合理达到的尽量低水平并低于规定约束的各种方法和设备，以及防止事故和缓解事故后果的各种措施等。

12.2.2 实践防护体系基本组成

ICRP 的实践防护体系的基本组成，已在第 60 号出版物的第 112 段给出，可将其归纳如下：

（1）实践的正当性　涉及照射的实践，除非对受照个体和社会能产生足够的利益可以抵偿它所引起的辐射危害，否则就不得采用。

（2）防护最优化　在考虑经济因素和社会因素的条件下，对实践中的任何特定放射源，应采取一切合理的步骤来调整防护措施以求使净效益最大。

（3）应用个人剂量限值　对任何个体因所有可能使其受到照射的实践（医疗照射除外）而接受的剂量应使用一种限值。

简而言之，这个概念构成是依据适用于人类许多活动（尤其是医学）和三个原则而得出的：实践的正当性是指所带来的好处大于损害；防护最优化是指要使好处超过损害的幅度最大；应用个人剂量限值是指给受到最大照射的个体提供适宜的防护标准。凡涉及电离辐射的实践，除放射治疗外，大多数情况均不必接近确定性（必然性）效应的阈值。因此，ICRP 的方针是限制照射，以便保持剂量低于这种阈值。随机性效应的可能性不可能完全消除。所以，方针是避免不必要的照射，并采取一切合理的措施来降低来自那些必要和不可避免照射的剂量。

ICRP 对照射引起的危害进行定量评价时提出三个水平：① 不可接受的，即任何情况下都没有理由全部接受；② 可耐受的，即虽然不情愿，但是可以合理耐受；③ 可接受的，即不做进一步改善也可接受。ICRP 60 号建议书主张剂量限值代表介于不可接受的和可耐受的之间一个“选定”的边界。前面已提到，我国的《基本标准》中贯穿着这些原则。

12.2.3 对实践的主要要求

在《防治法》中将实践划分为：核设施、核技术利用及铀（钍）矿和伴生放射性矿开发利用。在我们医学范围的实践属于核技术利用，包括 γ 辐照装置，开放型放射性同位素实验室，X 射线装置，细胞辐射装置，各临床医院的 X 射线诊断、治疗装置，CT，电子加速器，γ 治疗机和核医学科中的放射性核素和检查装置等。应按《基本准则》对电离辐射实践提出基本要求和管理要求。

（1）基本要求　任何实践的引入、实施、中断或停止，以及实践中任何源的装配、采购、进口、销售、出卖、出借、租赁、调试、使用操作、维护、修理、退役、运输、贮存或处置，均要按该标准的有关要求进行。

（2）管理要求 拟进行某项实践或任何活动的任何法人，均应向审管部门提交通知书，说明其目的与计划，经审管部门确认，则可只履行通知程序，否则还应履行相应的批准。

符合下列条件并具有审管部门认可可予以豁免：① 辐射发生器、电子管件（如显像用阴极射线管），正常运行操作条件下，在距设备的任何可达表面 0.1m 处所引起的周围剂量当量率或定向剂量当量率不超过 1μSv/h；② 或所产生辐射的最大能量不大于 5keV；③ 所使用的放射性物质的总活度或活度浓度不超过《基本准则》规定的豁免水平。

（3）辐射防护要求

① 实践的正当性：对于一项实践，只有在考虑了社会、经济和其他有关因素之后，其对受照个人或社会所带来的利益足以弥补可能引起的辐射危害，该实践才是正当的。对于不具有正当性的实践及该实践中的源，不应予以批准

② 剂量限制和潜在照射危险限制：应对个人受到的正常照射加以限制，以保证除《基本标准》规定的特殊情况外，由来自各项获准实践的综合照射所致个人总有效剂量和有关器官或组织的总当量剂量不超过《基本标准》规定的相应剂量限值。不应将剂量限值应用于获准实践中的医疗照射。应对个人所受到的潜在照射危险加以限制，使来自各项获准实践所有潜在照射所致的个人危险与正常照射剂量限值所相应的健康危险处于同一数量级水平

③ 防护与安全的最优化：对于来自一项实践中的任一特定源的照射，应使防护与安全最优化，使得在考虑了经济和社会因素之后，个人受照剂量的大小、受照的人数以及受照的可能性均保持在可合理达到的尽量低水平；这种最优化应以该源所致个人剂量和潜在照射危险分别低于剂量约束和潜在照射危险约束为前提条件（治疗性医疗照射除外）。

辐射防护所使用的危害概念是 ICRP－26（1977）提出的，它包括所有的有害影响：健康影响及与健康无关影响，对这些影响应该用定量方式予以表达以满足代价利益分析的需要。为此可以把群体遭受的健康危害定义为辐射照射所致损害（harm）的数学预期值。这里不仅要考虑每种有害效应的发生概率，还要考虑效应严重程度。ICRP－37（1982）和 ICRP－42（1986）对危害概念做了补充说明。

危害与危险不同，危险（risk）是特定个人接受的特定剂量照射所诱发的特定效应的概率。危害既考虑效应的发生概率也考虑其严重程度。危害的健康影响包括随机性效应和必然性效应，它们属于客观的健康危害（objective health detriment）。

危害的其他影响包括由于辐射照射而施加的限制对个人的安适所产生的不利影响及个人对危险的忧虑。忧虑取决于面临危险的水平以及与此相关联的对危险的态度。对待危险的态度和对危险的感知（risk perception）并非经常与危险成正比，它取决于个人因素及其社会背景，还要受到所接受的剂量相对于剂量限值的比率的影响。忧虑在全部危害中的贡献可以是所受剂量的函数。

（4）辐射防护的剂量限值 《电离辐射防护与辐射源安全基本标准（GB18871－2002）》采用了《国际电离辐射防护与辐射源安全基本安全标准》的基本原则。《基本标准》的基本限值列于表 12－1 中。

表 12-1 《基本标准》的剂量限值

剂量限值	应用范围	
	职业工作者	公 众
有效剂量	连续 5 年每年平均 20mSv，任何一年不得大于 50mSv	每年 1mSv，在特殊情况下，如果 5 个连续年不超过 1mSv，则某一单一年份可提高到 5mSv
年当量剂量		
眼晶状体	150mSv	15mSv
皮肤	500mSv	50mSv
手和足	500mSv	

应对任何工作人员的职业照射水平进行控制使不得超过下述限值：① 由审管部门决定的连续 5 年的每年平均有效剂量（但不可作任何追溯性平均），20mSv；② 任何一年的有效剂量，50mSv；③ 眼晶状体的年当量剂量，150mSv；④ 四肢（手和足）或皮肤的年当量剂量，500mSv。

对于年龄为 16～18 岁接受涉及辐射就业培训的徒工和年龄为 16～18 岁在学习过程中需要使用放射源的学生，应控制其职业照射使之不超过下述限值：① 年有效剂量，6mSv；② 眼晶状体的年当量剂量，50mSv；③ 四肢（手和足）或皮肤的年当量剂量，150mSv。

在特殊情况下可将职业照射连续 5 年年平均有效剂量 20mSv 的平均期破例延长到 10 个连续年；并且，在此期间内，任何工作人员所接受的年平均有效剂量不应超过 20mSv，任何单一年份不应超过 50mSv。此外，当任何 1000 工作人员自此延长平均期开始以来所接受的剂量累积达到 100mSv 时，应对这种情况进行审查；剂量限制的临时变更应遵循审管部门的规定，但任何一年内不得超过 50mSv，临时变更的期限不得超过 5 年。

实践使公众中有关关键人群组的成员所受到的平均照射剂量估计值不应超过下述限值：① 年有效剂量，1mSv；② 特殊情况下，如果 5 个连续年的年平均有效剂量不超过 1mSv，则某一单一年份的有效剂量可提高到 5mSv；③ 眼晶状体的年当量剂量，15mSv；④ 皮肤的年当量剂量，50mSv。

公众的剂量限值不适用于患者的慰问者（例如，并非是他的职责，明知会受到照射却自愿帮助护理、支持，及探视、慰问正在接受医学诊断或治疗的患者的人员）。但是，应对患者的慰问者所受的照射加以约束，使他们在患者诊断或治疗期间所受的剂量不超过 5mSv。应将探视食入放射性物质的患者的儿童所受的剂量限制于 1mSv 以下。

（5）遵守剂量限值情况的确认　剂量限值适用于在规定期间内外照射引起的剂量和同一期间内摄入所致的待积剂量的和；计算待积剂量的期限，对成年人的摄入一般应为 50 年，对儿童的摄入则应算至 70 岁。为确认是否遵守剂量限值，应利用规定期间内贯穿辐射所致外照射个人当量剂量与同一期间内摄入的放射性物质所致的待积当量剂量或待积有效剂量之和。待积当量剂量：人体单次摄入放射性物质之后，由于放射性物质衰变，某一器官或组织在终生工作期间内将要累积的当量剂量。待积有效剂量是全身各器官或组织待积当量剂量与相应的组织权重因子乘积相加之和。

确定是否符合有效剂量的剂量限值要求的计算方法，请参阅《电离辐射防护与辐射源安全基本标准（GB18871-2002）》附录 B 的相关段落。

《基本标准》给出工作场所的放射性表面污染控制水平，列于表 12-2 中。

表 12-2 工作场所的放射性表面污染控制水平 单位：Bq/cm²

表面类型		α 放射性物质		β 放射性物质
		极毒性	其他	
工作台、设备、墙壁、地面	控制区[1]	4	4×10	4×10
	监督区	4×10^{-1}	4	4
工作服、手套、工作鞋	控制区 监督区	4×10^{-1}	4×10^{-1}	4
手、皮肤、内衣、工作袜		4×10^{-2}	4×10^{-2}	4×10^{-1}

[1] 该区的高污染子区除外

应用这些控制水平时应注意：

① 表中所列数值系指表面上固定污染和松散污染的总数

② 手、皮肤、内衣、工作袜污染时，应及时清洗，尽可能清洗到本底水平。其他表面污染水平超过表中所列数值时，应采取去污措施

③ 设备、墙壁、地面经采取适当的去污措施后，仍超过表中所列数值时，可视为固定污染，经审管部门或审管部门授权的部门检查同意，可适当放宽控制水平，可为表中所列数值的 5 倍

④ β 粒子最大能量小于 0.3MeV 的 β 放射性物质的表面污染控制水平，可为表中所列数值的 5 倍

⑤ ^{227}Ac、^{210}Pb、^{228}Ra 等 β 放射性物质，按 α 放射性物质的表面污染控制水平执行

⑥ 氚和氚水的表面污染控制水平，可为表中所列数值的 10 倍

⑦ 表面污染水平可按一定面积上的平均值计算：皮肤和工作服取 100cm²，地面取 1000cm²

工作场所中的某些设备与用品，经去污使其污染水平降低到表中所列设备类的控制水平的五十分之一以下时，经审管部门或审管部门授权的部门确认同意后，可当作普通物品使用。

剂量限值只是放射防护体系的一部分，整个防护体系旨在把所有正当理由的照射控制在可以合理达到的最低水平。因此，剂量限值不仅根本不是区分安全与危险的分界线，而且也不是满意防护的目标。

12.3 放射性实验室安全操作

12.3.1 控制外照射的防护措施

（1）时间防护　因为照射量随受照时间的增加而增加。在可能情况下，要尽量减少接触放射源的时间，在辐射场尽量减少停留时间，在用释放 β、γ 射线的放射性核素进行实验、检查或治疗时，也应熟练操作技术，尽量缩短时间。

（2）距离防护　在点状 γ 辐射源辐射场中的任何点的照射量率与距离的平方成反比。对一般辐射源应采取增大人体与放射源距离的措施，离放射源越远，所受的照射量就越小。为此，可采用长把的夹具、镊子、机械手等进行距离防护。

（3）屏蔽防护　在使用放射性活度大、射线能量大的放射性物质时，采用时间和距离防护仍不能满足安全防护要求时，应采用屏蔽防护措施。在工作人员与放射源之间安装屏蔽物，把放射源与人员隔离开达到防护的目的。应根据放射性物质释放射线或粒子的种类选择屏蔽物质（表 12-3）。

表 12－3　不同辐射源的最佳屏蔽物质

射线种类	射程	与物质作用的主要形式	最佳屏蔽材料
α	短	电离、激发	不需要或用厚层纸
β	较长	电离、激发、韧致辐射、湮灭辐射	有机玻璃、铝
γ	长	光电效应、康普顿效应、电子对生成	铅、铁、混凝土、水
X	长	光电效应、康普顿效应、电子对生成	铅、铁、混凝土、水
n	长	弹性碰撞、非弹性碰撞、中子俘获、散裂反应	石蜡、石墨

在操作氚、碳等低能量β及α放射性核素时，无需使用防护屏；操作^{32}磷等高能量放射性核素时需采用有机玻璃防护屏，切记不能使用铅玻璃防护屏，否则会因产生韧致辐射所激发的X射线而增加对工作人员的危害；使用能发射γ射线或X射线的放射性核素时，必须用铅玻璃或铅屏进行防护（图 12－1）。

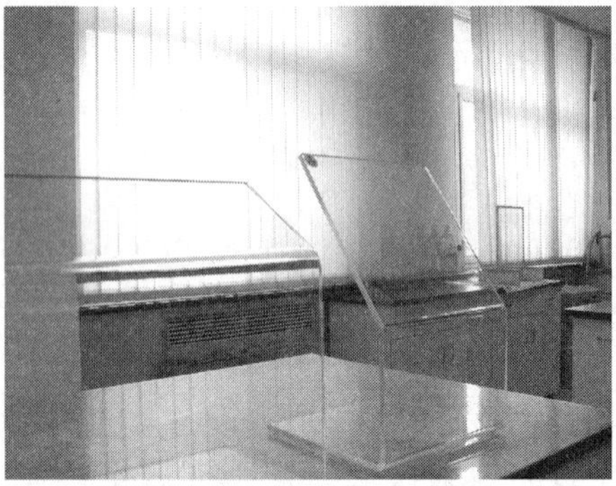

A

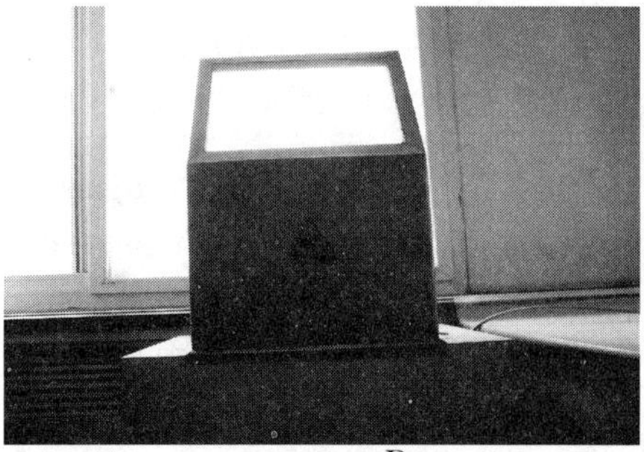

B

图 12－1　各种类型的防护屏

A 为防护β射线的有机玻璃防护屏，B 为防护γ射线的铅和铅玻璃防护屏

使用放射性活度较大的辐射装置必需建筑专用的辐照室，有足够厚度的钢筋混凝土墙体屏蔽射线对周围工作人员及居民的辐照。

图 12－2 为北京大学医学部^{60}钴辐照室迷路外的铅门和安全指示灯，^{60}钴放射源安置在厚度为 1.1 米的钢筋混凝土构筑的圆形辐照室内，室内有一深度为 4 米的水井，平时源置于水井内，照射时由联锁安全装置吊升到辐照室空间。迷路为防射线散射由钢筋混凝土构筑的多次弯曲的通道。

图 12－3　为^{60}钴辐照室安全指示灯，与^{60}钴源操纵台连接。A 为绿灯亮，此时^{60}钴辐射源降至水井底，铅质安全防护门可以打开，工作人员进入照射室进行工作；B 为红灯亮，此时^{60}钴辐射源从水井中升至辐照室进行照射，工作人员无法打开防护门不能误入，确保安全。

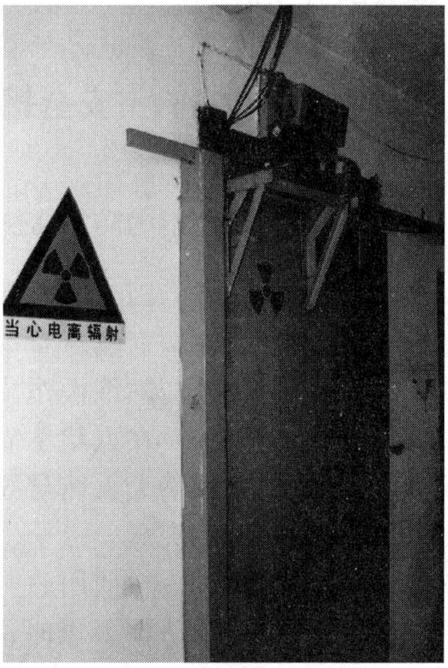

图 12－2　^{60}钴辐照室迷路外的铅门和安全指示灯

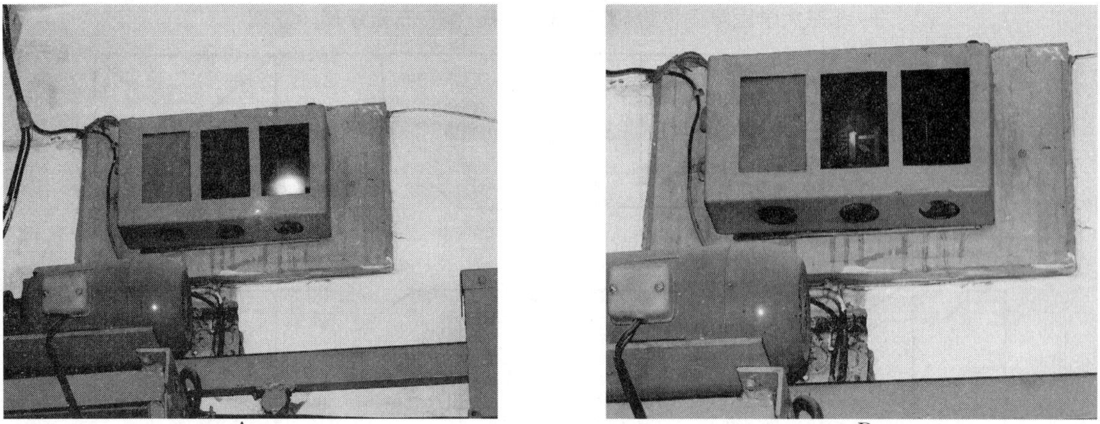
A B

图 12-3 ^{60}钴辐照室安全指示灯

［案例］ 某高校^{60}钴源室早期缺乏完善的安全联锁装置，放射源处于工作状态，但指示为安全状态，两位教师误入，受过量照射，致使两位教师引发轻度急性骨髓型放射病。

12.3.2 内照射的防护措施

为防止放射性物质进入体内，主要从开放型放射性工作场的设计和个人防护措施两个方面实施。

（1）开放型放射性工作场所要求 开放型放射性工作单位、场所，按使用放射性核素的毒性、用量和操作方式进行分类和分级。在确定类、级的基础上，选定工作场所的地址和内部设施的要求。开放型放射性实验室按“三区”原则布置。第一区为直接操作和贮存放射性物质的高活性区；第二区为测量、密封操作的低活性区；第三区为办公休息的卫生区。在第一区应有通风柜，通风柜的结构应有专用的通风道直达建筑物的顶端，排气口要高于邻近最高建筑物3米（图12-4，12-5，12-6）。

工作场所的要求：不应造成外照射，要有液体废物的处理措施，要有安全可靠的放射源和固体废物的贮存处所和设备，要有适于密闭操作的设备，各类表面均要易于去除污染，通风要适量并且组织得合理。

上述要求是为了避免工作人员在工作场所食入、吸入或经皮肤黏膜及伤口摄入放射性物质，并避免向周围环境逸散气体、液体、灰尘的放射性物质。

（2）加强个人防护 加强个人防护，根据所操作的放射性核素的毒性、放射性活度、射线性质和操作性质（如简单的湿式操作、发尘操作、产生气溶胶或放射性气体），采用适当的个人防护用品（工作服、工作鞋袜、手套、口罩等）和遵守安全操作规程，防止放射性物质通过口、鼻、皮肤进入人体（图12-7）。

北京大学医学同位素研究中心（中心楼）三层平面示意图

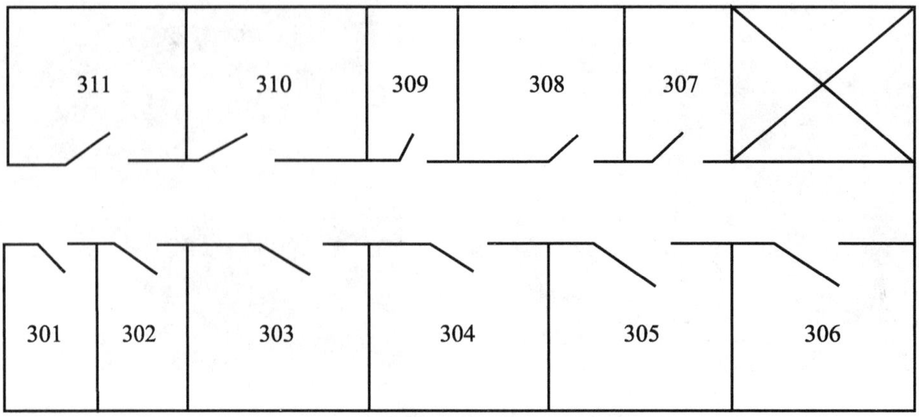

301、302、303、311 办公室；304 测量室；305 化学合成室
306、307 放化室；308 细胞室；309 生化准备室；310 会议室

北京大学医学同位素研究中心（中心楼）二层平面示意图

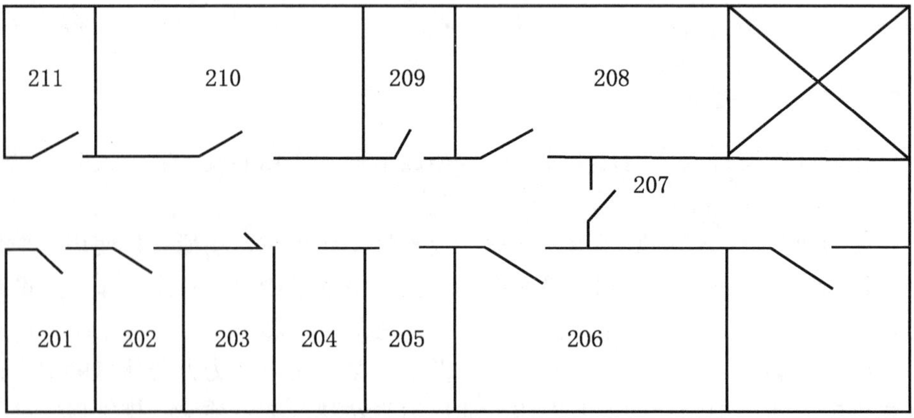

201、202 办公室；203、204 测量室；205、206、207 短半衰期放射性核素生产站；
208、210 放射性实验室；209 动物室

图 12－4 开放型放射性同位素实验室平面图

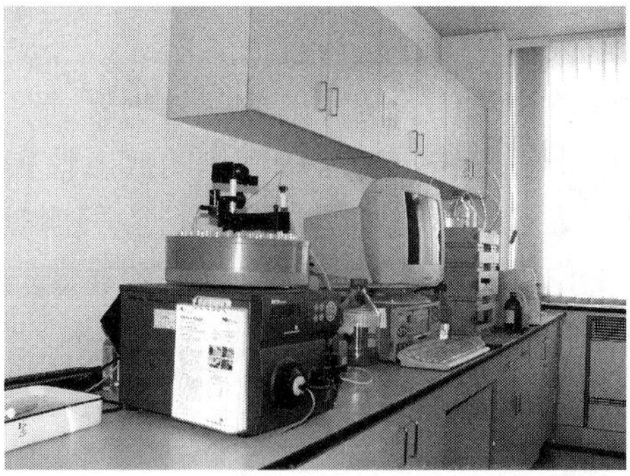

图 12－5 开放型放射性同位素实验室低活性区

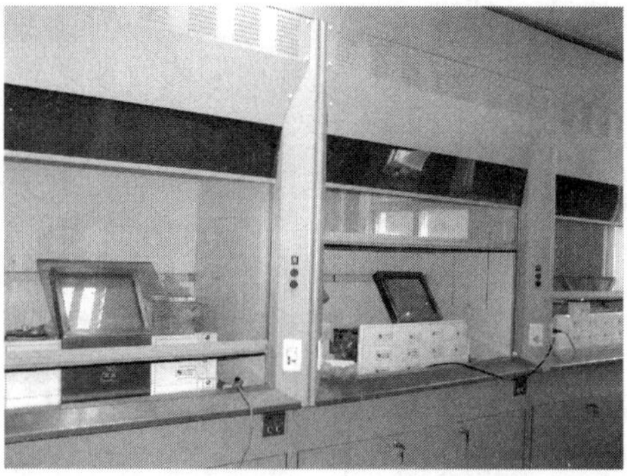

图 12-6　开放型放射性同位素实验室通风柜

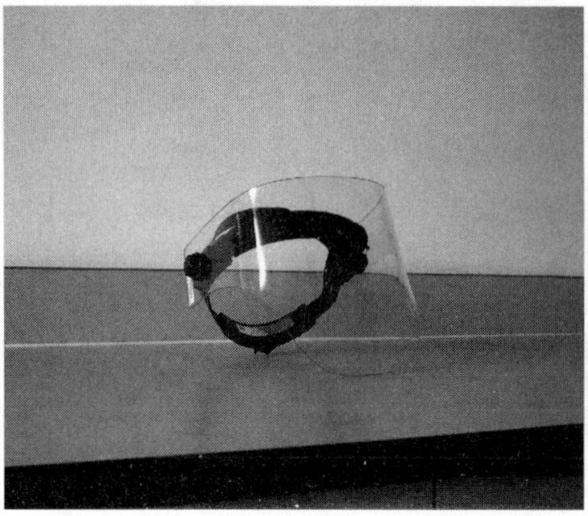

A

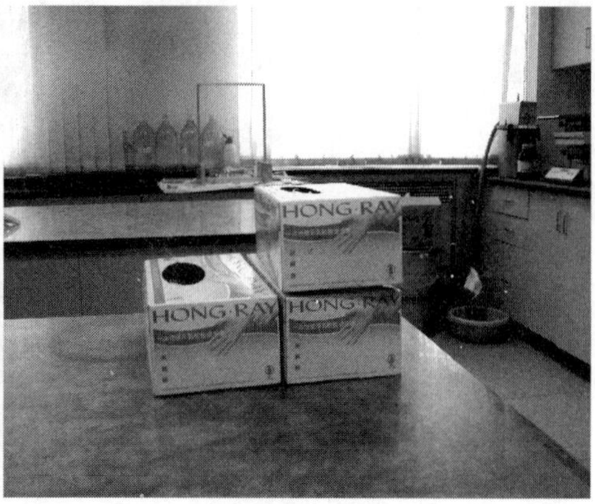

B

图 12-7　常用个人防护用品

A 为操作容易溅出样品时使用的面罩，B 为操作放射样品时使用的医用或普通塑料薄膜手套

[案例 1]　北京某化工厂工作人员，用 ^{131}碘（I）标记玫瑰红酸钠，将 100ml 溶液含有 1.7×10^{10} Bq 标记后的药物在玻璃瓶内高压消毒，未等冷却即猛然打开，造成工作场所及工作人员体表严重污染。经测定 ^{131}碘蒸气经呼吸道吸入及 ^{131}碘经皮肤吸收，发现甲状腺内有 ^{131}碘沉积。

[案例 2]　某高校三位教师在 ^{170}铥（Tm）开瓶时，未在通风柜内操作，粉末状 $^{170}Tm_2O_3$ 散落，口罩、衣服上有严重污染，经尿测定，发现放射性核素吸入体内。

12.3.3　放射性废物处理

（1）放射性固体废弃物　放射性核素实验室内，应分别设置一般废弃物和放射性废物垃圾桶（图 12-8），标志应明显。如废弃物的放射性活度大于 3.7×10^3 Bq/kg（1×10^{-7} Ci/kg），应按放射性废物处理。

根据物理、化学及生物学特性分别收集，短半衰期放射性废物放置 10 个半衰期经检测后按普通废弃物处理；长半衰期放射性废物在指定地点存放，专人统一处理。需焚化时，用专门特制焚化炉，由环卫部门统一处理。

（2）放射性液体废物　根据核素种类、化合物形式及放射性比活度（单位重量或体积中的放射性活度），应处理到符合排放的标准方可向水体排放。① 水溶或能与水混溶的有机溶剂，如乙醇等采用放置、稀释或浓集法（凝胶沉淀、蒸馏、离子交换），溶剂可排入下水道，浓集的放射性物质当成固体废物处理。② 不溶于水的有机溶剂，不能排入下水道，收集后按固体处理。

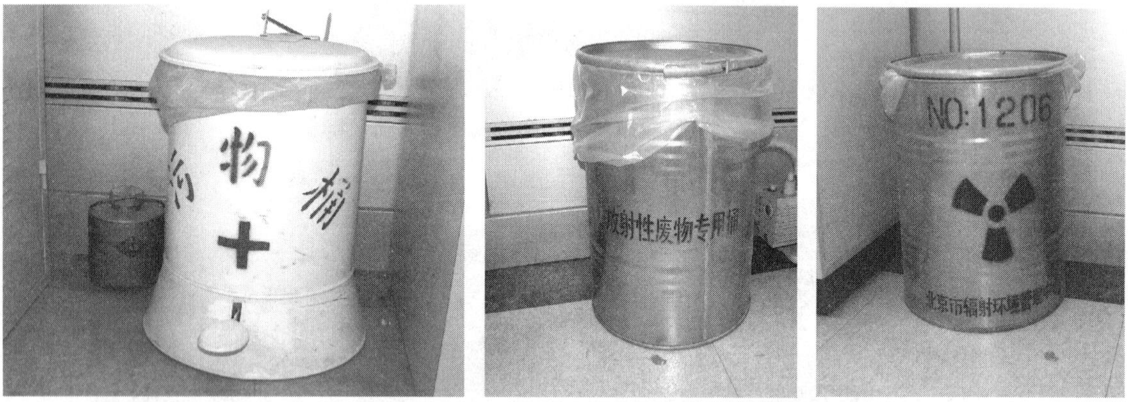

A　　　　　　　　　　　　B

图 12－8　放射性废物垃圾桶

A 为一般废物垃圾桶，B 为专用放射性废物垃圾桶

（3）放射性气体废物　可通过毒气柜排风道经空气稀释排放，必要时须经净化过滤，使排出的放射性气体及气溶胶经大气扩散稀释，不超过相应的地区空气中的限制浓度。低浓度者经大气稀释排放入高空，高浓度者需经过滤、吸附法或液体净化法处理。

（4）实验器材的清洗　开放型放射性同位素实验室所用实验器材和器皿，应按非放射性污染和放射性污染分别清洗，如图 12－9 所示，实验室所用水池标明了不同用途，因为被放射性物质污染的水不直接排入一般下水道，而是排入特殊设计建造的衰变池内，经放置、衰变一定时间后，进入一般下水道，再经大量生活用水稀释达到国家规定的排放标准后，才排放到城市污水排放的水体。

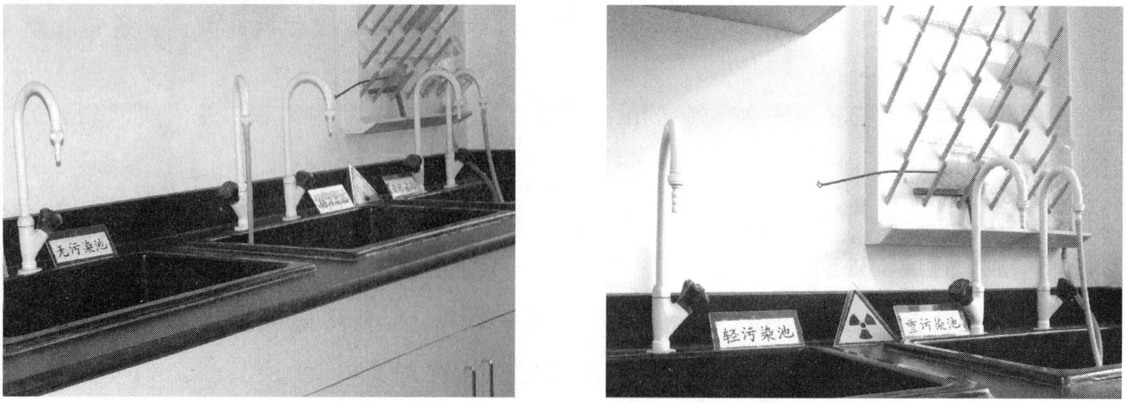

A　　　　　　　　　　　　B

图 12－9　开放型放射性同位素实验室洗涤实验器材的水池

A 标明无放射性污染与放射性污染应分开清洗，B 标明不同污染程度应分开清洗

12.3.4 放射性表面的污染去除

（1）表面污染的去除原则 ① 及时清除，以免污染物扩散；② 根据放射性核素的理化性质和被污染的表面性质选择适当的去污剂和去污方法；③ 去污过程中应防止污染面积进一步扩大；④ 去污后应进行放射性监测，以控制在规定限值以下（图 12－10）。

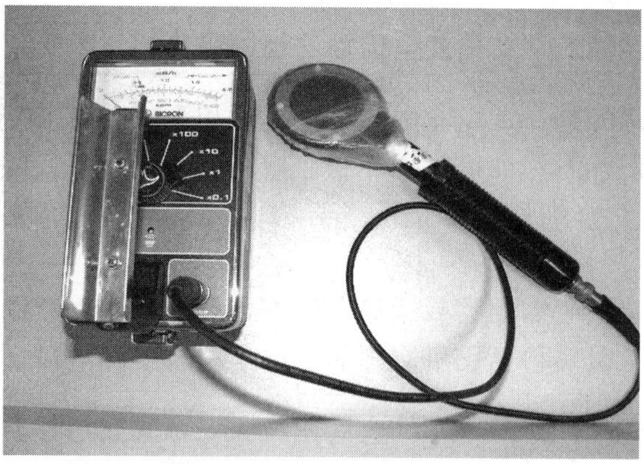

图 12－10 表面放射性污染监测仪

（2）常用的去污方法 ① 物理去污法：清水冲洗、擦洗或刷洗，也可加去污剂、肥皂或洗涤剂，这些去污方法适用于一切污染物的表面。超声波去污，可以用于注射针头、注射器、小器皿等；② 化学去污法：酸性去污液（稀盐酸、草酸等）和碱性去污液（氢氧化钠、碳酸钠等），可应用于玻璃、陶瓷器皿等。络合剂如 EDTA－Na 主要用于稀土金属的去污，也可用于其他放射性核素的去污。

12.3.5 放射性实验室事故应急处理

开放型放射性核素实验室最常见的事故是放射源（含放射性核素的粉末或液体）泼洒，及实验过程中手被沾染放射核素的器皿或器械割伤。

［案例］ 某高校教师在辅导学生做放射化学试验时，被装有^{90}锶（Sr）－^{90}钇（Y）硝酸溶液的玻璃管刺破手部皮肤，经尿液放射化学分析发现，体内被^{90}锶（Sr）－^{90}钇（Y）污染。

（1）发生意外事故时，首先要冷静，切忌恐慌，立即告诉教课教师或实验室管理人员。

（2）如发生放射源泼洒，先标识污染范围，如系液体先用滤纸或干棉球吸干、如系粉末用沾湿的棉球或滤纸吸干，然后用棉球或清洁的吸水纸用清水擦拭数遍，必要时用肥皂或清洗剂擦拭，经检测符合放射性表面污染限值即可，如经上述处理达不到限值标准，可能已变成固定性污染，应标出污染范围并给出明显标志，再进一步专门处理（表面加覆盖物、涂布油漆固定污染物或将污染层凿除）。清除污染的废物按其放射性活度按固体废物处理。切忌慌乱中用抹布或拖把将污染面积扩大，将污染物形成可吸入颗粒物或气溶胶在空气中扩散。

（3）如遇实验过程中，手或其他部位皮肤被沾染放射性核素的器皿或器械割伤时，先让受伤的伤口血液滴出数滴，用卫生棉球、面巾清理伤口，如经检测无放射性污染，按一般常规清理包扎伤口即可，如污染物毒性较强、活性大（医学放射性实验室很少见）要对伤口进行特殊处理。

（4）如遇实验室一般爆炸、起火，应按一般常规处理，特别应注意放射源的安全保护。

12.4 放射性物质的运输、贮存和管理

12.4.1 放射性物质的运输应按有关安全运输法规进行

对其包装、容器表面的剂量、运输中的安全技术和管理措施应按法规要求进行。确保放射性物质不外泄、不扩散、不污染运输工具和住户环境。根据有关规定运输前应向有关部门申请，经审查批准后，发给剂量检查证明书，方可办理托运手续或组织专门的公路道路运输。

市内放射性物质的运输必需用具有运输专门许可证的机动车专程运输。严禁随身携带放射性物质乘坐公共交通工具（包括飞机、轮船、火车和公交汽车），也不得用自行车携带。

12.4.2 放射源应放在专门贮存放射源的仓库里，保证源的安全

源库应具有防盗、防水、防火和防高温等安全措施。不能与易燃易爆物品放在一处，库内有良好通风和射线屏蔽装置。放射源应分别分隔贮存，并有醒目标志，便于取源。少量的放射源可存放于实验室，但不得超过日最大操作量 185MBq（5mCi）。

［案例］ 某高校附属工厂将^{147}钷（Pm）夜光粉放在仓库内，因仓库缺乏安全措施，附近农村小学生误入仓库，将^{147}钷夜光粉拿到学校、家中，互相涂抹在身上、宠物体上，造成生活环境污染，发现有二十多位小学生和一位教师体内有不同程度的放射性钷体内污染。

12.4.3 建立严格保管制度，放射源应专人保管，建立使用登记制度

12.5 放射工作人员健康管理

（1）根据中华人民共和国国卫生部《放射工作人员健康管理办法（自 2007 年 11 月 1 日起施行）》，放射工作人员应当具备下列基本条件：① 年满 18 周岁；② 经职业健康检查，符合放射工作人员的职业健康要求；③ 放射防护和有关法律知识培训考核合格；④ 遵守放射防护法规和规章制度，接受职业健康监护和个人剂量监测管理；⑤ 持有《放射工作人员证》。

（2）放射工作人员上岗前应当接受放射防护和有关法律知识培训，考核合格方可参加相应的工作。培训时间不少于 4 天。放射工作单位应当建立并按照规定的期限妥善保存培训档案。培训档案应当包括每次培训的课程名称、培训时间、考试和考核成绩等资料。

（3）放射工作单位应当按照国家有关标准、规范的要求，安排本单位的放射工作人员接受个人剂理监测，并遵守下列规定：① 外照射个人剂量监测周期一般为 30 天，最长不应超

过 90 天；内照射个人剂量监测周期按照有关标准执行；② 建立并终生保存个人剂量监测档案；③ 允许放射工作人员查阅、复印本人的个人剂量监测档案。

（4）放射工作人员上岗前，应当进行上岗前的职业健康检查，符合放射工作人员健康标准的，方可参加相应的放射工作。放射工作单位不得安排未经职业健康检查或者不符合放射工作人员健康职业健康标准的人员从事放射工作。放射工作单位应当组织上岗后的放射工作人员定期进行职业健康检查，两次检查的时间间隔不应超过 2 年，必要时可增加临时性检查。职业健康检查机构发现有可能因放射性因素导致健康损害的，应当通知放射工作单位，并及时告知放射工作人员本人。职业健康检查机构发现疑似职业性放射性疾病病人应当通知放射工作人员及其所在放射工作单位，并按规定向放射工作单位所在地卫生行政部门报告。放射工作人员脱离放射工作岗位时，放射工作单位应当对其进行离岗前的职业健康检查。

（5）放射工作单位不得安排怀孕的妇女参与应急处理或有可能造成职业性内照射的工作。哺乳期妇女在其哺乳期间应避免接受职业性内照射。

（6）放射工作单位应当为放射工作人员建立并终生保存职业健康监护档案。放射工作人员有权查阅、复印本人的职业健康监护档案。放射工作单位应当如实、无偿提供。放射工作人员职业健康检查费用及职业性放射性疾病的诊断、鉴定、医疗救治和医学随访观察的费用，由其所在单位承担。

《放射工作人员健康管理办法》明确法律责任，对违反该办法的规定了处罚办法。

思考题

1. 与放射防护相关的主要法律和法规有哪些？
2. 在放射防护中“实践”和“干预”的概念是什么？
3. 辐射防护的目的是什么？
4. 辐射防护体系包括哪三个原则？
5. 对放射工作人员和公众电离辐射的剂量限值是多少？如果将受照剂量控制在这个限值之内，是否就达到了防护的目的？
6. 电离辐射外照射的基本防护措施有哪些？
7. 电离辐射内照射的基本防护措施有哪些？

（北京大学基础医学院放射医学教研室　陈冠英）

13　医疗照射的控制和安全防护

13.1　医疗照射控制的意义

13.1.1　医疗照射包括的范围

医疗照射（medical exposure）的范围是：患者（包括不一定患病的受检者）因自身医学诊断和治疗所受的照射，知情但自愿帮助和安慰患者的人员（不包括施行诊断或治疗的职业医师和医技人员）所受的照射，以及生物医学研究计划中自愿者所受的照射。

13.1.2　医疗照射的现状及未来

（1）电离辐射是现代医学的基本工具　在医学诊断和治疗中，电离辐射是现代医学的基本工具之一。电离辐射在医学方面的应用，给患者带来的巨大利益毋庸置疑，尽管它有一定的危害，但现代先进医学实践，如果不使用电离辐射简直是难以想像的。

医疗照射是公众所受人工辐射照射中的最大群体。从 20 世纪 80 年代中期对我国国民的辐射剂量的评价看，医疗照射已远远高于职业照射和其他公众照射。近 20 年来，放射诊断和治疗虽然有了很大发展。但从需要看，还远不能满足医疗事业的要求，与发达国家相比也存在很大差距。预计在 2020 年前，我国放射诊断和治疗必将有更大的发展。

显然，电离辐射也确实存在一定的危险，辐射危险程度与医疗照射的辐射剂量有关，辐射量越高危险性也越高。近年来，我国在降低患者所受剂量方面虽然做了不少工作，但也存在不少有待解决的问题。例如：CT 所致辐射照射剂量较大；X 射线诊断中透视的比例还较高；一些新技术，如介入放射学对患者所产生的剂量过高等。

（2）医疗照射已成为诱发癌症增加的因素　子宫颈癌放疗的广泛成功使用，其受照患者成为研究医疗照射后二次原发癌的最大一组人群。在 WHO 资助下建立了由 8 个国家 15 个单位参加的宫颈癌患者国际辐射研究组（IRSCCP）。

宫颈癌放疗是使用外照射或向阴道/子宫腔内放置镭放射源。用镭放射源进行宫颈癌放疗时，根据距离子宫颈的距离估计器官剂量。距离子宫较近的器官，如膀胱、直肠、宫体、大肠、卵巢和髂骨，剂量高于 3Gy；中等距离的器官，如胃、胰腺、肝、胆，剂量为 1～3Gy；远隔器官，如口腔、乳腺、甲状腺，剂量低于 1Gy。

1988 年 Boice 等报道的研究结果，病例数 4188 例，配对对照 6880 例。观察发现，宫颈癌妇女最常见的二次原发性癌为乳腺癌共 953 例，其次是胃、结肠、直肠、卵巢和宫颈癌等。尽管宫颈癌放疗使一些器官接受较大剂量照射，但是只有直肠、膀胱、胃癌和白血病（急、慢性淋巴细胞白血病）与对照相比 RR（相对危险指数）增加具有显著意义。2002 年德国有学者报道，1969～1989 年期间 31 000 接受放疗患者发现新生癌 203 例，新生癌发生率为 0.65%。美国 D. G. Gold 等 2002 年报道，1～16 岁的 446 名因患肿瘤接受高电压放射治疗的患者，随访时间的中位数为 19.5 年，随访结果发现，有 37 人新发生了恶性肿瘤，新生癌发生率为 8.3%。其中以乳腺癌、脑部肿瘤和皮肤癌居多，占新生癌 21.7%。美国学者 L. B. Travis 等 2002 年报道，据 1993 年以前的 25 年资料统计，接受放疗的患者中新发生癌的比例占治疗总人数的 6%；在 1998 年又统计了近几年的资料，发现高度可疑患者已占接受放疗总人数的 15.1%；此外，还指出霍奇金病（Hodgkin disease）患者接受放疗后，其中年龄小于 30 岁者乳腺癌的比例升高，为对照组的 6～7 倍；而大于 30 岁者，与对照组相比略有升高或不升高。新发生肺癌的危险比对照组高 6 倍，诱发胃肠道癌症危险比对照组高 2～11 倍。美国在 1980 年 CT 检查的人数为 360 万，1990 年为 1100 万，而 1998 年增至 3300 万，目前 CT 检查占放射学检查总量的 13%。许多文献估计，一般成年人头部 CT 扫描的体表剂量为 20～70mGy，若用成人的条件做儿童 CT 扫描，其剂量至少为成人的 2 倍。重叠扫描或重复扫描（如增强前后扫描）是一般扫描剂量的 2～3 倍。CT 透视时其放射剂量率为 20～60cGy/min。一般成年人做一次胸部 CT 扫描的有效剂量当量是 6mSv，而一张普通 X 射线胸部照片的剂量为 0.01～0.02mSv。一张颅骨平片的剂量为 0.1～0.2mSv，做一次泌尿系统造影的剂量为 2.5～5mSv。据估计，体部 CT 扫描的表面剂量是胸部 CT 扫描表面剂量的 200～300 倍，是乳腺摄影剂量的 20～30 倍和腹部平片剂量的 10～20 倍。

20 世纪 90 年代是我国 CT 迅速增长的年代，在 1990 年之前，全国 CT 装机总量不足 500 台，到 1999 年增至 3712 台，跃居世界第三位，已成为医学影像诊断的重要手段之一。但是 CT 检查的正当性问题紧迫地摆在临床医生面前，现在较普遍地存在着对 CT 的迷信，认为 CT 是当今医学影像学检查的尖端产品，什么病都可检查出来，盲目、滥用 CT 检查，致使一些医院、地区 CT 检查的阳性率不到 50%。据媒体报道，牛津大学和癌症研究中心对 15 个国家的统计发现，每年诊断的癌症病例中有 0.6%是由 X 射线检查所致。在 X 射线和 CT 检查更为普遍的日本，每年新增癌症病例中有 3.2%是由这两种检查造成的。

在 2004 年 9 月份的美国《放射学》杂志上，哥伦比亚大学放射肿瘤学家戴维·布伦纳和他的同事们发表文章称，全身 CT 扫描检查会使人遭受相当大的辐射。一次全身 CT 检查受到的辐射量只略低于原子弹的爆炸幸存者所受的平均辐射量，是普通乳腺癌的 X 线检查的近 100 倍。

研究人员估计，一个做过全身 CT、年龄为 45 岁的人一生中罹患癌症死亡的几率为 0.08%，即 1200 人中会有 1 个人患癌症。而一个在 30 年内每年都做 CT 检查、年龄 45 岁的人得癌症死亡的几率约为 1.9%，相当于 50 个人里有一人患癌症。

对受照人群的流行病学资料分析证实，来自医学诊断程序的累积辐射剂量都很小，对成人受照剂量低于 50mSv 的人群，并没有观察到癌症有统计学显著性的增加。但是，有的患者累积剂量会较高，达到 50mSv 或更高，这时要认真考虑到癌症危险度的问题。在接受全身照射 1000mSv 的剂量后，平均每人致死癌症的终生值要增加 5%，胎儿、儿童和青少年的危险度要超过这个平均水平的 2～3 倍。对年龄在 60 岁以上的人，在有限的预期寿命中，由于照后的缓发效应，大约要降低到平均水平的五分之一。接受较高剂量的医学诊断技术，如 CT、腹部或骨盆扫描，产生的有效剂量大约为 10mSv。如果在大的人群中每人都接受一次这样的扫描，那么辐射引起的致死性癌症的危险度大约是两千分之一，工业化国家正常自发致死性癌症的危险度为该危险度的四分之一。

根据上述介绍，由于医疗照射使用不当的问题已引起癌症和良性损伤增加，对医疗照射的防护已引起世界各国的关注。我国是发展中国家，在医疗照射中存在不少问题，值得医务工作者予以重视。

（3）未来医疗照射将继续增长　在世界范围内，依据各个国家保健水平不同，医学诊断X射线检查所致辐射照射的剂量，列于表13-1。

表13-1　医学诊断X射线检查所致辐射照射（UNSCEAR-2000）

保健水平	人口数/医生	年X射线检查次数/1000人	年平均有效剂量（mSv）
Ⅰ	<1000	920	1.2
Ⅱ	1000～3000	150	0.14
Ⅲ	3000～10 000	20	0.02
Ⅳ	>10 000	<20	<0.02
世界平均范围		330	0.4

随着社会老龄化，60岁以上的老年人占人口的比例不断增加，对医疗照射的需求量也将增加；世界总人口增加，医疗照射总数也将增加；发展中国家城市化，城市中医学诊断频率大于乡村，医疗照射的频率和数量也将增加。如果50%的人居住在城市，加上人口老龄化和总人口的增加，据估计集体剂量将增加50%～100%。

随着经济发展，人们提高自身健康水平的要求越来越强烈，一系列先进的医疗设备不断出现并被很快地投入到医学诊断中：计算机体层摄影术（CT）、大型数字式X线成像仪（DSA）、立体定向放疗设备（X线刀、γ刀）、近距离放疗机、各种医用加速器、单光子发射计算机体层摄影术（SPECT）、正电子发射体层摄影术（PET），使得人们接受医学诊疗的频率及人数均明显增加。

不同保健水平国家诊断趋势大不相同，发达国家技术变更，非电离辐射技术部分替代电离辐射诊疗。而发展中国家，医疗照射的总体呈上升趋势。

13.2　医疗照射的控制

关于医疗照射的安全防护，除在《电离辐射防护与辐射源安全基本标准（GB18871-2002）》“医疗照射的控制”部分中做了有关规定外，我国卫生部于2006年1月24日发布了《放射诊疗管理规定》（下文简称《规定》，2006年3月1日起施行）。下面将根据这两个法规的内容对相关问题做较详细的介绍。

13.2.1　责任

许可证持有者应对保证受检者与患者的防护与安全负责。有关执业医师与医技人员、辐射防护负责人、合格专家、医疗照射设备供方也应对保证受检者与患者的防护与安全分别承担相应的责任。

许可证：审管部门在安全评审基础上颁发的、并附有其持有者要遵守的特定要求和条件的许可证书。

许可证持有者：持有为某一实践或源所颁发的当前有效许可证的法人，他也承诺了对该实践或源的权利和义务，特别是有关防护与安全的权利和义务。

执业医师：具备下列条件的人员：①按照国家的有关规定，被确认为具有相应的资格；②在开具涉及医药照射的检查申请单或治疗处方方面，满足国家规定的培训和经验要求；

③ 是一个注册或许可证持有者，或者是一个已注册或许可的用人单位指定的可以开具涉及医疗照射的检查申请单或治疗处方的人员。

医技人员：按照国家的有关规定，准许其从事某种与医疗保健（例如内科、口腔科、医学物理、放射学和核医学技术、放射药剂学、职业保健法）有关的职业的技术人员。

辐射防护负责人：技术上胜任某一给定类型实践的辐射防护业务，受注册者或许可证持有者聘任的对防护与安全法规和标准的实施进行监督和管理的人员。

合格专家：根据相应机构或学会所颁发的证书或所持有的执业许可证或根据学历和工作资历被确认为在相关专业领域（例如医学物理、辐射防护、职业保健、防火安全、质量保证和任何有关的工程和安全专业）具有专门知识的专家。

供方：受注册者或许可证持有者委托，承接了与源的设计、制造、生产和建造有关的全部或部分任务的任何法人（源的进口商品应被视为源的供方）。

（1）许可证持有者应保证 ① 只有具有相应资格的执业医师才能开具医疗照射的检查申请单和治疗处方；② 只能按照医疗照射的检查申请单和治疗处方对受检者与患者实施诊断性和治疗性医疗照射；③ 在开具医疗照射检查单和治疗处方时，以及在实施医疗照射期间，执业医师对保证受检者与患者的防护与安全承担主要职责与义务；④ 所配备的医技人员满足需要，并接受过相应的培训，在实施医疗照射检查单和治疗处方所规定的诊断和治疗程序的过程中能够承担指定的任务；⑤ 制定并实施经审管理部门认可的培训准则。

（2）许可证持有者将电离辐射应用于治疗或诊断时，应注意听取放射治疗物理、核医学物理和放射诊断物理等方面合格专家的意见，并应实施相应的质量保证要求。

（3）执业医师和有关医技人员应将受检者与患者的防护与安全方面所存在的问题和需求及时向许可证持有者报告，并尽可能采取相应的措施，以确保受检者与患者的防护与安全。

13.2.2 医疗照射的正当性判断

（1）正当性判断的一般原则

在考虑了可供采用的不涉及医疗照射的替代方法的利益和危险之后，当经过权衡利弊，证明医疗照射给受照个人和社会所带来的利益大于可能引起的辐射危害时，该医疗照射才是正当的。

对于复杂的诊断与治疗，应对逐个病例进行正当性判断。还应注意根据医疗技术与水平的发展，对过去认为是正当的医疗照射重新进行正当性判断。

（2）诊断检查的正当性判断

在判断放射学和核医学检查的正当性时，应掌握好适应证，正确合理地使用诊断性医疗照射，并应注意避免不必要的重复照射；对妇女及儿童实行放射学和核医学检查的正当性更应当慎重进行判断。

在现实医疗实践中，最常见的没经过正当性分析的检查事例包括：入院或手术前，在没有（或不充分）症状表明疾病累及心脏和肺部的情况下，进行常规胸部 X 射线摄影；对无症状的事故受伤人员进行头颅 X 射线摄影；在第 5 腰椎稳定的退行性状态或生命的最后 10 年，进行低位腰骶椎 X 射线摄影。另外，还存在着应当避免的放射性检查。例如，在某些情况下，X 射线摄影或荧光透视检查对患者的诊治没有任何帮助；自前次检查以来疾病没有好转或所得检查资料对患者的治疗没有发挥作用，而又重复进行检查。

在这里谈谈胎儿、儿童、孕妇和哺乳妇女放射诊断检查的正当性判断问题。

与成人相比，胎儿与儿童都被认为对辐射更为敏感。诊断放射学和诊断核医学程序（甚至是两者组合）都不会产生导致畸形和智力减退的剂量。主要问题在于，在宫内或儿童期受到诊断水平（少数几个到几十个 mGy）的照射，会引起癌症。

在进行一个诊断程序之前，必须确定患者是否已经（或可能）怀孕，胎儿是否处在主要受照区域中，以及程序是否会产生相对较高的剂量（如钡灌肠和骨盆 CT 扫描）。如果设备处于正常工作状态，医学上远离胎儿的诊断性检查（如胸部和四肢 X 射线摄影、肺通气/灌注扫描），在怀孕期间的任何时候都可安全进行。

如果一项检查产生的剂量处于诊断剂量范围的高端，且胎儿在射线束和源范围之内或附近，但仍需要进行诊断，就必须注意降低胎儿剂量。在核医学中，许多放射性药物通过尿道排出。在这些情况下，对母亲的适当水化（多饮水）、鼓励其增加排尿次数将减少放射性药物在膀胱的驻留时间，因而也会降低胎儿剂量。

对儿童来讲，通过使用专门用于儿童的技术因素而不是用常规的成人因素，可以达到降低剂量的目的。在诊断放射学中，要注意减少仅影响关注区域的射线束。因为儿童体重和体表面积小，在核医学中要使用少于成人用量的较低的给药活度，这样既可得到可接受的图像，又降低了儿童剂量。

在怀孕期间，只有当没有其他诊断方法可供选择时，或检查不能推迟到分娩之后时，才能进行放射性药物检查。为了避免对胎儿甲状腺的严重损伤，从怀孕 10～12 周（胎儿甲状腺有功能时）开始，任何使用游离^{131}I 离子的程序——即使活度很小——都应禁止。

哺乳期妇女可以用放射性药物进行检查。有些放射性药物有较长的寿命，并且会分泌到乳汁中（如^{131}I）。在使用这样的放射性药物后，必须停止哺乳，以免放射性药物经乳汁转运到婴儿体内。但是，对其他一些短寿命放射性核素（如$^{99}Tc^{m}$ 化合物），就不需要停止哺乳，或只需停止几个小时或一天即可。

对儿童和青少年中的肺结核禁止使用荧光透视和荧光摄影进行筛查。在这个年龄段，只能用 X 射线摄影来代替。

禁止使用没有电子影像增强器的荧光透视。在大多数工业化国家，这种给患者带来高剂量的程序是非法的。

（3）群体检查的正当性判断

涉及的医疗照射的群体检查的正当性判断应考虑通过普查可能查出的疾病、对被查出的疾病进行有效治疗的可能性和由于某种疾病得到控制而使公众所获得的利益，只有这些受益足以补偿在经济和社会方面所付出的代价（包括辐射危害）时这种检查才是正当的。X 射线诊断的筛选性普查还应避免使用透视方法。

例如，在特定年龄段有较高的发病率、早期疾病确诊有较高的效率、被筛选检查人员接受的照射量较低以及早期治疗有效并易于进行、且具备较高的利益/危险比的情况下，才可对无症状的患者进行筛查。正确应用的例子包括：在疾病高发人群和社区进行 X 射线摄影以发现结核病、对年龄超过 50 岁的妇女进行乳腺 X 射线摄影以早期发现乳腺癌和在胃癌高发国家通过特殊对比造影荧光透视筛查胃癌。

（4）与临床指征无关的放射学检查的控制

判断因职业、法律需要和健康保险目的而进行放射学检查是否正当，应考虑能否获得有关受检者健康状况的有用信息及获得这些信息的必要性，并应与有关专业机构进行磋商。最常见的例子就是，保险公司可能要求进行各种 X 射线检查，以满足其被保人都处于良好健康状态的愿望。在许多情况下，处理类似的要求，特别是对无症状的个体，应该慎重对待；通常这都没经过医学方面的正当性分析，涉及的人并不是直接的受益者。

（5）关于医学研究中志愿者的照射

医学研究中志愿者的照射应按照国家有关规定仔细进行审查（包括涉及人体生物医学研究的伦理审查等）；应将接受此类照射的可能危险控制在可以接受的水平并告知志愿受照者；只能由具有相应资格又训练有素的人员实行这种照射。

13.2.3　医疗照射的防护最优化

对医疗照射的防护最优化除了应符合对防护最优化所规定的有关要求外，还应满足下列要求。

（1）设备要求

① 医疗照射所使用的辐射源应符合对辐射源所规定的有关要求；尤其应将医疗照射所使用的系统设计成可及时发现系统内单个部件的故障，以使对患者的任何非计划医疗照射减至最少，并有利于尽可能避免或减少人为失误。

② 在设备供方的合作下，许可证持有者应保证：

ⓐ 所使用的设备不论是进口的还是国产的，均符合国家有关标准及规定；

ⓑ 备有设备性能规格和操作及维修说明书，特别应备有防护与安全说明书；

ⓒ 现实可行时，将操作术语（或其缩写）和操作值显示于操作盘上；

ⓓ 设置辐射束控制装置，这类装置应包括能清晰地并以某种故障安全方式指示辐射束是处于“开”和“关”状态的部件；

ⓔ 设备带有射束对中准直装置，以便于将照射尽可能限于被检查和治疗部位；

ⓕ 在没有任何辐射束调整控制情况下，使诊治部位的辐射场尽可能均匀，并由设备供方说明其不均匀性；

ⓖ 使辐射泄漏或反射在非诊治部位所产生的照射量率保持在可合理达到的尽可能低的水平。

③ 对于放射诊断设备，许可证持有者在设备供方的合作下应保证：

ⓐ 辐射发生器及其附属部件的设计和制造便于将医疗照射保持在能获得足够诊断信息的可合理达到的尽量低水平；

ⓑ 对于辐射发生器，能清晰、准确地指示各种操作参数，如管电压、过滤特性、焦点位置、源与像接收器的距离、照射野的大小，以及管电流与时间或二者的乘积等；

ⓒ 射线摄影设备配备照射停止装置，在达到预置的时间、管电流与时间的乘积或剂量后该装置能自动使照射停止；

ⓓ 荧光透视设备配备某种 X 线管工作控制开关，只有将此开关持续按下时才能使 X 射线管工作，应配备有曝光时间指示器和/或入射体表剂量监测器。

④ 对于放射治疗设备，许可证持有者在设备供方的合作下应保证：

ⓐ 辐射发生器和照射中配备有用于可靠的选择、指示和（必要并可行时）证实诸如辐射类型、能量指标、射速调整因子、治疗距离、照射野大小、射束方向、治疗时间和预置剂量等运行参数的装置；

ⓑ 使用放射源的辐照装置是安全的，即一旦电源中断放射源将自动被屏蔽，并一直保持到由控制台重新启动射束控制机构时为止；

ⓒ 对于高能放射治疗设备，至少具有两个独立的用于终止照射的故障安全保护系统，并配备安全联锁装置和其他手段，用以防止在工作条件不同于控制台上所选定的情况下将设备用于临床；

ⓓ 执行维修程序时，如果联锁被旁路（即联锁失灵），安全联锁装置的设计能确保只有在维修人员使用适当的器件、编码和钥匙进行直接控制条件下照射装置才能运行；

ⓔ 不论是远距离治疗用的放射源或是近距离治疗用的放射源均符合对密封源的要求；

ⓕ 必要时，安装和提供能对放射治疗设备使用过程中出现的异常情况给出报警信号的监测设备。

（2）操作要求

① 许可证持有者应：

ⓐ 在分析供方所提供资料的基础上，辨明各种可能引起非计划医疗照射的设备故障和人为失误；

ⓑ 采取一切合理措施防止故障和失误，包括选择合格人员、制定适当的质量保证与操作程序，并就程序的执行和防护与安全问题对有关人员进行充分的培训与定期再培训；

ⓒ 采取一切合理措施，将可能出现的故障和失误的后果减至最小；

ⓓ 制定应付各种可能事件的应急计划和程序，必要时进行应急训练。

② 对于放射诊断，许可证持有者应保证：

ⓐ 开具和实施放射诊断申请单的执业医师和有关医技人员所使用的设备是合适的，在考虑了相应专业机构所制定的可接受图像质量标准和有关医疗照射指导水平后，确保患者所受到的照射是达到预期诊断目标所需要的最小照射，并注意查阅以往的检查资料以避免不必要的额外检查；

ⓑ 执业医师和有关医技人员应认真选择并综合使用下列各种参数，以使受检者所受到的照射是与可接受的图像质量和临床检查目的相一致的最低照射，对于儿童受检者和施行介入放射学更应特别重视对下列参数的选择处理：

- 检查部位，每次检查的摄片次数（或断层扫描切片数）和范围或每次透视的时间；
- 图像接收器的类型；
- 防反射滤线栅的使用；
- 初级 X 射线束的严格标准值；
- 管电压、管电流与时间或它们的乘积；
- 图像存储方法；
- 适当的图像处理因素等。

ⓒ 只有在把受检者转移到固定放射学检查设备是不现实的和医学上不可接受的情况下，并采取了严格的辐射防护措施后，才可使用可携式、移动式放射学检查设备；

ⓓ 除临床上有充分理由证明需要进行的检查外，避免对怀孕和可能怀孕的妇女施行会引起其腹部和骨盆受到照射的放射学检查；

ⓔ 周密安排对有生育能力的妇女的腹部和骨盆的任何诊断检查，以使可能存在的胚胎和胎儿所受到的剂量最小；

ⓕ 尽可能对辐射敏感器官（例如性腺、眼晶状体、乳腺和甲状腺）提供恰当的屏蔽。

③ 对于核医学，许可证持有者应保证：

ⓐ 开具和实施放射性核素显像检查申请单的执业医师和有关医技人员使受检者所受到

的照射，是在讨论了有关医疗照射指导水平后为达到预期诊断目的所需要的最低照射，并注意查阅以往的检查资料以避免不必要的额外检查；

ⓑ 执业医师和有关医技人员针对不同受检者的特点，恰当地选用可供利用的适当的放射性药物及其用量，使用阻断非检查器官吸收的方法（必要时实施促排），并注意采用适当图像获取和处理技术，以使受检者受到的照射是为获得合乎要求的图像质量所需要的最低照射；

ⓒ 除有明显临床指征外，避免因进行诊断和治疗让怀孕或可能怀孕的妇女服用放射性核素；

ⓓ 哺乳妇女服用了放射性药物后，建议其酌情停止哺乳，直到其体内放射性药物的分泌量不再给婴儿带来不可接受的剂量为止；

ⓔ 仅当有明显的临床指征时才可以对儿童施行放射性核素显像，并应根据受检儿童的体重、体表面积和其他适用的准则减少放射性药物服用量，还应尽可能避免使用长半衰期的放射性核素。

④ 对于放射治疗，许可证持有者应保证：

ⓐ 在对计划照射的靶器官施以所需要的剂量的同时使正常组织在放射治疗期间所受到的照射控制在可合理达到的尽量低水平，并在可行和适当时采用器官屏蔽措施；

ⓑ 除有明显临床指征外，避免对怀孕和可能怀孕的妇女施行腹部和骨盆受照射的放射治疗；

ⓒ 周密计划对孕妇施行的放射治疗，以使胚胎和胎儿所受到的照射剂量最小；

ⓓ 将放射治疗可能产生的危险通知患者。

（3）医疗照射的质量保证

① 许可证使用者应根据本标准所规定的质量保证要求和其他有关医疗照射的质量保证的标准制定一个全面的医疗照射质量保证大纲；制定这种大纲时应邀请诸如放射物理、放射药物学等有关领域的合格专家参加。

② 医疗照射的质量保证大纲应包括：

ⓐ 对辐射发生器、显像设备和辐照装置等的物理参数的测量（包括调试时的测量和调试后的定期测量）；

ⓑ 对患者诊断和治疗中所使用的有关物理及临床因素的验证；

ⓒ 有关程序和结果的书面记录；

ⓓ 剂量测定和检测仪器的校准及工作条件的验证；

ⓔ 放射治疗质量保证大纲的定期和独立的质量审核与评审。

③ 许可证持有者应重视对照射剂量和放射性药物活度测定的校准，保证：

ⓐ 对医疗照射用辐射源的校准可追溯到剂量标准实验室；

ⓑ 按辐射的线质和能量，以及规定条件下的预定距离处的吸收剂量和吸收剂量率，对放射治疗设备进行校准；

ⓒ 按某一特定参考日期的活度、参考空气比释动能率和在规定介质中规定距离处的吸收剂量率，进行对近距离治疗用密封源进行校准；

ⓓ 按应服用的放射性药物的活度以及服用时所测定和记录的活度对核医学中使用的非密封源进行校准；

ⓔ 在设备调试时，在进行了可能影响剂量测定的任何维修之后，以及在审管部门认可

的时间间隔结束时，均进行有关校准。

④ 许可证持有者应保证进行下列临床剂量测定并形成文件：

ⓐ 在放射学检查中，典型身材成年受检者的入射体表剂量、剂量与面积之积、剂量率及照射时间和器官剂量等的代表值；

ⓑ 对于利用外照射束放射治疗设备进行治疗的患者，计划靶体积的最大与最小吸收剂量，以及有关部位（例如靶体积中心和开具处方的执业医师选定的其他部位）的吸收剂量；

ⓒ 在使用密封源的近距离治疗中，每位患者的选定部位的吸收剂量；

ⓓ 在使用非密封源的诊断和治疗中，受检者或患者的典型吸收剂量。

13.2.4 医疗照射的指导水平和剂量约束

指导水平：指定量的一个水平，高于该水平时应考虑采取适当的行动。那些情况下，在指定量实际上低于其指导水平时，亦可能需要考虑采取某些行动。

剂量约束：对源可能造成的个人剂量预先确定的一种限制，它是源相关的，被用作对所考虑的源进行防护和安全最优化时的约束条件。对于公众照射，剂量约束是公众成员从一个受控源的计划运行中接受的年剂量的上界。剂量约束所指的照射是任何关键人群组在受控源的预期运行过程中、经所有照射途径所接受的年剂量之和。对每个源的剂量约束应保证关键人群组所受的来自所有受控源的剂量之和保持在剂量限值以内。对于医疗照射，除医学研究受照人员或照顾受照患者的人员（工作人员除外）的防护最优化以外，剂量约束值应被视为指导水平。

（1）医疗照射的指导水平

① 对于常用的诊断性医疗照射，应通过广泛的质量调查数据推导，并根据基本标准的规定，有相应的专业机构与审管部门制定医疗照射的指导水平，并根据技术的进步不断对其进行修订，供有关执业医师作为指南使用，以便：

ⓐ 当某种检查的剂量和活度超过相应指导水平时，采取行动改善优化程度，使在确保获得必需的诊断信息的同时尽量减低受检者的受照剂量；

ⓑ 当剂量或活度显著低于相应的指导水平而照射又不能提供有用的诊断信息和给患者带来预期的医疗利益时，按需要采取纠正行动。

② 考虑到标准的有关规定，不应将所确定的医疗照射指导水平视为在任何情况下都能保证达到最佳性能的指南；实践中应用这些指导水平时应注意具体条件，如医疗技术水平、受检者的身材和年龄等。

（2）放射诊断的医疗照射指导水平　对于典型成年受检者，各种常用的X射线摄影、X射线CT检查、乳腺X射线摄影和X射线的透视剂量或剂量率指导水平见《电离辐射防护与辐射源安全基本标准（GB18871－2002）》附录表G1.1、表G1.2、表G1.3、表G1.4。

（3）核医学诊断的医疗照射指导水平　对于典型成年受检者，各种常用的核医学诊断的活度指导水平见《电离辐射防护与辐射源安全基本标准（GB18871－2002）》附录表G2。

（4）其他有关的剂量约束

① 医学研究中志愿者所受的医疗照射不能给受照个人带来直接利益，审管部门或其授权的机构应对这类人员的受照剂量最优化规定相应的剂量约束。

② 许可证持有者应对明知受照而自愿帮助护理、扶持与慰问或探视正在接受医疗照射的患者的人员的受照剂量进行控制。这类人员所受到的剂量应限制在《电离辐射防护与辐射

源安全基本标准（GB18871－2002）》附录 B1. 2. 2 水平以下。

③ 接受放射性核素治疗患者应在其体内的放射性物质的活动降至一定水平后才能出院，以控制其家庭与公众成员可能受到的照射。接受了^{131}碘治疗的患者，其体内的放射性活度降至低于 400MBq 之前不得出院。必要时应向患者提供有关他与其他人员接触时的辐射防护措施的书面指导。

13. 2. 5 事故性医疗照射的预防和调查

（1）许可证持有者应采取一切合理的措施，包括不断提高所有有关人员的安全文化素养，防止发生潜在的事故性医疗照射。安全文化素养为存在于单位和人员中的种种特性和态度的总和，它确立安全第一的观念，使防护与安全问题由于其重要性而保证得到应有的重视。

（2）许可证持有者应对下列各种事件及时进行调查：① 各种治疗事件，如弄错患者或其组织的、用错药物的、或剂量或分次剂量与处方数值严重不符以及可能导致过度急性次级效应的治疗事件；② 各种诊断性照射事件，如剂量明显大于预计值的诊断性照射，或剂量反复并显著超过所规定的相应指导水平的诊断性照射；③ 各种可能造成患者的受照量与所预计值显著不同的设备故障、事故或其他异常偶然事件。

（3）对于上述所要求的每一项调查，许可证持有者均应：① 计算或估算受检者与患者所受到的剂量及其在体内的分布；② 提出防止此类事件再次发生需要采取的纠正措施；③ 实施其责任范围内的所有纠正措施；④ 按规定尽快向审管部门提交书面报告，说明事件的原因和采取纠正措施的情况；⑤ 将事件及调查与纠正情况通知受检者与患者及有关人员。

（4）许可证持有者应在审管部门规定的期限内保存并在必要时提供下列记录：① 在放射诊断方面，进行追溯性剂量评价所必需的资料，包括特殊检查中荧光透视检查的照射次数和持续时间等；② 在核医学方面，所服用的放射性药物的类型及活度；③ 在放射治疗方面，计划靶体积的说明、靶体积中心的剂量和靶体积所受的最大与最小剂量、其他有关器官的剂量、分次剂量和总治疗时间；④ 放射治疗所选定的有关物理与临床参数的校准和定期核对结果；⑤ 在医学研究中志愿者所受照射的剂量。

在我国电离辐射意外事故时有发生，其中包括医疗应用事故。

1988～1998 年 11 年中全国各类放射事故共计 332 起，医疗应用事故 27 起，占全部事故的 8. 1%。其中，放射治疗事故 23 起，受照射人数 95 人；X 射线诊断事故 1 起，受照射人数 5 人；核医学事故 2 起，受照射人数 1 人；医用加速器事故 1 起，受照射人数 50 人。医疗应用事故受照射总人数为 151 人，占受照射总人数的 15. 6%（表 13－2，13－3）。

表 13－2 医疗应用中放射事故统计

行 业	事故起数（起）	受照人数（人）	受照剂量（人·Sv）	经济损失（万元）	工作日损失（人·月）
核医学	2	1		0.50	
放射治疗	23	95	7.76	66.83	6.78
X 射线诊断	1	5	0.85	0.80	4.44
医用加速器	1	50		40.00	

（引自卫生部法制与监督局，公安部三局. 1988～1998 全国放射事故案例汇编）

表 13-3 医疗应用射线事故概况

序号	时 间	事故概况	事故后果
1	1988/04/30	4人在对X射线机进行试验时，因摄片限时装置发生故障，呈持续曝光状态，15min后见管球冒烟，立即停机。期间试机人员按常规取片、摆位、装片，间断暴露在X射线下。摄片条件为70kV，100mA	试机人员的受照剂量范围为0.2～1.5Gy，有放射损伤症状；经济损失0.8万元，工作损失3.3人·月
2	1989/04/30	某院用于妇科宫腔肿瘤治疗的一台后装机，由于源与源辫连接的螺丝不合格，在装源时发现但依旧未换。在治疗过程中，源辫断脱，因机房内无固定式报警仪，未及时发现，造成25名患者、12名工作人员受到意外照射，最高有效剂量当量为0.47Sv，其集体有效剂量为1.4Sv。对受照人员进行体检，设备停机维修	直接经济损失8万元
3	1989/09/20	在9月20日，医用加速器极板出现故障，使X射线输出量出现波动，至11月26日发现，故障期间有51名患者受到超剂量照射	事故处理费、受照者赔偿费共计40余万元
4	1991/03/14	医用^{60}Co治疗机出现故障，维修人员（非放射工作人员）先后数次拆开^{60}Co治疗机检查、修理（半裸源状态），在此过程中有2人受超剂量照射。源活度为4.47×10^{13}Bq（1208.1Ci）	受照人员受照剂量最大值为：胸部498mGy；经济损失5万元
5	1994/03/29	3月29日上午，治疗结束后，工作人员从病人宫腔内取出施加器，发现地上有一链状物，拿起来看了一下，另一名大夫说可能是源掉出来了，应马上离开现场，将病人推出治疗室，通告医院及内蒙古防护所。该源为^{137}Cs，活度为7.4×10^{10}Bq（2Ci）	致使工作人员和病人受到40～50mGy的照射，经长期观察未发现特殊变化；经济损失1.5万元
6	1995/04/13	某院钴治疗机在治疗时发生卡源，维修时因操作不当，一名检修人员受到照射	检修人员应急受照剂量为4.82mSv，手部剂量为500mSv；经济损失2万元

（引自卫生部法制与监督局，公安部三局. 1988～1998全国放射事故案例汇编）

13.3 临床医学放射工作人员的防护

医学放射工作者是职业受照群体中最大的受照群体；受照剂量也是偏高的；是对人类集体剂量贡献最大者；对个人防护的忽视往往伴随着所诊治病人受照剂量的增加。因此，应是最应关注的职业群体。

13.3.1 需放射防护的人员范围

（1）放射科、放射治疗科、核医学科和牙科放射学的医生、技师和辅助人员；

（2）γ刀、CT（X射线计算机断层摄影）和PET（正电子发射断层摄影）的应用员，以及近二三十年间介入放射学突飞猛进的发展，在大部分临床科室（如心脏科、泌尿科、消化科、血管外科、麻醉科、创伤科以及小儿科等）中从事介入放射学的医、护人员；

（3）在X射线机透视下实施骨科手术的医务人员。

在医院中所有涉及电离辐射场所均应有明确的标志，并应警示“电离辐射对健康有害”（图13-1）。

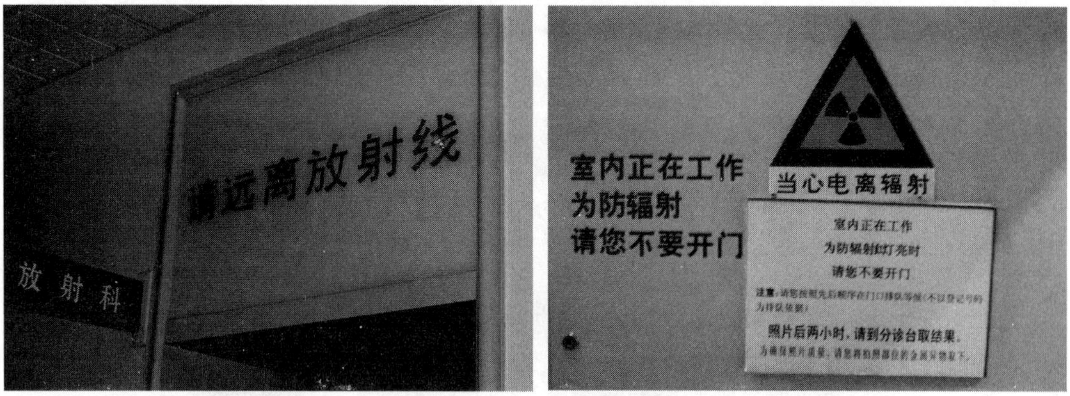

图 13-1 医院电离辐射场所的标示和辐射有害的警示

13.3.2 防护原则和措施

（1）在本书 12. 辐射源和放射性物质安全应用所述的防护目的、防护体系、防护原则和措施同样适用于临床放射工作人员。

（2）临床放射工作人员应佩戴个人剂量计，佩戴个人剂量计是国家规定的对放射工作人员法定的个人剂量监测手段。个人剂量数据终身存档，既作为评价辐射防护效能的重要参数，也作为估价放射工作人员是否受到辐射危害的依据。

根据接触射线种类不同，有 X、γ 胸章个人剂量计，中子胸章个人剂量计，还有为测量手部剂量而设计的 β、X 和 γ 指环剂量计。

根据我国有关标准规定，放射工作人员佩戴的法定个人剂量计至少每季度测量一次，每年有 4 个数据记录其个人剂量档案。有关国际标准还规定，对于手部受到可能 10 倍于全身（胸部）受到剂量的放射工作人员，除佩戴胸部个人剂量计外，还必须佩戴指环剂量计，监测手部剂量。那些在 X 射线监视下进行手术操作、用手操作放射源和为病人注射放射性核素的工作人员，手部受到的剂量往往十倍或几十倍于全身剂量。介入放射学工作者手部剂量可能百倍或千倍于全身剂量，特别是非心血管介入放射学操作可能更高。

典型的介入放射学工作者应该佩戴 3 个剂量计，一个佩戴在左胸前铅围裙内，指示全身受照剂量；手部佩戴指环剂量计，指示手部剂量；头颈部佩戴剂量计，指示头（眼）部剂量。

（3）电离辐射场所应有防护设施，放射工作人员个人应身着防护服、戴防护眼镜或面罩（图 13-2）。

13.3.3 相关科室防护要点

（1）介入放射学工作者的受照剂量偏高，由于操作类型不同，应加强全身各部位的监测和保护。

（2）核医学工作者除防止放射性核素的内照射外，因所用核素大多为 γ 辐射源，还应重视外照射的防护，特别是手部和头（眼）部的防护。

（3）放射治疗科放射学工作者应注意照射源的机械控制装置的安全使用和报警设备的正常运行。放射源置入和放射性粒子近距离治疗时，放射诊疗工作人员应当使用专用工具拿取放射源，不得徒手操作；放射源从体内取出时，应及时放回屏蔽容器内。

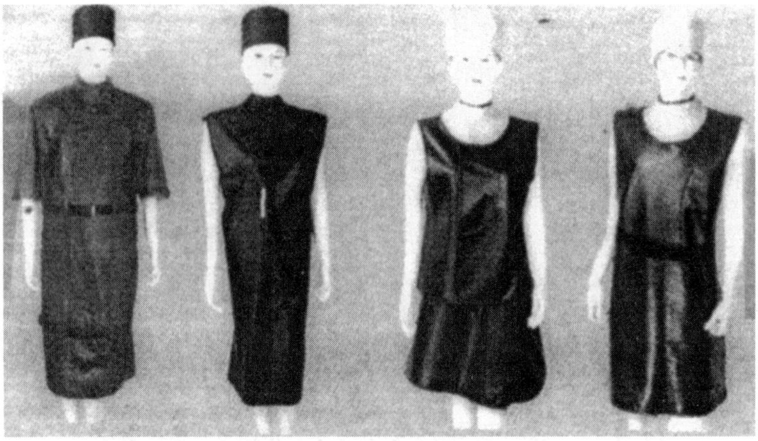

图 13-2 医用 X 射线工作者的个人防护用品

(4) 一般 X 射线诊断和 CT 诊断工作者多数为隔室操作，应经常检查机器和防护系统的正常运行。近年来民营医院、社区医院的发展很快，有些医院的 X 射线诊断机为旧的不合格淘汰产品，应给予关注。

13.4 各类医疗照射中的质量保证和剂量控制

13.4.1 放射治疗方面

(1) 在对患者实施放射治疗前，应当进行影像学、病理学及其他相关检查，严格掌握放射治疗的适应证。

(2) 对确需进行放射治疗的，应当制定科学的治疗计划，并按照下列要求实施：① 对体外远距离放射治疗，放射诊疗工作人员在进入治疗室前，应首先检查操作控制台的源位置显示，确认放射线束或放射源处于关闭或屏蔽位置时，方可进入；② 对近距离放射治疗，放射诊疗工作人员应当用专用工具持取放射源，不得徒手操作；对接受敷贴治疗的患者采取安全护理，防止放射源被患者带走或丢失；③ 在实施永久性籽粒插植治疗时，放射诊疗工作人员应随时清点所使用的放射性籽粒，防止在操作过程中遗失；放射性籽粒植入后，必须进行医学影像学检查，确认植入部位和放射性籽粒的数量；④ 在治疗过程中，治疗现场至少应有 2 名放射诊疗工作者。并密切注视治疗装置的显示及病人情况，及时解决治疗中出现的问题，严禁其他无关人员进入治疗场所；⑤ 放射诊疗工作人员应当严格按照放射治疗操作规范、规程实施照射，不得擅自修改治疗计划；⑥ 放射诊疗工作人员应当验证治疗计划的执行情况，发现偏离计划现象时，应当及时采取补救措施并向本科室负责人或者本机构负责医疗质量控制的部门报告。

放射治疗方案最好由包括外科医生、内科医生和放射肿瘤学医生在内的多学科的专家组决定。在做出决定时，应明确治疗程序的正当性、有没有更好的其他治疗方法、是否有把不同技术如放射治疗、手术、化学治疗结合起来的途径。当这样一个包含多学科的方案不可行时，负责做出决定的放射肿瘤学家应该牢记是否还有其他治疗方法和综合治疗策略。

某些人存在癌的遗传易感性，家族性肿瘤患者诱发二次癌的高度危险已成为不争的事实，为了临床医生对患者发生二次癌的危险与放疗可能获得好的疗效之间进行权衡，对怀疑为家族性肿瘤患者在放疗前应进行遗传易感性诊查。

（3）对放疗设备定期进行剂量学检查，加强剂量保证程序。

曾有报道（美国，1974～1976）因^{60}钴衰变曲线的计算错误引起的医疗事故：最初^{60}钴射线的校正是正确的，衰变曲线已绘制，但是画错了，所画曲线较陡，剂量率估算低了，因此照射时间长了，剂量超过50%。且22个月内未进行测量，426例患者受到超量意外照射后，有300例1年内死亡，88例生存大于1年，出现严重并发症，多危及生命。一些病人发生皮肤溃疡，黏膜坏死，咽、食管狭窄，胃溃疡、穿孔，骨坏死，脊髓病。

（4）对每一病例做出最优化的治疗方案，选择合适的射线和投照方式，使靶容积吸收剂量最大，减少周围组织的剂量。

在大量的病例中，降低剂量或减小靶组织体积是不可行的，因为这样做会降低治愈率，这是不能接受的。所以，放疗患者的放射防护最优化必须基于这样的原则，即受照靶（肿瘤）组织必须具有足够高的剂量以进行有效治疗，同时要尽最大可能保护邻近健康组织。

（5）实施放疗时要核对投照剂量，准确摆正体位并防止移动，防护非照射器官，必要时采取局部屏蔽防护。

（6）在实施永久性籽粒插植治疗时，放射诊疗工作人员应随时清点所使用的放射性籽粒，防止在操作过程中遗失；放射性籽粒植入后，必须进行医学影像学检查，确认植入部位和放射性籽粒的数量。

（7）患肿瘤孕妇的放射治疗问题　当怀孕妇女患了恶性肿瘤时，为挽救其生命可能需要放射治疗。如果肿瘤位于身体远端，那么使用腹部特制防护（屏），就能进行治疗。如果需要射线束更靠近孕体，但不能直接照射时，就要特别小心，并且在决定开始治疗前，请剂量测量专家计算对胎儿的剂量。怀孕3～8周接受的初级射线束直接照射产生的剂量，将会达到或超过不同器官产生畸形的阈剂量，或者在怀孕8～15周超过脑损伤阈值，导致活产儿智力障碍。即使在怀孕后3个月接受治疗，也会导致胎儿生长缓慢。因此，育龄妇女在进行放射治疗之前，需要进行妊娠试验，以诊断或排除怀孕。

肿瘤科和放射治疗科医师都应该记住，在整个孕期接受治疗剂量的照射，会使活产儿前10岁或前20岁的患癌症危险度显著增加。考虑到这些因素应该考虑终止妊娠，做出这个决定前要求由合格专家对孕体的剂量进行计算，对胎儿危险度进行评估。在征求医生、孕妇的配偶和律师的意见后，最后由孕妇本人做出是否终止妊娠的决定。

13.4.2　核医学检查方面

（1）开展核医学诊疗的医疗机构，应当遵守相应的操作规范、规程，防止放射性同位素污染人体、设备、工作场所和环境；按照有关标准的规定对接受体内放射性药物诊治的患者进行控制，避免其他患者和公众受到超过允许水平的照射。

（2）不得将核素显像检查列入对婴幼儿及少年儿童体检的常规检查项目。

（3）对育龄妇女腹部或骨盆进行核素显像检查前，应问明是否怀孕；非特殊需要，对受孕后8至15周的育龄妇女，不得进行下腹部放射影像检查。

（4）严格禁止用^{131}I治疗孕妇的甲状腺功能亢进。因为^{131}I有使胎儿接受外照射的可能性，主要原因是^{131}I能通过胎盘进入胎儿循环，随后被其甲状腺吸收。被吸收的^{131}I，其β射线会破坏甲状腺体。所以在分娩前，应当尽量采用其他方法进行治疗。

当孕妇确诊有甲状腺癌转移时，如果用^{131}I治疗不能推迟到分娩以后，那么治疗与继续妊娠不可兼容，应权衡利弊慎重考虑是否终止妊娠。

（5）实施放射性药物给药操作时，应当禁止非受检者进入操作现场；因患者病情需要其他人员陪检时，应当对陪检者采取防护措施。

（6）选择短寿命的核素和短半衰期的药物，可减少受检者的剂量。最优化的放射药物用量，避免错误给药，以防止过量照射事故。

13.4.3 放射血管造影和介入放射学方面

介入放射学和某些特殊检查使医生和病人都受到较大剂量，应加强这方面的防护研究。介入放射学工作者在做介入放射学操作时，体表剂量有时可高达 0.2～2.1mGy・h^{-1}，有效剂量可达每年 58.72mSv，明显高于常规放射性工作者（每年 1.58mSv），他们的染色体畸变率与免疫状态水平也有明显的异常。

13.4.4 普通 X 射线影像诊断方面

实施检查应当遵守下列规定：

（1）严格执行检查资料的登记、保存、提取和借阅制度，不得因资料管理、受检者转诊等原因使受检者接受不必要的重复照射。

（2）不得将 X 射线胸部检查列入对婴幼儿及少年儿童体检的常规检查项目。

（3）对育龄妇女腹部或骨盆 X 射线检查前，应问明是否怀孕；非特殊需要，对受孕后 8 至 15 周的育龄妇女，不得进行下腹部放射影像检查；育龄妇女的下腹部或骨盆 X 射线检查应遵循“十日法则”，即必需的下腹部放射影像检查应在月经停止后的 10 天内进行。

（4）应当尽量以胸部 X 射线摄影代替胸部荧光透视检查。

（5）实施 X 射线照射操作时，应当禁止非受检者进入操作现场；因患者病情需要其他人员陪检时，应当对陪检者采取防护措施。

13.5 医疗照射防护中存在的问题

13.5.1 医院等医疗机构存在的问题

（1）多数医院缺乏物理师，没有从最优化选择投射条件，参数不准，废片率高。医院放射诊疗科室的工作人员，大多是医学专业毕业经培训或在职学习而工作的，普遍缺物理师，由于缺乏系统的学习，很难优化选择诊疗投射条件，致使剂量参数不准，拍片的废片率高。例如：中国疾病预防控制中心辐射防护与核安全医学所岳保荣等报道，在 1996～1999 年期间，对 17 个省市受检者入射体表剂量（ESD）水平（mG/次）调查结果显示，不同省市、不同医院各类放射检查的辐射剂量差别很大，最大值/最小值在 6.4～43.1 范围内。

（2）各医院间对检查资料缺乏“互认”制，甚至在医院内部门诊和病房也缺乏“互认”，既增加了病人的经济负担，也增加了剂量。近年来一些城市中的三级医院间虽然建立了互认制，但执行中还存在不少问题。

（3）供患者和陪护者的防护用品稀少，有些医院防护设施不完善。

（4）在一些医院建造辐射装置建筑时，防护中存在误区，辐射建筑装修豪华，忽视通风，所产生的臭氧、氮氧化物造成的危害有时超过X、γ射线对人体造成的危害。

13.5.2 放射工作人员存在的问题

（1）缺乏正确的防护意识　近年来广大放射工作人员防护意识不断加强，但仍有不少人防护意识不完全正确，存在两种倾向，一种是认为“非常危险”、“恐惧”，对自身防护过度；一种是因“无所谓”而忽视防护；普遍对受检者防护过于淡薄。

（2）对个人剂量限值的认识错误　有的人认为“剂量限值是安全线”，忽视不必要的照射；有的则过分强调降低剂量，要求“屏蔽体要达本底水平”，造成不必要的经济浪费。

（3）诊断适应证选择不严格　医师存在责任心不够的问题，也存在经济利益驱动的问题。

13.5.3 受检者、患者存在的问题

（1）患者或受检者本身缺乏防护意识，不知射线对人体健康有害，有时不管是否需要主动要求进行X射线或CT检查，致使受到不必要的照射。

（2）患者陪护人员普遍缺乏防护。

13.5.4 公众照射问题

（1）核医学检查治疗达到什么水平才可自由行动，应有明确规定。否则“放射人”（体内存在贯穿辐射源的患者或被检者）进入家庭和社会，对所接触的公众会产生一定的影响。

在诊断性核医学检查中（如骨或甲状腺扫描），注入的放射性核素的活度是很小的，此类患者对其家庭和公众均无危害。在检查结束之后，此类患者可允许立即出院。

患者接受放射治疗，可能会把放射性物质注入或把放射源植入肿瘤之中。这样的患者可能会也可能不会对他人造成危害，这取决于放射性核素发出射线的穿透能力。有些穿透能力很差（如植入前列腺的^{125}I），这样的患者可以出院。接受^{192}Ir或^{137}Cs植入的患者必须留住医院，直到放射源被取走为止。在这种情况下，辐射具有足够的穿透性，探视患者要受到限制。

用高活度^{131}I治疗甲状腺癌或甲状腺功能亢进症的患者，或永久植入放射源的患者（一种特殊类型的近距离治疗），是一类特殊的病例。如果这些患者从诊所或医院返回家中，不遵守特定的行为规范，会给家庭成员带来一定的危险，虽然很轻微。负责治疗患者的专家必须告诫这些患者，需要特别小心，避免与孩子距离过近的身体接触，以及采取其他的必要防范措施。

对接受敷贴治疗的患者，应采取安全护理，防止放射源被患者带走或丢失。

（2）一些医院电离辐射源建筑或多或少地存在着对周围居民的辐射影响，特别是放射治疗室的房顶没有达到设计的防护要求。还有核医学放射性废物、废气排放对公众造成的影响。在居民聚集地区的一些民营或社区医院尤其应该注意这些问题。

思考题

1. 医疗照射的范围包括哪些？
2. 为什么要控制医疗照射？

3. 如何判断放射学和核医学检查的正当性？
4. 为什么要特别重视妇女和儿童在放射诊疗中的正当性判断？
5. 您是如何理解放射诊疗工作中的医疗照射指导水平和剂量约束的？
6. 为避免或减少肿瘤放射治疗后新生癌的发生应采取哪些有效措施？
7. 临床各放射诊疗科室放射工作人员的防护重点是什么？
8. 为防止电离辐射在医疗应用中放射事故的发生，日常工作中应注意什么？

（北京大学基础医学院放射医学教研室 陈冠英）

参考文献

[1] 吴德昌主编. 放射医学. 北京：军事医学科学出版社，2001
[2] 陈冠英. 电离辐射生物效应与放射防护. 见：林景辉，王荣福主编. 核医学. 第一篇第四章. 北京：北京大学医学出版社，2004
[3] 国际放射防护委员会第60号出版物. 国际放射防护委员会1990年建议书. 北京：原子能出版社，1993
[4] 国际放射防护委员会第73号出版物. 医学中的放射防护和安全. 北京：原子能出版社，1999
[5] 中国预防医学科学院标准处编. 中国卫生标准汇编. 放射卫生防卫与放射医学卷. 北京：中国标准出版社，2000
[6] 卫生部法制与监督局，公安部三局. 1988～1998全国放射事故案例汇编. 北京：中国科学技术出版社，2001
[7] 中华人民共和国国家质量监督检验检疫总局发布. 电离辐射防护与辐射源安全基本标准(GB18871-2002). 2002
[8] 全国医用辐射防护与安全学术研讨会论文汇编. 海口，2004年11月
[9] 放射性同位素与射线装置安全和防护条例. 2005年12月1日起施行
[10] 放射诊疗管理规定. 2006年3月1日起施行
[11] Valentin J 主编. 刘长安，高磊译. ICRP 辐射与你的患者：执业医师指南. 北京：北京大学医学出版社，2006
[12] 放射工作人员健康管理办法. 2007年11月1日起施行

14 与医学放射安全防护相关的法规

与医学放射安全防护相关的法律法规集中在《放射性同位素与射线装置安全和防护条例》、《放射性同位素与射线装置安全许可管理办法》和《放射诊疗管理规定》。

14.1 放射性同位素与射线装置安全和防护

国家对放射源和射线装置实行分类管理。根据放射源、射线装置对人体健康和环境的潜在危害程度，从高到低将放射源分为Ⅰ类、Ⅱ类、Ⅲ类、Ⅳ类、Ⅴ类。

14.1.1 许可和备案

（1）使用放射性同位素和射线装置的许可　使用放射性同位素和射线装置的单位，应当依照规定取得许可证（许可证有效期为5年）。使用放射性同位素和射线装置的单位申请领取许可证，应当具备下列条件：① 有与所从事的使用活动规模相适应的、具备相应专业知识和防护知识及健康条件的专业技术人员；② 有符合国家环境保护标准、职业卫生标准和安全防护要求的场所、设施和设备；③ 有专门的安全和防护管理机构或者专职、兼职安全和防护管理人员，并配备必要的防护用品和监测仪器；④ 有健全的安全和防护管理规章制度、辐射事故应急措施；⑤ 产生放射性废气、废液、固体废物的，具有确保放射性废气、废液、固体废物达标排放的处理能力或者可行的处理方案。

使用放射性同位素和射线装置的单位，应当事先向有审批权的环境保护主管部门提出许可申请，并提交规定的证明材料。使用放射性同位素和射线装置进行放射诊疗的医疗卫生机构，还应当获得放射源诊疗技术和医用辐射机构许可。

使用放射性同位素和射线装置的单位，改变所从事活动的种类或者范围，或新建或者改建、扩建生产、销售、使用设施或者场所的，应当按照原申请程序，重新申请领取许可证。

使用放射性同位素和射线装置的单位，部分终止或者全部终止使用放射性同位素和射线装置活动的，应当向原发证机关提出部分变更或者注销许可证申请，由原发证机关核查合格后，予以变更或者注销许可证。

（2）放射性同位素和射线装置的备案　放射性同位素的转出、转入单位应当在转让活动完成之日起20日内，分别向其所在地省、自治区、直辖市人民政府环境保护主管部门备案。申请转让放射性同位素，应当符合下列要求：① 转出、转入单位持有与所从事活动相符的许可证；② 转入单位具有放射性同位素使用期满后的处理方案；③ 转让双方已经签订书面转让协议。转让放射性同位素，由转入单位向其所在地省、自治区、直辖市人民政府环境保护主管部门提出申请，并提交规定要求的证明材料。

使用放射性同位素和射线装置的单位，将废旧放射源交回生产单位、返回原出口方或者送交放射性废物集中贮存单位贮存的，应当在该活动完成之日起20日内向其所在地省、自治区、直辖市人民政府环境保护主管部门备案。

使用放射性同位素的单位，需要将放射性同位素转移到外省、自治区、直辖市使用的，应当持许可证复印件向使用地省、自治区、直辖市人民政府环境保护主管部门备案。

14.1.2 安全和防护

（1）教育培训 使用放射性同位素和射线装置的单位，应当对本单位的放射性同位素、射线装置的安全和防护工作负责，并依法对其造成的放射性危害承担责任。使用放射性同位素和射线装置的单位，应当对直接从事使用活动的工作人员进行安全和防护知识教育培训，并进行考核；考核不合格的，不得上岗。辐射安全关键岗位应当由注册核安全工程师担任。

（2）处理义务 使用放射性同位素和射线装置的单位需要终止的，应当事先对本单位的放射性同位素和放射性废物进行清理登记，做出妥善处理，不得留有安全隐患。使用放射性同位素和射线装置的单位发生变更的，由变更后的单位承担处理责任。变更前当事人对此另有约定的，从其约定；但是，约定中不得免除当事人的处理义务。

（3）返还协议 生产、进口放射源的单位销售Ⅰ类、Ⅱ类、Ⅲ类放射源给其他单位使用的，应当与使用放射源的单位签订废旧放射源返回协议；使用放射源的单位应当按照废旧放射源返回协议规定将废旧放射源交回生产单位或者返回原出口方。确实无法交回生产单位或者返回原出口方的，送交有相应资质的放射性废物集中贮存单位贮存。使用放射源的单位应当按照国务院环境保护主管部门的规定，将Ⅳ类、Ⅴ类废旧放射源进行包装整备后送交有相应资质的放射性废物集中贮存单位贮存。

（4）退役要求 使用Ⅰ类、Ⅱ类、Ⅲ类放射源的场所和生产放射性同位素的场所，以及终结运行后产生放射性污染的射线装置，应当依法实施退役。

（5）个人保护 使用放射性同位素和射线装置的单位，应当严格按照国家关于个人剂量监测和健康管理的规定，对直接从事使用活动的工作人员进行个人剂量监测和职业健康检查，建立个人剂量档案和职业健康监护档案。

劳动者在职业活动中接触放射性同位素和射线装置造成的职业病的防治，依照《中华人民共和国职业病防治法》和国务院有关规定执行。

（6）年度评估 使用放射性同位素和射线装置的单位，应当对本单位的放射性同位素、射线装置的安全和防护状况进行年度评估。发现安全隐患的，应当立即进行整改。

（7）明示义务 使用、贮存放射性同位素和射线装置的场所，应当按照国家有关规定设置明显的放射性标志，其入口处应当按照国家有关安全和防护标准的要求，设置安全和防护设施以及必要的防护安全联锁、报警装置或者工作信号。射线装置的生产调试和使用场所，应当具有防止误操作、防止工作人员和公众受到意外照射的安全措施。

放射性同位素的包装容器、含放射性同位素的设备和射线装置，应当设置明显的放射性标识和中文警示说明；放射源上能够设置放射性标识的，应当一并设置。运输放射性同位素和含放射源的射线装置的工具，应当按照国家有关规定设置明显的放射性标志或者显示危险信号。

在室外、野外使用放射性同位素和射线装置的，应当按照国家安全和防护标准的要求划出安全防护区域，设置明显的放射性标志，必要时设专人警戒。在野外进行放射性同位素示踪试验的，应当经省级以上人民政府环境保护主管部门会同同级有关部门批准方可进行。

（8）存放要求 放射性同位素应当单独存放，不得与易燃、易爆、腐蚀性物品等一起存放，并指定专人负责保管。贮存、领取、使用、归还放射性同位素时，应当进行登记、检查，做到账物相符。对放射性同位素贮存场所应当采取防火、防水、防盗、防丢失、防破坏、防射线泄漏的安全措施。对放射源还应当根据其潜在危害的大小，建立相应的多层防护和安全措施，并对可移动的放射源定期进行盘存，确保其处于指定位置，具有可靠的安全保障。

14.1.3　辐射事故应急处理

（1）辐射事故的分级　辐射事故，是指放射源丢失、被盗、失控，或者放射性同位素和射线装置失控导致人员受到意外的异常照射。

根据辐射事故的性质、严重程度、可控性和影响范围等因素，从重到轻将辐射事故分为特别重大辐射事故、重大辐射事故、较大辐射事故和一般辐射事故 4 个等级：① 特别重大辐射事故，是指Ⅰ类、Ⅱ类放射源丢失、被盗、失控造成大范围严重辐射污染后果，或者放射性同位素和射线装置失控导致 3 人以上（含 3 人）急性死亡。② 重大辐射事故，是指Ⅰ类、Ⅱ类放射源丢失、被盗、失控，或者放射性同位素和射线装置失控导致 2 人以下（含 2 人）急性死亡或者 10 人以上（含 10 人）急性重度放射病、局部器官残疾。③ 较大辐射事故，是指Ⅲ类放射源丢失、被盗、失控，或者放射性同位素和射线装置失控导致 9 人以下（含 9 人）急性重度放射病、局部器官残疾。④ 一般辐射事故，是指Ⅳ类、Ⅴ类放射源丢失、被盗、失控，或者放射性同位素和射线装置失控导致人员受到超过年剂量限值的照射。

（2）辐射事故应急预案　县级以上人民政府环境保护主管部门应当会同同级公安、卫生、财政等部门编制辐射事故应急预案，报本级人民政府批准。使用放射性同位素和射线装置的单位，应当根据可能发生的辐射事故的风险，制定本单位的应急方案，做好应急准备。

（3）辐射事故的报告　发生辐射事故时，使用放射性同位素和射线装置的单位应当立即启动本单位的应急方案，采取应急措施，并立即向当地环境保护主管部门、公安部门、卫生主管部门报告。禁止缓报、瞒报、谎报或者漏报辐射事故。

（4）辐射事故的临时控制措施　在发生辐射事故或者有证据证明辐射事故可能发生时，县级以上人民政府环境保护主管部门有权责令停止导致或者可能导致辐射事故的作业，或组织控制事故现场。使用放射性同位素和射线装置的单位，应当立即将可能受到辐射伤害的人员送至当地卫生主管部门指定的医院或者有条件救治辐射损伤病人的医院，进行检查和治疗，或者请求医院立即派人赶赴事故现场，采取救治措施。

14.1.4　法律责任

（1）使用放射性同位素和射线装置的单位有下列行为之一的，由县级以上人民政府环境保护主管部门责令停止违法行为，限期改正；逾期不改正的，责令停产停业或者由原发证机关吊销许可证；有违法所得的，没收违法所得；违法所得 10 万元以上的，并处违法所得 1 倍以上 5 倍以下的罚款；没有违法所得或者违法所得不足 10 万元的，并处 1 万元以上 10 万元以下的罚款：① 无许可证从事放射性同位素和射线装置使用活动的；② 未按照许可证的规定从事放射性同位素和射线装置使用活动的；③ 改变所从事活动的种类或者范围以及新建、改建或者扩建使用设施或者场所，未按照规定重新申请领取许可证的；④ 许可证有效期届满，需要延续而未按照规定办理延续手续的；⑤ 未经批准，擅自进口或者转让放射性同位素的。

（2）使用放射性同位素和射线装置的单位变更单位名称、地址、法定代表人，未依法办理许可证变更手续的，由县级以上人民政府环境保护主管部门责令限期改正，给予警告；逾期不改正的，由原发证机关暂扣或者吊销许可证。

（3）使用放射性同位素和射线装置的单位部分终止或者全部终止生产、销售、使用活动，未按照规定办理许可证变更或者注销手续的，由县级以上人民政府环境保护主管部门责令停止违法行为，限期改正；逾期不改正的，处1万元以上10万元以下的罚款；造成辐射事故，构成犯罪的，依法追究刑事责任。

（4）使用放射性同位素的单位有下列行为之一的，由县级以上人民政府环境保护主管部门责令限期改正，给予警告；逾期不改正的，由原发证机关暂扣或者吊销许可证：① 转入、转出放射性同位素未按照规定备案的；② 将放射性同位素转移到外省、自治区、直辖市使用，未按照规定备案的；③ 将废旧放射源交回生产单位、返回原出口方或者送交放射性废物集中贮存单位贮存，未按照规定备案的。

（5）使用放射性同位素和射线装置的单位有下列行为之一的，由县级以上人民政府环境保护主管部门责令停止违法行为，限期改正；逾期不改正的，处1万元以上10万元以下的罚款：① 在室外、野外使用放射性同位素和射线装置，未按照国家有关安全和防护标准的要求划出安全防护区域和设置明显的放射性标志的；② 未经批准擅自在野外进行放射性同位素示踪试验的。

（6）使用放射性同位素和射线装置的单位有下列行为之一的，由县级以上人民政府环境保护主管部门责令停止违法行为，限期改正；逾期不改正的，由原发证机关指定有处理能力的单位代为处理或者实施退役，费用由生产、销售、使用放射性同位素和射线装置的单位承担，并处1万元以上10万元以下的罚款：① 未按照规定对废旧放射源进行处理的；② 未按照规定对使用Ⅰ类、Ⅱ类、Ⅲ类放射源的场所，以及终结运行后产生放射性污染的射线装置实施退役的。

（7）使用放射性同位素和射线装置的单位有下列行为之一的，由县级以上人民政府环境保护主管部门责令停止违法行为，限期改正；逾期不改正的，责令停产停业，并处2万元以上20万元以下的罚款；构成犯罪的，依法追究刑事责任：① 未按照规定对本单位的放射性同位素、射线装置安全和防护状况进行评估或者发现安全隐患不及时整改的；② 使用、贮存放射性同位素和射线装置的场所未按照规定设置安全和防护设施以及放射性标志的。

（8）使用放射性同位素和射线装置的单位被责令限期整改，逾期不整改或者经整改仍不符合原发证条件的，由原发证机关暂扣或者吊销许可证。被依法吊销许可证的单位或者伪造、变造许可证的单位，5年内不得申请领取许可证。

14.2 放射诊疗的安全与防护

为加强放射诊疗工作的管理，保证医疗质量和医疗安全，保障放射诊疗工作人员、患者和公众的健康权益，依据《中华人民共和国职业病防治法》、《放射性同位素与射线装置安全和防护条例》和《医疗机构管理条例》等法律、行政法规的规定，制定了《放射诊疗管理规定》。

放射诊疗工作，是指使用放射性同位素、射线装置进行临床医学诊断、治疗和健康检查的活动。放射诊疗工作按照诊疗风险和技术难易程度分为四类管理：① 放射治疗；② 核医学；③ 介入放射学；④ X射线影像诊断。

14.2.1　执业条件

医疗机构开展放射诊疗工作，应当具备与其开展的放射诊疗工作相适应的条件，经所在地县级以上地方卫生行政部门的放射诊疗技术和医用辐射机构许可（以下简称放射诊疗许可）。

医疗机构开展放射诊疗工作，应当具备以下基本条件：① 具有经核准登记的医学影像科诊疗科目；② 具有符合国家相关标准和规定的放射诊疗场所和配套设施；③ 具有质量控制与安全防护专（兼）职管理人员和管理制度，并配备必要的防护用品和监测仪器；④ 产生放射性废气、废液、固体废物的，具有确保放射性废气、废物、固体废物达标排放的处理能力或者可行的处理方案；⑤ 具有放射事件应急处理预案。

开展放射治疗工作的，应当具有：① 中级以上专业技术职务任职资格的放射肿瘤医师；② 病理学、医学影像学专业技术人员；③ 大学本科以上学历或中级以上专业技术职务任职资格的医学物理人员；④ 放射治疗技师和维修人员。开展核医学工作的，应当具有：① 中级以上专业技术职务任职资格的核医学医师；② 病理学、医学影像学专业技术人员；③ 大学本科以上学历或中级以上专业技术职务任职资格的技术人员或核医学技师。开展介入放射学工作的，应当具有：① 大学本科以上学历或中级以上专业技术职务任职资格的放射影像医师；② 放射影像技师；③ 相关内、外科的专业技术人员。开展 X 射线影像诊断工作的，应当具有专业的放射影像医师。

医疗机构开展不同类别放射诊疗工作，应当分别具有下列设备：① 开展放射治疗工作的，至少有一台远距离放射治疗装置、并具有模拟定位设备和相应的治疗计划系统等设备；② 开展核医学工作的，具有核医学设备及其他相关设备；③ 开展介入放射学工作的，具有带影像增强器的医用诊断 X 射线机、数字减影装置等设备；④ 开展 X 射线影像诊断工作的，有医用诊断 X 射线机或 CT 机等设备。

医疗机构应当按照下列要求配备并使用安全防护装置、辐射检测仪器和个人防护用品：① 放射治疗场所应当按照相应标准设置多重安全联锁系统、剂量监测系统、影像监控、对讲装置和固定式剂量监测报警装置；配备放疗剂量仪、剂量扫描装置和个人剂量报警仪；② 开展核医学工作的，设有专门的放射性同位素分装、注射、贮存场所，放射性废物屏蔽设备和存放场所；配备活度计、放射性表面污染监测仪；③ 介入放射学与其他 X 射线影像诊断工作场所应当配备工作人员防护用品和受检者个人防护用品。

14.2.2　明示义务

医疗机构应当对下列设备和场所设置醒目的警示标志：① 装有放射性同位素和放射性废物的设备、容器，设有电离辐射标志；② 放射性同位素和放射性废物贮存场所，设有电离辐射警告标志及必要的文字说明；③ 放射诊疗工作场所的入口处，设有电离辐射警告标志；④ 放射诊疗工作场所应当按照有关标准的要求分为控制区、监督区，在控制区进出口及其他适当位置，设有电离辐射警告标志和工作指示灯。

14.2.3　安全防护与质量保证

（1）安全管理　医疗机构应当配备专（兼）职的管理人员，负责放射诊疗工作的质量保证和安全防护。其主要职责是：① 组织制定并落实放射诊疗和放射防护管理制度；② 定期组织对放射诊疗工作场所、设备和人员进行放射防护检测、监测和检查；③ 组织本机构放射诊疗工作人员接受专业技术、放射防护知识及有关规定的培训和健康检查；④ 制定放射事件应急预案并组织演练；⑤ 记录本机构发生的放射事件并及时报告卫生行政部门。

医疗机构的放射诊疗设备和检测仪表，应当符合下列要求：① 新安装、维修或更换重要部件后的设备，应当经省级以上卫生行政部门资质认证的检测机构对其进行检测，合格后方可启用；② 定期进行稳定性检测、校正和维护保养，由省级以上卫生行政部门资质认证的检测机构每年至少进行一次状态检测；③ 按照国家有关规定检验或者校准用于放射防护和质量控制的检测仪表；④ 放射诊疗设备及其相关设备的技术指标和安全、防护性能，应当符合有关标准与要求。

医疗机构应当定期对放射诊疗工作场所、放射性同位素贮存场所和防护设施进行放射防护检测，保证辐射水平符合有关规定或者标准。放射性同位素不得与易燃、易爆、腐蚀性物品同库贮存；贮存场所应当采取有效的防泄漏等措施，并安装必要的报警装置。放射性同位素贮存场所应当有专人负责，有完善的存入、领取、归还登记和检查的制度，做到交接严格，检查及时，账目清楚。账物相符，记录资料完整。

（2）个人保护　放射诊疗工作人员应当按照有关规定佩戴个人剂量计和穿戴必要的防护用品。医疗机构应当按照有关规定和标准，对放射诊疗工作人员进行上岗前、在岗期间和离岗时的健康检查，定期进行专业及防护知识培训，并分别建立个人剂量、职业健康管理和教育培训档案。

（3）质量保证　医疗机构应当制定与本单位从事的放射诊疗项目相适应的质量保证方案，遵守质量保证监测规范。

（4）放射事件　医疗机构发生下列放射事件情形之一的，应当及时进行调查处理，如实记录，并按照有关规定及时报告卫生行政部门和有关部门：① 诊断放射性药物实际用量偏离处方剂量50％以上的；② 放射治疗实际照射剂量偏离处方剂量25％以上的；③ 人员误照或误用放射性药物的；④ 放射性同位素丢失、被盗和污染的；⑤ 设备故障或人为失误引起的其他放射事件。

14.2.4　法律责任

（1）医疗机构有下列情形之一的，由县级以上卫生行政部门给予警告、责令限期改正，并可以根据情节处以3000元以下的罚款；情节严重的，吊销其《医疗机构执业许可证》：① 未取得放射诊疗许可从事放射诊疗工作的；② 未办理诊疗科目登记或者未按照规定进行校验的；③ 未经批准擅自变更放射诊疗项目或者超出批准范围从事放射诊疗工作的。

（2）医疗机构使用不具备相应资质的人员从事放射诊疗工作的，由县级以上卫生行政部门责令限期改正。并可以处以5000元以下的罚款；情节严重的，吊销其《医疗机构执业许可证》。

（3）医疗机构违反规定，有下列行为之一的，由县级以上卫生行政部门给予警告，责令限期改正；并可处1万元以下的罚款：① 购置、使用不合格或国家有关部门规定淘汰的放射诊疗设备的；② 未按照规定使用安全防护装置和个人防护用品的；③ 未按照规定对放射诊疗设备、工作场所及防护设施进行检测和检查的；④ 未按照规定对放射诊疗工作人员进行个人剂量监测、健康检查、建立个人剂量和健康档案的；⑤ 发生放射事件并造成人员健康严重损害的；⑥ 发生放射事件未立即采取应急救援和控制措施或者未按照规定及时报告的。

思考题

1. 列举出使用放射性同位素和射线装置的单位在申请领取许可证时，应当具备的具体条件。
2. 根据《放射性同位素与射线装置安全和防护条例》等法律法规，国家在放射性同位素与射线装置的安全和防护方面有哪些具体规定？
3. 说明辐射事故的概念，并列举分类标准。
4. 说明放射诊疗工作的概念，并列举放射诊疗工作的分类。
5. 根据《放射诊疗管理规定》，医疗机构应当配备并使用哪些安全防护装置、辐射检测仪器和个人防护用品？对放射诊疗工作人员个人保护有哪些基本要求？
6. 医疗机构的哪些放射事件，应当及时进行调查处理，如实记录，并按照有关规定及时报告卫生行政部门和有关部门？

（北京大学公共教学部医学人文学系　王　岳）

第三篇

医用化学实验室安全防护与法规

15 危险化学品的种类与危险性

在医学和药学的科学研究中，无处不在使用化学试剂，化学试剂的应用范围和用量，往往要比生化试剂大得多。在实验室中发生的与化学安全相关的事故也相当常见，归纳起来有燃烧、爆炸、创伤、中毒以及电气设备灾害等。因此，化学实验室的安全防护和相关法规是整个医学研究安全防护的重要组成部分，是每一个从事医药学研究的工作者必须时刻重视的问题。

化学实验室是安全事故的高发之处，在化学实验室常接触到易燃溶剂如乙醚、乙醇、丙酮等，易爆的物质如氢气、硝酸酯类化合物，腐蚀性药品如浓硫酸、苛性钠（烧碱）等，有毒物质如汞、氰化物等。此外，玻璃器皿、酒精（喷）灯、一些高（低）温、高（低）压装置等，如果处置或操作不当，都可能成为安全的隐患。但这绝不是说化学实验室就是一个危险恐怖的场所，实际上只要在思想上重视安全，了解实验中涉及的化学试剂的基本理化性质，严格执行操作规程，绝大多数化学事故都是能避免的。

中华人民共和国国务院第 344 号令《危险化学品安全管理条例》将危险化学品分成八大类，国家安全生产监督管理局的定义分别为：

（1）爆炸品　指在外界作用下（如受热、摩擦、撞击等）能发生剧烈的化学反应，瞬间产生大量的气体和热量，使周围的压力急剧上升，发生爆炸，对周围环境、设备、人员造成破坏和伤害的物品。

（2）压缩气体和液化气体　指压缩的、液化的或加压溶解的气体。这类物品当受热、撞击或强烈震动时，容器内压力急剧增大，致使容器破裂，物质泄漏、爆炸等。

（3）易燃液体　指在常温下易挥发，其蒸气与空气混合能形成爆炸性混合物的液体。

（4）易燃固体　指燃点低，对热、撞击、摩擦敏感，易被外部火源点燃，迅速燃烧，能散发有毒烟雾或有毒气体的固体。

（5）自燃物品和遇湿易燃物品　自燃物品指自燃点低，在空气中易于发生氧化反应放出热量，而自行燃烧的物品。遇湿易燃物品：指遇水或受潮时，发生剧烈反应，放出大量易燃气体和热量的物品，有的不需明火就能燃烧或爆炸。

（6）氧化剂和有机过氧化物　氧化剂指具有强氧化性，易分解放出氧和热量的物质，对热、震动和摩擦比较敏感。有机过氧化物指分子结构中含有过氧键的有机物，其本身易燃易爆、极易分解，对热、震动和摩擦极为敏感。

（7）有毒品　指进入人（动物）机体后，累积达到一定的量能与体液和组织发生生物化学作用或生物物理作用，扰乱或破坏机体的正常生理功能，引起暂时或持久性的病理改变，甚至危及生命的物品。

（8）腐蚀品　指能灼伤人体组织，并对金属等物品造成损伤的固体或液体。

根据化学实验室经常使用试剂药品的情况，可以将危险化学品分成易燃化学品、易爆化学品、有毒和腐蚀性化学品三大类。

15.1 易燃化学品

化学实验室里的许多试剂都能在一定的条件下发生燃烧，易燃性是最常见的化学危害。燃烧是一种能够发光发热的剧烈的化学反应。通常燃烧要具备可燃物、助燃剂和火源三个条件（图 15-1）。自燃不需要明火源，物质连续受热，温度升至该物质的燃点时就会发生燃烧，也称作热自燃。

（1）可燃物（combustible） 可燃物的易燃程度可根据燃点（有时也用闪点）来表示。燃点（burning point）为可燃物着火且能连续燃烧的温度，一般也称为着火点，燃点越低的物质越容易燃烧。液体可燃物的表面通常存在一定量的可燃蒸气，当火源接近此蒸气时，会发生不连续的燃烧现象，称为闪燃。发生闪燃的温度为闪点（flash point），它是发生燃烧的最低温度。如丙酮的闪点为－20℃，乙醚为－45℃。燃点比闪点高，但闪点越低两者的差别就越小，一般情况下闪点比燃点低 1～5℃，当闪点达 100℃以上时，燃点可在 130℃以上。自燃点（spontaneous combustion point）是引起物质自燃的最低温度，如二硫化碳的自燃点是 246℃，硝化棉的自燃点是 180℃。

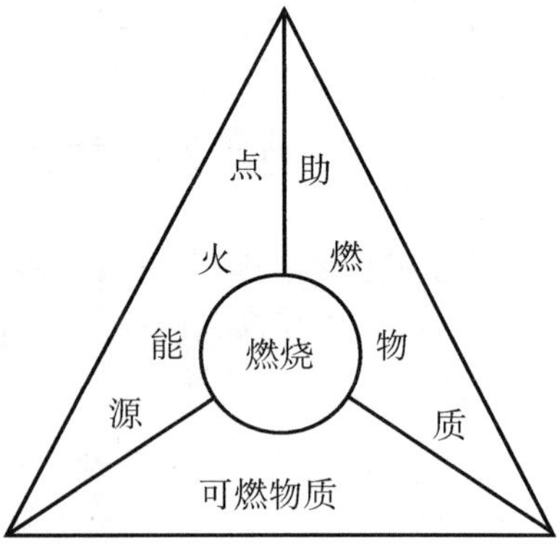

图 15-1 引起燃烧的条件

（2）助燃剂（combustion-supporting reagent） 在燃烧反应中助燃剂为氧化剂。最通常的助燃剂是空气，实际上是空气中的氧气，其浓度占空气的 21%，当浓度降低到 14%以下时，空气就不能作为助燃剂。除氧气外其他氧化剂也可充当助燃剂，如氢气在氯气中可燃烧生成氯化氢。

（3）火源（fire source） 能够使可燃物被加热到（自）燃点的外部触发条件，比如各种明火（打火机、酒精灯、气枪喷焰等）、火花、闪电以及透镜聚焦等都可以看作燃烧发生的火源。

易燃化学品除可燃物外，也包括能引起可燃物燃烧的助燃剂，具体可分成如下几类：

15.1.1 易燃性物质（flammable substance）

根据燃（闪）点的高低可分为高度易燃物（＜20℃）、中等易燃物（20～70℃）和低易燃物（＞70℃）。

（1）高度易燃物 常见的有乙醚、石油醚、二甲醚、汽油、戊烷、异戊烷、己烷、庚烷、辛烷、甲醇、乙醇、丙酮、乙醛、乙酸乙酯、二硫化碳、乙腈、吡啶、羰基镍、烷基铝等。

（2）中等易燃物 包括煤油、二甲苯、甲酸、乙酸、烯丙醇、环己醇、苯乙烯、苯甲醛、乙二醇、乙酰乙酸乙酯、硝基苯、苯胺、乙醇胺等。

（3）低易燃物 包括豆油、椰子油、亚麻仁油、重质润滑油、邻苯二甲酸二辛酯等。

对易燃性物质应注意的事项有：① 使用易燃物时要熄灭或远离火源，切忌用明火直接加热；② 对沸点低、易挥发的易燃物应在通风良好的场所进行，不得用敞口容器将其加热；③ 贮存少量高度易燃物反而会增加爆炸着火的危险性；④ 高温加热高沸点的低易燃物时可能会发生分解引起燃烧，若混入水之类杂物则产生爆沸而飞溅引起着火；⑤ 一旦发生火灾，需用二氧化碳或粉末灭火器进行灭火。

15.1.2 自燃性物质（spontaneous combustible substance）

常见的自燃性物质有黄磷、红磷、硫化磷、硫磺、铝粉、镁粉（条）、有机金属化合物（如烷基锂、烷基钠、烷基钾）以及高度分散的还原性金属催化剂（如镍、铂）等。对于这类自燃性物质应注意的事项有：① 使用时要远离热源或火源，保存于阴凉的地方，避免阳光照射，其中磷应放入 pH 7～9 的水中保存；② 应隔绝空气，避免氧化或受潮而产生热量；③ 避免接触氧化剂、酸、碱等易产生反应的物质，若为溶液需密封保管；④ 用干燥砂子或粉末灭火器进行灭火。

15.1.3 强酸（strong acid）

能够引起可燃物燃烧的强酸包括发烟硝酸、浓硝酸、无水硫酸、发烟硫酸、浓硫酸、氯磺酸、酪酐等。对于强酸，需注意的事项有：① 避免接触有机物或还原性物质；② 用玻璃容器保存并放置在阴凉处；③ 强酸洒出应用弱碱如碳酸氢钠去覆盖中和，再用大量水去冲洗；④ 强酸引起的火灾，可用大量水进行扑灭。

15.1.4 强氧化剂（strong oxidant）

强氧化剂均可作为助燃剂，常见的有氯酸钾、高氯酸钾、高氯酸钠、高锰酸钾、硝酸盐、无机过氧化物（如过氧化氢、过氧化钠、过氧化钾等）、有机过氧化物（形如 R—O—O—H、R—O—O—R′、R—CO—O—O—COR′、R—CO—O—O—R′）等。使用强氧化剂，应注意的事项有：① 对这类物质需轻拿轻放，避免撞击或摩擦；② 保存时要远离烟火和热源，放在阴凉的地方；③ 不得与还原性物质或有机物混合，防止发生氧化还原反应产生热；④ 氯酸盐与强酸作用产生二氧化氯，高锰酸盐与强酸作用产生臭氧，过氧化物与水作用产生氧，均易引起着火；⑤ 一般用水灭火，但由碱金属过氧化物引起着火，要用二氧化碳灭火器或砂子进行灭火。

15.1.5 禁水物质（forbidden-water substance）

禁水物质为一类与水发生反应产生可燃性物质或大量热的物质，包括碱金属（如钾、钠）、碱金属过氧化物、碳化钙、磷化钙、氧化钙、金属氢化物（如氢化锂铝）等。应注意事项有：① 金属钠、钾要切成小块，置于煤油中密封保存，分解金属钠时要放在乙醇中进行，分解金属钾时还需通氮气保护；② 碱金属不能和卤化物接触；③ 处理金属氢化物可将其分次少量投入乙酸乙酯中；④ 灭火时用干燥的砂子覆盖，不可使用水、二氧化碳灭火器或者其他潮湿东西进行灭火。

[案例] 2001 年 5 月 26 日某高校材料系研究生在更换久置的分子筛表面金属锂时，错误认为锂金属已经充分吸收水分完全氧化，认为用自来水处理比较安全，而未考虑内部还有未被完全氧化的锂，引起自燃爆炸事故。

15.2 易爆化学品

爆炸是物质在极短时间内改变状态并以机械功的形式释放能量的现象，当可燃性气体、液体蒸气或固体粉尘与空气或氧气混合达到某一浓度后，遇到火源会发生比燃烧更猛烈的化学反应，产生的能量在有限的空间迅速传播而使压力瞬间急剧增大，就会产生爆炸（图 15-2）。燃烧和爆炸的区别是，爆炸前可燃物与助燃剂以高度分散的方式充分混合，爆炸的传播速度为每秒几百米，而燃烧时可燃物与助燃剂则边接触混合边燃烧，燃烧的传播速度为每秒几十米，因此爆炸的强度和危害性都远远大于燃烧。爆炸可分成物理性爆炸和化学性爆炸两种。物理性爆炸是由温度、压力等物理因素的改变而引发的，爆炸前后物质的化学成分和性质都不发生改变，如钢瓶、锅炉等压力容器因超压而发生的爆炸。化学性爆炸是由于发生化学反应而导致压力的急剧改变，爆炸后物质的成分和性质都发生了变化，可分为简单分解(simple decomposable exploration)、爆炸品（exploder）和爆炸性混合物（explosive mixture）的爆炸三类。① 简单分解爆炸，是一些不稳定物质本身受热分解产生气体导致的，一般不伴随燃烧，如三氯化氮的分解爆炸；② 爆炸品爆炸，通常伴随燃烧，所需的氧气是爆炸品本身分解的产物之一，如硝胺；③ 爆炸性混合物的爆炸，是化学实验最可能遇到的一类爆炸，常见的易爆混合体系有：高氯酸钾-乙醇、氯酸钾-硫（或磷、镁等）、高锰酸钾-甘油（或硫磺）、硝酸铵-锌粉与少量水、过氧化物-镁（或锌）、乙炔-银（或铜）化合物等。

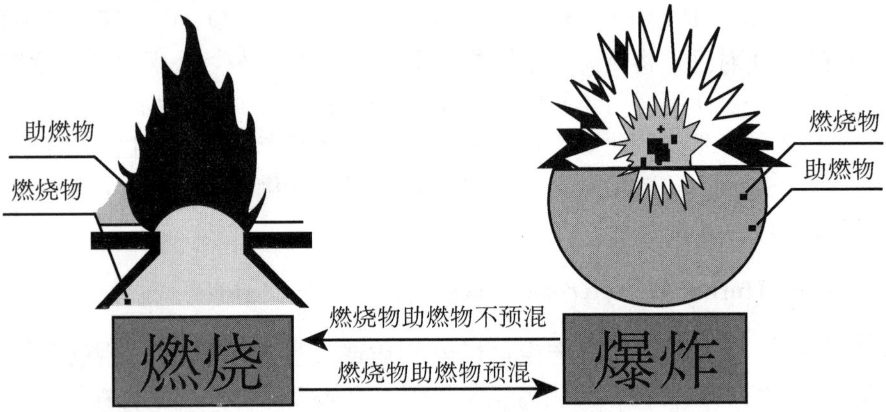

图 15-2 燃烧与爆炸发生的原理及相互关系示意图

15.2.1 爆炸极限（explosive limit）

爆炸性混合物（可燃性气体、蒸气或粉尘）能否发生爆炸，取决于可燃物在空气或氧气中的浓度。可燃性气体浓度太高或太低都不会发生爆炸，这个最高和最低浓度限制就是爆炸极限。爆炸极限越宽，爆炸的危险性就越大。譬如氢气的爆炸极限为 4.1%～75%，汽油蒸气的爆炸极限为 1.4%～6%，苯的爆炸极限为 1.4%～7.6%。可燃性粉尘与氧或空气混合也能爆炸，其爆炸极限没有高限，比如糖粉的爆炸极限为 12.5g/m^3，超过此浓度都会发生爆炸。表 15-1 为一些物质与空气混合的爆炸极限（体积百分比）。

表 15－1　不同物质的爆炸极限

物质	爆炸极限（%）	物质	爆炸极限（%）
氢气	4.1～75	环己烷	1.3～7.8
一氧化碳	12.5～75	丙酮	2.6～12.8
硫化氢	4.3～45.4	氯甲烷	8.3～18.7
甲烷	5.0～15.0	乙酸乙酯	2.2～11.4
乙烯	2.8～28.6	吡啶	1.8～12.4
乙炔	2.5～80.0	氨	15.5～27.0
苯	1.4～7.6	甲醇	6.7～36.5
甲苯	1.3～6.8	乙醚	1.85～48
乙烷	3.2～12.5	乙醇	3.3～19.0
		水煤气	6.7～69.5

15.2.2　易爆化学品分类

易爆化学品（explosive substance）可分为可燃气体（combustible gas）、易分解物质（decomposable substance）和爆炸品（exploder）三类。

（1）可燃气体　常见的可燃气体有氢气、甲烷、一氧化碳、硫化氢、二硫化碳、乙烯、丙烯、乙炔、环氧乙烷、乙醛、丙烯醛、氨、甲胺、乙胺、氯甲烷、溴甲烷等。

操作这类可燃气体，应注意事项有：① 保持使用地点的通风良好；② 此类气体的高压钢瓶应放在阴凉、通风环境好且不能有阳光直射的地方；③ 这类物质发生泄漏时先关掉气源，打开门窗通风，此时严禁开启通风设备的电源开关，如排风扇、抽油烟机；如果已着火，应迅速离开现场并报警。

[案例 1]　某有机所用碱金属处理溶剂乙醚前未用干燥剂预先干燥，溶剂里面的含水量过大，生成氢气剧烈，冲出体系，然后遇见明火发生爆炸。爆炸的冲击波从三楼冲到顶楼，把通风装置炸得粉碎，包括对面实验室的整扇窗都被推倒。

[案例 2]　2003 年 1 月 1 日某高校材料系博士生在通风柜中实验，因使用易燃的乙酰丙酮，发生了爆炸并造成火灾。结果造成通风柜烧毁；学生本人上嘴唇受伤和面部擦伤；室内天花板毁坏，走廊墙壁、天花板熏黑。

（2）易分解物质　这类物质均是不稳定化合物，易分解产生气体，如（亚）硝基类化合物、硝酸酯类化合物、硝酸胺盐、重氮化合物、叠氮化合物、卤化氮、硫化氮、金属氮化物、金属氨化物、有机过氧化物、臭氧化物等。处理易分解物质时，应注意事项有：① 使用这类物质严禁烟火、撞击或摩擦；② 这类物质常以副产物或中间体的形式出现，实验前一定要了解相关反应的机制和过程；③ 不可与酸、碱、金属及还原性物质接触。

（3）爆炸品　爆炸品是将易分解爆炸的物质经过人工调配而制成的，如各种火药和炸药等，一般不属于医用化学实验室的使用范围。

15.3 有毒和腐蚀性化学品

15.3.1 中毒（poisoning）

中毒是指化学品进入人体蓄积到一定的量后，与机体组织发生作用，干扰或破坏机体的正常生理功能，使人体处于暂时性或永久性的病理状态，甚至危及生命。严格地说，化学实验室里的一切药品试剂都有毒性和腐蚀性，不得直接用手取用、用口品尝。腐蚀性也可看作一种毒性，主要是刺激皮肤和黏膜，侵蚀机体组织。化学品进入人体的途径主要有经消化道、经皮肤吸收和经呼吸道吸入。（图 15－3）。化学药品对人体造成的毒害是多种多样的，如氰化氢会损伤牙齿、骨骼、造血和神经系统；烃、醇、醚等有机物对人体有不同程度的麻醉作用；三氧化二砷、氰化物、氯化高汞等是剧毒品，吸入少量会致死。

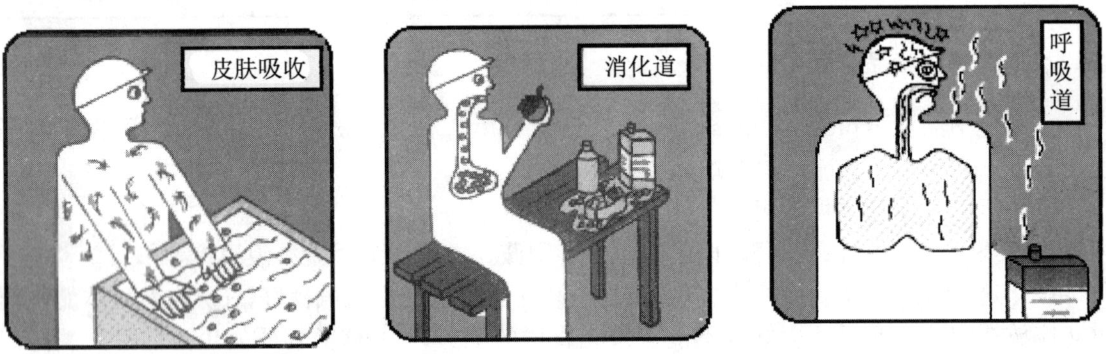

图 15－3 化学品进入人体途径示意图

表示物质毒性大小可以有如下几个参数：① 半数致死量或浓度（LD_{50}或 LC_{50}），是使一组受试动物中半数动物死亡的剂量或浓度。② 最小致死量或浓度（MLD 或 MLC），是使一组动物中个别死亡的剂量或浓度。③ 最大耐受量或浓度（LD_0或 LC_0），是使一组动物全部存活的最高剂量或浓度。

通常将毒物的危害程度分成四级，分别是极度、高度、中度和轻度（表 15－2）。

表 15－2 接触毒物的不同途径、危害程度及剂量分级标准

接触途径	极度危害	高度危害	中度危害	轻度危害
吸入 LC_{50}/mg·m^{-3}	<200	200～2000	2000～20 000	>20 000
经皮 LD_{50}/mg·kg^{-1}	<100	100～500	500～2500	>2500
口服 LD_{50}/mg·kg^{-1}	<25	25～500	500～5000	>5000
最高允许浓度 /mg·m^{-3}	<0.1	0.1～1.0	1.0～10	>10

15.3.2 毒物分类

有毒和腐蚀性化学品可分为毒气（toxic gas）、一般毒物（common poison）和剧毒物（virulent substance）三类。

（1）毒气　有光气、臭氧、砷化氢、磷化氢、氯气、溴气、氟化氢、二氧化硫、氯化氢、甲醛、硫化氢、二硫化碳、一氧化碳、二氧化氮、氨、环氧乙烷、溴甲烷、氯甲烷等。

［案例］　2005年10月9日兰州某研究院基地9名工作人员被砷化氢气体熏倒，发生急性中毒，原因是实验原料为工业废渣，里面富含银和砷，原料中加入的化学品可与残留的砷反应，产生的砷化氢气体外泄。

（2）一般毒物　有氯化（亚）汞、过氧化物、氧化汞、氧化硒、氢溴酸、铬酸盐、苯胺、丙烯醛、氯乙烷（烯）、甲酚、氯仿、四氯化碳、二乙胺、氯乙酸、二甲胺、马钱子碱、邻甲苯胺、萘、硝基苯、对苯二胺、吡啶、苯肼等。

（3）剧毒物　有氧化砷、砷酸（盐）、氰化物、汞、氟乙酰胺、氨基硫脲、四甲（乙）基铅等（图15-4）。

腐蚀性物质：有氨水、高锰酸钾、五氧化二磷、氧化钙、氧化铬、硝酸、硫酸、氢氧化钠（钾）、氢氟酸、磷酸、乙醛、乙（甲）酸、草酸、苯甲醇等。

使用有毒物需要注意的事项：① 当人吸入毒气时，通常会发生窒息症状，浓度较大时会使人很快失去知觉，无法脱离现场，因此在怀疑有有毒气体的场所，应首先进行检测，不得贸然进入，也不能单人进入；② 毒气腐蚀皮肤和黏膜，应准备好或戴上防毒面具；③ 有毒的固体或液体物质会以蒸气或颗粒的形式进入呼吸道，也可以其他方式被误食，或不小心直接接触通过皮肤、黏膜进入人体，在使用有毒物质时要戴上橡皮手套，有时要穿防毒衣，实验结束后要立即洗脸、洗手及漱口，有条件时应淋浴更衣；④ 要将有毒或腐蚀性化学品装入密封容器内，贴好标签，放在专门地方并专人保存，如有遗失要及时报告；⑤ 长时间使用有毒物的人员要定期体检。

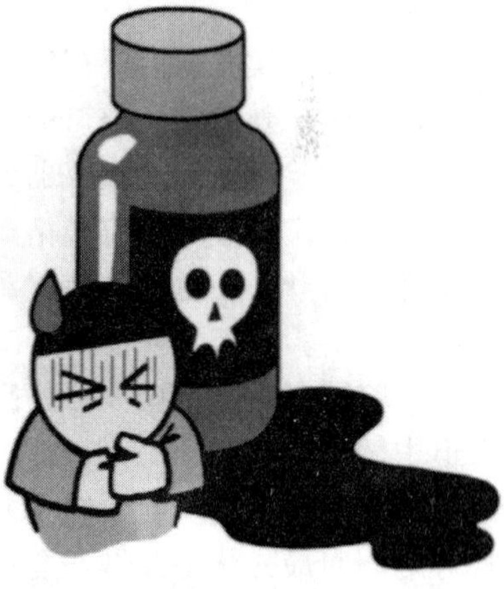

图15-4　剧毒物品的标志

思考题

以下是化学实验室内常见的几种违规操作，请分析其潜在的危险性及其原因。

1. 用有机质匙子称量二乙酰过氧物。
2. 贮存过氧化氢浓溶液时，容器用密封塞子。
3. 将渗透浓硫酸的破布，与沾有废油的破布丢弃在一起。
4. 铝粉着火，用水灭火。
5. 在滤纸上洗涤还原性镍催化剂，然后把滤纸丢入垃圾箱中。
6. 将经甲醇分解的金属钠丢入水中。
7. 蒸馏苯的过程中忘记加入沸石。

（北京大学药学院药学实验教学中心　胡　新）

16　化学事故的预防与处理

16.1　医用化学实验室的安全要求

无论是简单的还是复杂的化学实验，都可能存在安全问题，不可掉以轻心。为了顺利地进行化学实验，防止实验事故发生，必须做到下述几点：

（1）实验前做好认真的预习和准备。应对实验所涉及的药品和装置认真检查，了解仪器的性能和操作规范、药品的基本性质、反应的机制和副反应，预测实验可能出现的各种危险因素，防患于未然。要穿上符合要求的实验服，必要时应准备好个人防护设备（如护目镜、防护手套等）。

（2）进入实验室后要观察水、电、气的总闸位置，了解灭火器、急救箱、洗眼器的位置和使用方法，熟悉紧急出口的方向和位置。

（3）实验开始前检查仪器的状态是否正常，实验方案和步骤是否完备，药品标签是否齐全与正确；实验过程中应严格按照规程或拟订的操作步骤进行，禁止临时变动、简化步骤，不得随意离开正在运行的装置和正在操作的化学反应的地点；对于不熟悉的反应、涉及危险化学品的实验、需要在比较严酷条件下进行的操作，必须有经验的人现场指导，不得单人操作；实验结束后要重视仪器药品的整理，废弃物需分类处理，禁止随意将其倒入垃圾桶或下水道中。

（4）离开实验室前要洗手并关好门、窗、水、电、气，危险品应放回专门地点，仪器设备等应调回最初状态并做好登记。

（5）平时应保持良好的卫生习惯，经常清扫实验室、过道、走廊，保持安全出口畅通，不要在附近堆杂物；保持洗眼器和淋浴设备的清洁卫生；维护好灭火器和电器仪表。

16.2　化学实验常见事故的预防和处理

预防化学事故的总原则是时刻要树立安全第一的观念，从源头抓起，从管理着手，不放过与实验相关的每一个细节。譬如严格按实验的用量来订购、操作和贮存化学物质；可能的话用危险性小的化学物质来代替危险化学品；不单独一人操作危险性物质；实验室所有盛放药品的容器都贴上标签，注明化学物质的名称、危险警告、日期和配制人的姓名；离开实验室前脱下实验服等，做好这些工作能大大降低化学事故的发生率。

16.2.1　化学事故的预防

在化学实验室里，为防止发生意外事故，应设有通风柜，需配备急救箱（内有紫药水、乙醇、1%硼酸、2%醋酸、碳酸氢钠溶液、凡士林、甘油、烫伤油膏、消毒剂、绷带、棉花、橡皮膏、创可贴、纱布、医用镊子、医用剪刀、医用止血钳等）。急救箱主要为防治中毒和创伤（如割伤、烫伤、冻伤、炸伤、腐蚀伤等），另外还应配备灭火器、耐酸耐碱手套、洗眼杯、防护眼镜、回收容器等。在个人防护用品中手套是最必要的，表 16－1 为不同类型手套耐受化学物质的情况。

表 16－1 耐化学物质的防护手套的材料性能参照表

化学物质名称	浓度（%）	氯丁橡胶	腈橡胶	聚氯乙烯	天然橡胶	丁基橡胶	氟橡胶
[1] 酸类/矿物质							
铬		F	F	F	NR	P	E
氯化氢（HCl）	10	G	G	G			
氯化氢（HCl）	36	F	F	P	F	E	E
氟化氢	10	G	G	G	P	G	G
盐酸		G	G	G	G	E	
硝石	10	G	F	G	F	F	G
硝石	20	F	F	F	P	F	G
硫磺	10	E	E	E	G	G	E
硫磺	20	E	E	E	F	G	E
[2] 酸类/有机酸							
乙酸	84	F	F	E	G	G	P
柠檬酸		G	G	G	G	E	E
甲酸		G	F	G	G	E	F
乳酸	88	G	E	E	E	E	E
酢浆草酸		G	G	G	G	E	E
[3] 乙醇类							
苄基		G	G	G	F	G	E
乙烷基		E	E	E	G	E	G
甲基		G	F	F	G	E	P
[4] 醛类							
乙醛		G	F	G	F	E	P
苯甲醛		P	G	F	P	E	P
甲醛		G	G	E	G	E	P
[5] 脂肪溶剂							
矿物精油		E	E	E	P		
[6] 碱金属							
氢氧化铵	26	G	E	E	G	E	G
氢氧化钾	45	G	E	E	G	E	F
氢氧化钠	50	G	E	G	G	E	G
[7] 芳烃溶剂							
苯		P	F	P	NR	P	G
甲苯		P	F	P	NR	P	E
二甲苯		P	E	F	NR	P	E

续表

化学物质名称	浓度（%）	氯丁橡胶	腈橡胶	聚氯乙烯	天然橡胶	丁基橡胶	氟橡胶
[8] 含氯溶剂							
四氯化碳		F	F	P	NR	P	E
氯苯		P	F	P	NR	P	E
全氯乙烯		P	P	P	NR	P	E
三氯乙烯		P	P	F	NR	P	E
[9] 酯类							
乙酰丁基乙酸酯		F	F	P	P	G	P
乙酸乙酯		F	F	P	P	G	P
[10] 胺类							
二乙胺		G	G	G	F	G	P
甲胺		F	F	P	F	G	
[11] 乙醚类							
乙基醚		G	G	P	F	G	P
[12] 油类和脂肪							
飞机液压油		F	F	P	P	P	E
动物脂		G	G	G	P	G	E
切削油	10	F	G	E	F	F	E
亚麻籽油		F	G	F	P	G	E
矿物油		G	G	F	P	P	E
植物油		F	G	F	F	E	E
[13] 氧化物							
二氧化碳		G	G	G	G		
一氧化二氮		F	F	G	F		
[14] 酮类							
丙酮		F	P	P	G	E	P
甲基乙烷基		P	NR	NR	G	E	P
甲基异丁基		F	P	NR	G	G	P
[15] 无机盐							
硫酸铜		G	G	G	G		

说明：E——耐化学物质性能强，F——耐化学物质性能一般，G——耐化学物质性能较强，P——耐化学物质性能弱，NR——不推荐此材料（引自加州大学环境健康与安全办公室．戴维斯．化学物质及实验室安全手册）

根据危险化学品的种类，预防化学实验事故主要是防火、防爆、防毒和防各种创伤。

（1）防火（prevention of fire）　火灾应以预防为主。要做到下述八点：① 实验室内严禁吸烟。② 易燃药品用后应立即盖严，放回原处。③ 易燃有机液体禁止在敞口容器中明火或电炉加热，可采用水浴、加热板或油浴的方式加热。④ 切不可在热的回流或蒸馏液中加入沸石；向蒸馏器中补充待蒸馏液时，需停止加热，降到室温再添加。⑤ 冰箱中不可存放低沸点易燃溶剂。⑥ 有裂纹的烧杯、烧瓶不能用来加热。⑦ 酒精灯内的酒精容量不可超过

2/3 体积，添加酒精时应灭火，若熄灭酒精灯不得用嘴吹，而应该用灯帽盖灭。⑧ 使用大功率仪器要注意其功率是否与实验室的线路、电闸相匹配，不要将它们安放在同一线路上。

[案例 1] 2006 年北京某高校一喷气燃料精制实验室内工作人员在为化学试剂加热时，一种易燃易爆化学品最先起火，实验仪器和办公用品被全部烧毁，所幸没有造成人员伤亡。

[案例 2] 2006 年 3 月 15 日凌晨上海某大学化学实验室发生爆炸，原因是一台冰箱启动时点燃了弥散在冰箱内的乙醚和乙醇蒸气，爆炸后相继引发试管等其他容器的燃烧和爆炸，实验室窗户被炸碎，天花板被熏黑。

(2) 防爆（prevention of explosion） 为杜绝爆炸，应做到下述几点：① 点燃可燃性气体前一定要检验其纯度。② 使用可燃性气体时，保持室内通风良好，严禁使用明火和可能产生电火花的电器。③ 强氧化剂及其混合物不能研磨。④ 严禁用火来检查气体管道、阀门是否有泄漏，可用肥皂水检验。⑤ 放热反应或需加热进行的反应装置都不能完全密闭。⑥ 减压蒸馏的接收瓶和蒸馏瓶必须是圆底或梨形的。⑦ 蒸馏久置的乙醚、四氢呋喃前必须先检测其中的过氧化物，绝对不能蒸干。⑧ 多硝基化合物、重氮化合物、叠氮化合物不得在实验室中大量保存，银氨溶液不能久存，用完后要立即处理掉。⑨ 爆炸危险性大的实验需在防爆设施中进行，操作人员要准备好防护用品和助手。

[案例 1] 某副教授加压蒸馏一过氧化物，由于加热没有控制好，发生爆炸，场面极其惨烈。该老师胸部伤口缝了 50 多针！

[案例 2] 某研究生在做关于过氧化物的实验时，用旋转蒸发仪浓缩含有过氧化物的溶液，完毕，不是把空气缓缓放入，而是一下子就通气，结果由于空气的撞击引发爆炸，致使该研究生甲级甲等残疾。

[案例 3] 某工作人员在做叠氮化合物的实验室，反应已处理完毕，他觉得反应容器还要再处理一下，结果在打开瓶塞的时候，一用力，发生爆炸。

(3) 防毒（prevention of poisoning） 为防毒应做到下述七点：① 在实验室内严禁喝水、吃食物；移液管不可用口吸取液体。② 不得用手拿取任何化学试剂，取用毒物时必须戴防护手套，每次实验结束都应细心洗手。③ 取用有毒试剂后应立即盖上瓶盖，不得敞口。④ 有毒或有刺激性气体的实验必须在通风柜内进行。⑤ 实验室制备少量有害气体时应有尾气吸收装置，防止泄漏。⑥ 不能将鼻孔凑在容器口上直接闻气味，而应用手在容器口上轻轻扇动。⑦ 苯、四氯化碳、乙醚、硝基苯等蒸气久吸会使人嗅觉减弱，必须高度警惕。⑧ 汞是化学实验室常用物质，毒性很大，且进入体内不易排出，形成积累性中毒，使用汞不能直接暴露于空气中，其上应加水或其他液体覆盖；汞若洒落出来必须立即收集，再用硫磺粉覆盖洒落处。

(4) 防创伤（prevention of injury） 预防创伤应做到下述五点：① 倾注药剂时，不得俯视容器，防止溶液飞溅到自己脸上。② 加热试管时，试管口不要向着自己或旁人。③ 向塞子中插入玻璃管（棒）或温度计时要预先用水或甘油润滑，然后一手固定塞子，另一手在离塞子不远处用力缓慢旋转插入，防止玻棒折断。④ 稀释浓酸、浓碱要将其慢慢倒入水中，而不能相反。⑤ 口径不一致的玻璃仪器不要勉强连接，角度、用力宜合适。

16.2.2 各种伤害的处理

（1）割伤 割伤通常是由于玻璃仪器的破损而引起皮肤的划伤，较多的是发生在手部。伤口中如留有玻璃碎片，应取出，如大量出血，应止血后敷上消炎药和止血粉，包上纱布。若割破动脉要用手按住或用带子扎住血管的近心端。小的伤口用蒸馏水洗净缠上创可贴即可，注意伤口不得被化学药品污染。

（2）烫伤 化学实验如需高温条件（如触及热的蒸气、沸水等）容易发生烫伤。烫伤后，在烫伤处涂上烫伤油膏或抹上苦味酸溶液；烫出的水泡不能刺破，用凡士林或油脂涂伤口，不要用水冲洗。

（3）烧伤 属于小面积、浅度的烧伤，立刻取来冷水或冰水，把伤处浸泡在冷水中0.5～1h，等到从冷水中拿出来感觉不疼了再涂些常用药物，用干净的敷料、绷带包扎好。如果烧伤面积大、程度严重要立即送往医院。

（4）冻伤 实验如在低温下或使用低温试剂如液氮时，可能会发生冻伤，这时须用手按摩冻伤处，加速血液流动并涂上冻伤膏。

（5）炸伤 如发生爆炸伤，首先要立即止血，然后迅速转入医院。

（6）腐蚀伤 被酸、碱等试剂腐蚀后首先要擦去致创伤的物质，酸腐伤时以3％～5％碳酸氢钠溶液冲洗，碱腐伤用2％的醋酸液洗，溴腐伤用2％的硫代硫酸钠冲洗，最后用大量的水冲洗，拭干后涂上烫伤油膏。

要特别注意保护眼睛，若眼睛受到伤害立即用大量水冲洗10分钟以上。若被酸或溴溅入眼内，用大量水冲洗后再用1％的碳酸氢钠溶液洗眼；碱溅进眼内，经大量水冲洗后，用1％的硼酸溶液洗眼。异物进入眼内，应先清除异物再处理，切勿用手搓揉。

16.2.3 中毒的处理

不同的中毒，应用下述不同的处理和解毒方法：

（1）误食毒物若未咽下应立即吐出，再用大量水漱口。

（2）毒物误食咽下，先服用牛奶或鸡蛋清，再将30g硫酸镁溶于水口服催吐。也可喝5～10ml稀硫酸铜溶液，再用手指伸入咽喉促使呕吐，然后立即送医院治疗。

（3）误食强酸先饮大量水，然后服用氢氧化铝软膏、鸡蛋清、牛奶。

（4）误食强碱也先饮大量水，然后服用醋、酸果汁、鸡蛋清、牛奶。

（5）两份活性炭、一份氧化镁和一份丹宁酸混合物称为万能解毒剂，加水成糊状就可以服用。

（6）重金属中毒可饮服牛奶、蛋白，也可采用螯合物解毒，同时输10％的右旋醣酐溶液或20％的甘露醇溶液促进排尿。

（7）气体中毒应将中毒者移至新鲜空气处，解开中毒者衣服纽扣，马上进行人工呼吸。如氯气中毒可吸入少量乙醇和乙醚的混合蒸气。

16.3　常见危险设备的使用维护及注意事项

16.3.1　总的原则

化学实验室中的危险设备主要是各种电器装置、机械装置、高（低）温装置和大量使用的玻璃仪器。对这些设备如果不了解其性能，不按照规程仔细操作，就会酿成重大事故。对危险装置的使用一般应注意下述事项：

（1）使用设备前要了解设备的基本构造、性能、原理和操作规范，清楚设备所处的状态，最好先让有经验的人示范后自己再动手。

（2）如设备工作在比较极端的条件下（如高温、低温、高压、真空、高速等）要预先估计可能的意外并做好防护，操作时要特别谨慎。

（3）实验过程中要密切注意设备工作是否正常，如果发生异常情况要立即停止运转，并立即报告维修人员，禁止设备带“病”工作。

（4）每次实验结束要按操作规程正常关机，并填写仪器使用的情况说明。化学实验中常见的设备方面危险主要有用电、高压（如钢瓶）、低压（如真空泵）、高温（如马弗炉）、低温（如冻干机）、高速（如离心机）等设备隐患。

[案例 1]　有些同学为节约空间，将用钠处理的溶剂和二氯甲烷溶剂处理装置公用一个装置与大气相连，会发生爆炸，其原因是密度较大的卤代烷会顺着相同的管道进入用钠丝干燥的溶剂的体系，发生非常剧烈的偶联反应。

[案例 2]　2004 年 2 月 28 日晚，某实验室的反应釜破裂了，并且有小的火苗。该室研究人员迅速关掉电源并用灭火器将火扑灭。经分析原因可能是：① 控温失当引起过热；② 反应釜质量问题；③ 可能存在的其他化学反应。

16.3.2　用电的安全

现代化学实验室都离不开电，电力除照明外几乎是实验室所有仪器设备的动力来源。实验室常用电为频率 50Hz、220V 的交流电。由于用电而引起的灾害称为电气灾害，主要是起火、爆炸和触电。电气灾害的成因是由于设备或电路发热或者是产生电火花，但更多的是触电事故，因此，应该特别注意用电安全。

（1）不要用湿手去操作各种仪器。

（2）安装电气设备必须加装接地保护装置，防止机壳带电。

（3）必须使用合格的、绝缘性能好的插头和插座。

（4）任何带电的元件都不能裸露在外，应当加防护罩，比如闸刀、开关等。

（5）在设备附近不要放置易燃物。

（6）对电压高、电流大的设备要划定危险区域，做好警示标记。

（7）经常清除沾在电气设备上的油污。

（8）不要用电笔去试高压电。

（9）对直流电器设备要注意电源的正负极，不要接反正负极。

（10）选用连接导线要根据电器的额定电流，导线的容许电流量要大于电器和保险丝的额定电流，并将连接处接牢。不可选用胶皮有破损或老化的导线。

（11）接好线路仔细检查后再接通电源。

（12）定期检查仪器的绝缘情况，及时消除漏电的隐患。

（13）检修设备时要穿上绝缘胶靴，戴橡皮手套等防护用具，关闭电源才能打开机壳，禁止带电作业；对电容器等电气元件注意切断电源后可能还留有电荷；检修断电时切记做好提示，防止他人在情况未明时合闸。

［案例］ 2004 年 2 月 17 日某高校实验室火灾，经北京市消防局认定事故原因为实验室的电线长期受到工作台震动摩擦和挤压，造成部分电线断开，引发打火，进而造成火灾。实际经济损失约 40 多万元；造成实验室停用将近 2 个月。

为防止用电事故，保护电气设备的正常运转，通常在电路和仪器上采用一定的保护装置，其中保险丝（fuse）是最常用的（图 16－1）。保险丝是串联在电路中的低熔点合金丝，一般含铅 75%，含锡 25%，当电路发生短路产生瞬间的强电流时，保险丝会立即熔断。选用保险丝要注意：① 配电盘上的保险丝的额定电流要大于所供电的设备的最大总电流量，但又不能超出太多而失去保险作用；② 开关保险丝的电流不能超过开关的额定值；③ 每台仪器都应该安装相应的保险丝（表 16－2）。

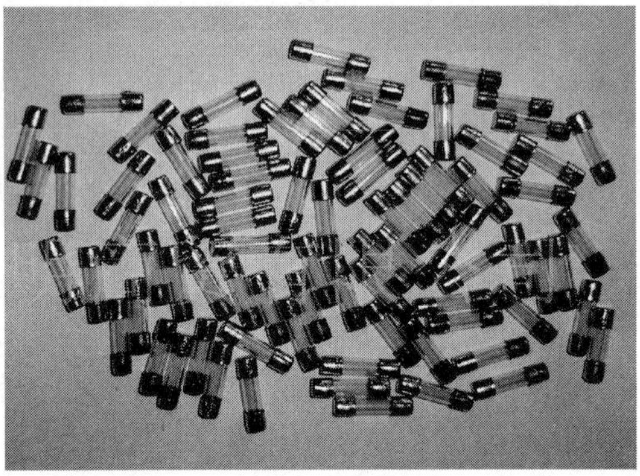

图 16－1 各种不同规格的保险丝

表 16－2 常见保险丝直径的规格和功能

直径（mm）	额定电流（A）	熔断电流（A）	直径（mm）	额定电流（A）	熔断电流（A）
0.52	2	4	1.25	7.5	15
0.54	2.25	4.5	1.51	10	20
0.60	2.5	5	1.67	11	22
0.71	3	6	1.75	12	24
0.81	3.75	7.5	1.98	15	30
0.98	5	10	2.40	20	40
1.02	6	12	2.78	25	50

16.3.3 触电

触电是电流流过人体的现象。触电的危险程度取决于电流、电压和通电时间，还随个体的年龄、性别、体质而异。电流对人体的影响是：人体通过 1mA 的电流会有发麻的感觉；10mA 就会相当痛苦；20mA 肌肉强烈收缩，人不能自主离开带电体；50mA 时呼吸困难，到 100mA 就是致命的（表 16－3）。直流电对人体也有类似的危险。从电压方面看人体的电阻分为皮肤电阻和体内电阻两部分，皮肤潮湿时电阻约 2000 欧姆，干燥时约 5000 欧姆，体内电阻则远小于皮肤电阻，大约150～500欧姆。因此人体的电阻主要由皮肤电阻决定，皮肤潮湿电阻下降很大，易发生触电事故。另外人体电阻的大小与电压也有关系，电压越高人体电阻相应越低，因此接触高压电是相当危险的，接近高压电也是不允许的，因为会有感应电流的形成（表16－4）。

表16－3　不同电压对人体的影响

电压（伏）	接触时对人体的影响
10	为全身在水中的跨步电压的界限
20	湿手的安全界限
30	干燥手的安全界限
50	没有生命危险的安全界限
100～200	危险性迅速增大
＞200	发生生命危险
～3000	易被带电体吸引
＞10 000	有被弹开脱险的可能

表16－4　不同电压的安全距离

电压（千伏）	能接近的最小安全距离（厘米）
3	15
6	15
10	20
20	30
30	45
60	75
100	115
140	160
270	300

16.3.4　触电事故的应急处理

若发生触电事故，应做到下述三点：

（1）立即切断电源。如不能切断电源要戴上绝缘手套或利用绝缘物将带电体和触电者分开。

（2）将触电者平放在空气新鲜的地方，舒展其身体；如情况严重立即施行人工呼吸或心脏按摩，同时立即报警；如有外伤也立刻进行处理。

（3）触电后均应送往医院继续抢救治疗。

16.3.5　高压装置

化学实验室常见的高压装置有高压釜和高压储气钢瓶，如操作不当极容易发生事故。高压装置的危害是可能发生物理性爆炸，爆炸产生的碎片高速飞出使人身和财产受到重大损失。同时爆炸冲击波也是重大的危害。爆炸通常会引起燃烧和二次爆炸，因此使用高压装置绝不能大意。要做到下述3点：

（1）选择适合实验目的和要求的质量合格的高压设备，熟悉装置的构造及其使用方法，严格按照规程谨慎操作。

（2）将高压装置放置在损害范围最小的地方（如墙角），尽量配备防爆设施并在附近挂出标志。

（3）要经常定期检查高压装置的各个部件和安全设施。

16.3.6 高压釜（锅）

实验室广泛使用的高压釜由高压容器主体、电加热器、搅拌器、压力计、高压阀、安全阀等几部分组成。需要注意下述五点：

（1）在指定的地点使用高压釜，不要轻易搬动。

（2）了解高压釜的最高使用压力和温度，实验时不得超过此压力和温度。

（3）校正高压釜压力计，正常使用的压力应在其标示值的一半以内。

（4）放入高压釜内的原料不应超过主体容积体积的三分之一，温度计要准确插入到反应体系中。

（5）定期检查高压釜的各部件，特别是阀门、仪表和衬垫等。

16.3.7 气瓶

化学实验室里另一类常见高压装置是各种储气瓶，可根据气瓶的颜色识别所储存的气体，但同时也要看标签和字样的颜色（表16-5，图16-2）。使用气瓶时，应注意的事项有下述八点：① 不同的气瓶不能随便交叉使用，即使是同一种气体钢瓶由于对纯度的要求不同也不能混用，比如“高纯氮”和“普通氮”气瓶。② 各种气压表一般也不能混用。③ 气瓶使用时都装有分压阀（图16-3），打开气源前应关闭分压阀，先开总阀，观察总压力表的度数，它表示的是钢瓶剩余气体的量，然后再慢慢打开分压阀调节到所需的压力。关闭气源应先关上总阀，再打开分压阀使分压表指示回零，最后让分压阀处于关闭状态。注意通常情况下总阀和分压阀的开关操作是相反的。④ 开启总阀和分压阀时，应站在气压表的侧面，人不要对着阀门，以防气流冲出造成伤害。⑤ 气瓶应放置在阴凉、干燥、远离热源的地方，竖直固定，避免阳光直射，易燃气体气瓶要远离氧气瓶和明火。⑥ 气瓶内的气体不可全部用尽，防止空气的混入。⑦ 搬运气瓶时要旋上保护帽，使用专门的手推车。⑧ 特别应注意的几种气瓶：ⓐ 氧气瓶：氧气瓶口严禁油污。压力计要使用专门的氧压计，不能与其他的压力计混用；排放氧气时注意附近有无可燃物。ⓑ 氢气瓶：要在通风良好的地方缓慢打开气瓶，让气流平稳流出。不可靠近明火，要用肥皂水检漏，不可与氧气瓶存放在一起。ⓒ 氯气瓶：应在通风良好的地方使用。为防止腐蚀，不可混入水分。不宜长期不用、存放半年以上。ⓓ 氨气瓶：注意通风和预防致人冻伤。ⓔ 乙炔气瓶：储存使用时，气瓶要竖放。严禁烟火，经常注意检查是否漏气。

16－5 不同储气瓶的瓶体颜色

气体名称	气瓶的瓶体颜色
氧气	天蓝色
氢气	深绿色
氮气	黑色
氩气	灰色
氦气	棕色
氨气	黄色
二氧化碳	黑色
压缩空气	黑色
煤气	灰色

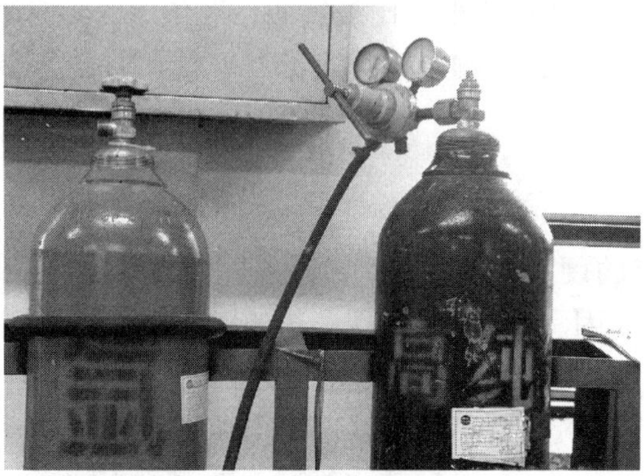

图 16－2 标明气体名称的不同颜色钢瓶

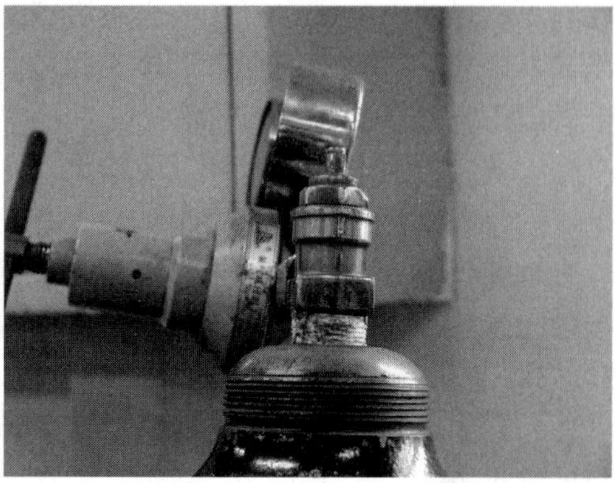

图 16－3 气瓶上的分压阀

16.3.8 高温装置

化学实验中经常使用电炉、电热套、电烤箱、马弗炉等，如果操作错误会发生烧伤、火灾或爆炸等危险。一般应注意下述六点：

(1) 熟悉高温装置的使用方法，高温实验应在具备防火设施的实验室进行。

(2) 做好个人的防护准备，如抗热辐射的衣服、干燥的手套、防护眼镜等。

(3) 高温设备要离开实验台面、墙面 1cm 以上，与高温装置直接接触的材料必须是耐火耐高温的。

(4) 高温设备禁止与水接触以防水蒸汽的汽化和爆炸。

(5) 注意电加热设备在高温下导电性增强，防止触电。

(6) 加热过程中防止产生局部过热现象而出现意外。

16.3.9 低温装置

低温也是某些化学实验所必需的条件，特别是某些仪器（如核磁共振仪）正常工作的基础。化学上获得低温的方法有使用冷冻机器和制冷剂（表 16－6）。由于使用制冷剂的方法简便，故经常被采用。对于冰水混合物、冰盐混合物构成的冷冻剂是普通低温，一般没有危险性，但像干冰、液氮使用不当，就有冻伤的可能性，需要十分注意。

使用冷冻机器和制冷剂需要注意下述八点：① 干冰与丙酮、乙醇之类有机溶剂混合能得到－80～－60℃的低温，但要注意防火。② 不要用手去触摸冷冻剂，也不得触摸装有冷冻剂的容器。③ 像液氮类的液化气体不能存放在密闭的容器中，必须有排气口，放在没有阳光照射、通风良好的地方。④ 注意实验材料会由于温度很低而变脆，容易造成破裂而增加危险性。⑤ 液氧对皮肤、黏膜均有伤害，液氧挥发时对不易燃烧的物质也可能会引起激烈的化学反应。液氮的沸点比液氧低，液化空气随时间延长氧的含量会越来越大，危险性也增大。⑥ 在贮存和运输含冷冻剂的杜瓦罐时注意不要受到撞击。

表 16－6　常见制冷剂及其制冷温度

制冷剂	制冷温度（℃）
冰水混合物	0
冰盐混合物	－20
氟里昂 22	－40.8
干冰	－78.9
氟里昂 13	－81.5
NO（液）	－89
液氧	－183
液态空气	－195
液氮	－195.8
液氢	－268.9
液氦	4K

16.3.10　玻璃仪器

玻璃仪器在实验室中被广泛使用，普通玻璃的硬度不高，导电、导热性差，容易脆裂，是产生事故的主要原因（图 16－4）。

（1）不得使用有裂痕的玻璃仪器，特别在加热、高压和真空的情况下。

（2）不能加热的玻璃仪器如容量瓶、称量瓶、滤瓶、试剂瓶不得直火加热。

（3）烧杯、烧瓶及试管等能加热的玻璃仪器一般壁薄，注意均匀加热。

（4）加工玻璃仪器时要特别注意容器内不能有可燃物。

（5）平底薄壁的三角瓶不能用来做减压操作。

（6）拔出紧闭的瓶塞时不能正对着瓶口；对一时不能拔出的瓶塞不要强行用力，应先采取其他方法。

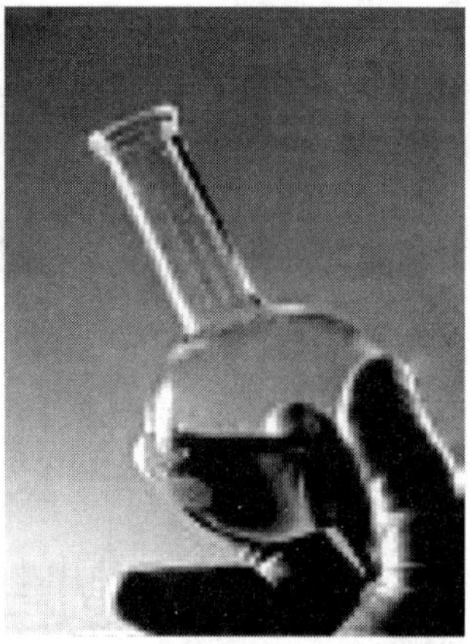

图 16－4　玻璃器材的安全使用

［案例 1］　某学生做萃取实验前发现分液漏斗有一个裂痕，以为没有问题。结果，在手中刚一摇晃时，就炸开了。

［案例 2］　某博士生，在处理久置不用的四氢呋喃时候，刚一拔磨口活塞，就发生了爆炸。

16.4 化学实验废弃物的管理和处理

16.4.1 化学不相容物质

化学实验废弃物是指化学实验结束后最终形成的与实验无关而不再需要的试剂药品和相关垃圾，通常是以混合物的形态出现，包括废固、废液、废气等。化学废弃物的种类繁多，如果不加以处理和管理而直接排放到大气和水域中，就会对环境造成很大污染，严重影响人民群众的身体健康。因此对废弃物的管理是化学安全的重要方面，若疏忽大意也会造成严重事故和灾难。与工业废弃物相比，实验废弃物的数量少但种类多，且组成也不固定，总的原则是根据废弃物的性质实行分类处理，将不相容的化学物质分离开（表 16－7），放在各自的橱柜、箱子、试管或桶里。

表 16－7 不相容化学物品一览表

化学物质	与其不相容物质
乙酸	铬酸，硝酸，羟基化合物，乙二醇酯，高氯酸，过氧化合物，高锰酸
丙酮	高浓度硝酸和硫磺酸混合物
乙炔	氯，溴，铜，氟，银，水银
碱及碱性金属	水，四氯化碳以及其他氯化碳水化合物，二氧化碳，卤素
氨（无水的）	水银（在压力计中），氯，次氯酸钙，碘酒，溴，氢氟酸
硝酸铵	酸，金属粉末，硫磺，易燃液体，分隔的有机或易燃物氯酸盐
苯胺	硝酸，过氧化氢
含砒素的物质	任意还原剂
叠氮化物	酸
溴	氨，乙炔，丁二烯，丁烷，甲烷，丙烷，氢气，碳化钠，苯，分隔的金属，松脂
氧化钙	水
活性炭	次氯酸钙，所有氧化剂
氯酸盐	铵盐，酸，金属粉末，硫磺，分隔的有机或易燃物
铬酸及三氧化铬	乙酸，萘，樟脑，甘油，乙醇，易燃液体
氯	氨，乙炔，丁二烯，丁烷，甲烷，丙烷，氢气，碳化钠，苯，分隔的金属，松脂
二氧化氯	氨，甲烷，磷化氢，硫化氢
铜	乙炔，过氧化氢
异丙基苯过氧化氢物	酸（有机和无机）
氰化物	酸
易燃液体	硝酸铵，铬酸，过氧化氢，硝酸，过氧化钠，卤素
氟	其他化学物质
碳水化合物	氟，氯，溴，铬酸，过氧化钠
氢氰酸	硝酸，碱
氢氟酸（不含水分）	氨（含水的，无水的）

续表

化学物质	与其不相容物质
氢化硫	气体硝酸，氧化气体
次氯酸盐	酸，活性炭
碘酒	乙炔，氨（含水的，无水的），氢气
水银	乙炔，雷酸，氨
硝酸盐	酸
硝酸（浓缩）	乙酸，苯胺，铬酸，氢氰酸，氢化硫，易燃液体和气体，铜，黄铜，重金属
亚硝酸盐	酸
硝基烷	无机碱，胺
草酸	银，水银
氧气	油，油脂，氢气，易燃液体，固体，气体
高氯酸	乙酸酐，铋，铋合金，乙醇，纸，木头，油，油脂
过氧化物，有机物	酸（有机和无机）
白磷	空气，氧气，碱，还原剂
钾	四氯化碳，二氧化碳，水
氯酸钾	硫磺酸及其他酸
高氯酸钾	硫磺酸及其他酸
高锰酸钾	甘油，乙二醇酯，苯甲醛，硫磺酸
硒醚	还原剂
银	乙炔，草酸，酒石酸，硝酸化合物，雷酸
钠	四氯化碳，二氧化碳，水
硝酸钠	硝酸铵和其他硝酸盐
过氧化钠	乙醛，甲醇，冰醋酸，乙酸酐，苯甲醛，二硫化碳，甘油，乙酸乙酯，乙醛乙酯
硫化物	酸
硫磺酸	氯酸钾，高氯酸钾，高锰酸钾，轻金属化合物
碲化物	还原剂

（引自加州大学环境健康与安全办公室．戴维斯．化学物质及实验室安全手册）

处理废弃物需要遵循的事项：

（1）要充分了解废弃物的化学性质、组成，选择无破损耐腐蚀的容器收集废弃物，贴上标签，注明成分、含量，并放在安全的地点保存。

（2）对毒性大、易燃、发出臭味的废弃物应尽快进行处理，不能久置，通常废弃物品的堆放时间不超过一年。

（3）废弃物中若有过氧化物、硝酸甘油等易爆炸性物质一定要谨慎处理。

（4）处理废弃物的过程中要密切观察各种现象，防止意外。

（5）实验后的滤纸、包药纸、一次性用品等，不要随意丢入垃圾箱内，必须放到指定的容器里；不能将装了化学废弃物质的容器或没有被漂洗的容器扔到普通垃圾堆。

（6）存放废弃物品的容器必须是防漏的，受到污染的实验室垃圾（如玻璃器皿、手套、薄毛巾等）可放入干净的双层塑料袋里。

（7）积极考虑废弃物的综合利用，比如将废酸、废碱互相中和；回收甲醇、乙醇等常用溶剂等。

（8）一些主要的不能互相混合的废弃物有：① 过氧化物与有机物；② 氰化物、硫化物、次氯酸盐与酸；③ 盐酸、氢氟酸与不挥发性酸；④ 铵盐、挥发性胺与碱，在处理时需十分注意。

［案例 1］ 2001 年 5 月 21 日 0 时 10 分，位于常州市的江苏石油化工学院实验大楼发生火灾。据有关方面人士指出：该学院火灾地点为实验大楼四楼的两间化工研究室，室内堆放的主要是化工产品和试验品。火势燃烧猛烈并向五楼蔓延。0 时 40 分，该学院实验大楼大火被扑灭。

［案例 2］ 某有机所废液桶爆炸不止一次，原因是将酸性液体和碱性液体、氧化性液体和还原性液体，混放在废液桶里所致。

16.4.2 化学实验室常见废弃物的处理方法

对不同的化学废弃物要根据它们的化学性质分别采用不同的方法来处理。

（1）中和法 常用于处理酸、碱废液，也可将酸、碱废液互相中和。

（2）还原中和法 如 Cr（Ⅵ）还原成 Cr（Ⅲ）后再进行中和，生成难溶性的氢氧化铬沉淀：

$$4H_2CrO_4+6NaHSO_3+3H_2SO_4\rightarrow 2Cr_2(SO_4)_3+3Na_2SO_4+10H_2O$$

$$Cr_2(SO_4)_3+6NaOH\rightarrow 2Cr(OH)_3\downarrow+3Na_2SO_4$$

（3）氯碱法 如用含氮氧化剂分解氰基为 N_2 和 CO_2：

$$NaCN+NaOCl\xrightarrow{pH>10}NaOCN+NaCl$$

$$2NaOCN+3NaOCl+H_2O\xrightarrow{pH=8}N_2\uparrow+3NaCl+2NaHCO_3$$

（4）氢氧化物沉淀法

如将 Cd^{2+} 转化成难溶于水的 $Cd(OH)_2$：$Cd^{2+}+Ca(OH)_2\rightarrow Cd(OH)_2\downarrow+Ca^{2+}$

把 Pb^{2+} 转变成难溶性的 $Pb(OH)_2$：$Pb^{2+}+Ca(OH)_2\rightarrow Pb(OH)_2\downarrow+Ca^{2+}$

本法可使 Zn、Fe、Mn、Ni、Cr（Ⅲ）、As、Sb、Al、Co、Ag、Sn、Bi 等很多重金属生成氢氧化物沉淀而除去。

（5）硫化物共沉淀法 用 Na_2S 或 NaHS 把 Hg^{2+} 转变为难溶于水的 HgS，然后与 $Fe(OH)_3$ 共沉淀而分离除去；此法也适合重金属离子。

（6）活性炭吸附法 如处理含砷废液，除去含汞等重金属的有机废液。

（7）离子交换树脂法 如用强碱性阴离子交换树脂吸附 Cr（Ⅵ）；强酸性阳离子交换树脂除去 Cd^{2+}、Pb^{2+}；含硼废液用阴离子交换树脂吸附。

（8）氧化分解法 如处理有机汞废液，用 $NaOCl+NaOH$、$KMnO_4+H_2SO_4$ 进行氧化；黄磷、磷化氢、卤氧化磷、卤化磷、硫化磷等的废液在碱性条件下用 H_2O_2 氧化；有机类废液用 H_2O_2、$KMnO_4$、NaOCl、$H_2SO_4+HNO_3$、HNO_3+HClO_4、$H_2SO_4+HClO_4$ 及铬酸

等将其氧化分解。

(9) 焚烧法 适合含大量有机溶剂的废液，燃烧要置于燃烧炉中，难以燃烧的物质可与可燃性物质混合燃烧，燃烧时要注意有害气体的产生。

(10) 溶剂萃取法 与水不相混合的有机废液萃取分离后焚烧处理。

(11) 水解法 适合有机酸、无机酸的酯类和部分有机磷化合物，可加入 NaOH 进行水解。

(12) 生物化学处理法 对含乙醇、乙酸、动植物油脂、蛋白质及淀粉等通过微生物的作用而容易分解的物质适用此法。

16.5 实验室灭火

16.5.1 灭火原理

根据燃烧的三个必要条件（可燃物、助燃剂、有火源或达到燃点）可知，只要抑制其中的一个条件就可以达到灭火的目的，因此灭火的原理有三种，也是主要的办法。

(1) 隔离可燃物 一旦出现火情，迅速将未点燃的可燃物疏散出着火区，或者在火区的外围造出隔离带，这样可以控制火情的蔓延和扩大。比如发现燃气着火迅速关闭阀门，森林火灾挖沟隔离等。

(2) 冷却降温 通过喷洒大量的水和其他低温物质使正在燃烧的物质冷却到其燃点以下从而终止燃烧。比如木材的燃点约 290℃，燃烧的温度 600～900℃，通过浇水能灭火。

(3) 隔绝助燃剂 通常燃烧是在空气中进行，断绝新鲜的空气，由于燃烧过程不断消耗氧气，当氧气浓度低到一定程度后燃烧就不能持续进行。比如在燃烧物上覆盖砂子就是利用这一原理。

16.5.2 灭火器的种类和使用

灭火器是小型灭火装置，在起火初期能有效扑灭各种火灾，根据可燃物的性质，应选用不同的灭火器（表 16－8，图 16－5）。

表 16－8 不同可燃物与其适宜的灭火器或灭火剂

可燃物	灭火器或灭火剂
木材、纤维、纸张等	水或泡沫灭火器
有机液体、油脂等	二氧化碳、干粉、泡沫灭火器
可燃气体、液化气	干粉灭火器
金属、电器	干砂土、石棉布、四氯化碳灭火器

(1) 泡沫灭火器 内含碳酸氢钠溶液和硫酸铝溶液，分别盛放在不同的容器中，使用时将筒身颠倒使两种溶液生成硫酸氢钠、氢氧化铝及大量二氧化碳泡沫喷出。金属燃烧不能用泡沫灭火器，因为活泼金属在二氧化碳中能继续燃烧；电器起火时，也不能用泡沫灭火器，以防止触电。泡沫灭火器不用时切勿倒置。

(2) 四氯化碳灭火器 扑灭电气火灾时，四氯化碳迅速气化成很重的气体包住燃烧物，使燃烧物与空气隔绝，因其绝缘性好，不损坏设备，特别适用于精密仪器、图书资料等。但在狭小的和通风不良的场所不能使用，因四氯化碳有毒，高温时能同金属作用产生氯气，甚至分解爆炸，也可能形成剧毒的光气。现已停止使用。

（3）二氧化碳灭火器　灭火器的钢筒内装有液态二氧化碳，使用时打开阀门，液态二氧化碳喷出立刻气化，迅速降低温度同时稀释氧气浓度而灭火。由于采用的是急速降温法，瞬间能达到－78℃，因此绝不能对着人身体使用，喷射后人员要立刻离开，喷射过程中也要防止手被冻伤。

（4）干粉灭火器　灭火原理是隔绝灭火，灭火剂是由具有灭火效能的无机盐和少量添加剂经干燥、粉碎、混合而成干燥且易于流动的微细粉末，有磷酸铵盐、碳酸氢钠、氯化钾干粉灭火剂等。通过在加压气体的推动下喷出的粉末与火焰发生作用而灭火，同时有稀释氧和冷却的作用。它扑灭平面上的火效果比较好，一些非平面的物体着火，或者是着火的地方风力大容易把干粉吹开就无效，对垂直面和高处的火苗扑灭效果也很差。注意对电子、电器、汽车是致命的损害。

（5）高效阻燃灭火器　内充高效阻燃剂，为无色透明、不燃、无毒、无腐蚀、无污染的物质，可以喷射在自己身上，有阻燃隔热作用，也可以灭电火，灭火效果好，无毒害。如在无法扑火的情况下，可将此灭火器喷向自己，全身喷洒可以阻隔燃烧且不留污迹，然后在一分钟之内迅速逃离。使用灭火器，皆应从火的四周开始向中心扑灭。

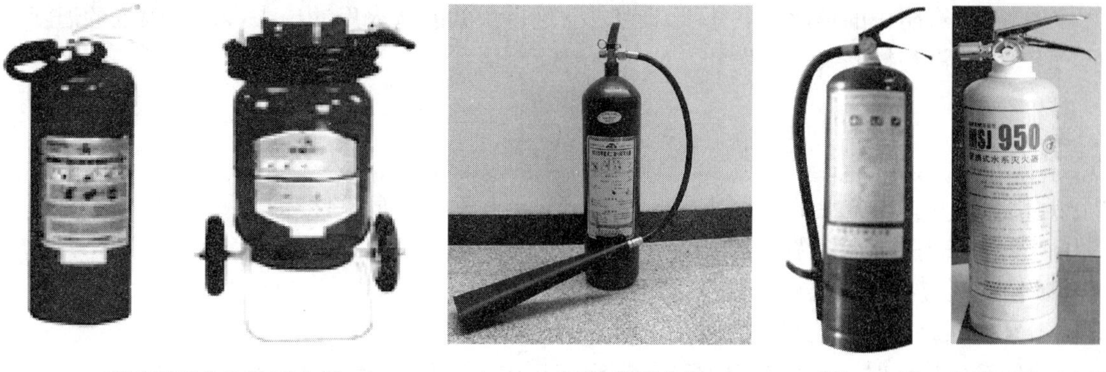

不同类型的泡沫灭火器　　二氧化碳灭火器　　干粉灭火器　高效阻燃灭火器

图 16－5　不同类型的灭火器

16.5.3　火场常识

危险化学品容易发生火灾、爆炸事故，不同的化学品在不同情况下发生火灾时扑救方法差异很大，若处置不当，不仅不能有效扑灭火灾，反而会使灾情进一步扩大（图 16－6）。此外，由于化学品本身及其燃烧产物大多具有较强的毒害性和腐蚀性，极易造成人员中毒、灼伤，因此，扑救化学危险品火灾是一项极其重要又非常危险的工作，需要掌握一定的火灾常识。

（1）实验前一定要找到安全出口指示，熟悉实验室所在场所的消防通道，通常消防通道可以沿着墙找到，有的楼还有墙外的楼梯可以逃生。

（2）听到着火呼救声后，不要打开门看是否真的着火，先摸摸门把手或门板，从温度确认是否着火，因为燃烧会让走廊空气稀薄，盲目打开门会将火引入房间。一旦确证已着火，用水泼在门板和地板上，用湿毛巾等堵住门缝以延缓火势。

(3) 实验中若衣服着火，可用厚外衣裹灭，或就地打滚灭火，也可用自来水冲灭，切勿奔跑。

(4) 火灾初期一定要冷静，如果火势不大，要迅速切断进入火灾事故地点的一切物料；使用移动式灭火器或现场其他各种消防设备、器材扑灭初期火灾和控制火源；迅速切断电源、气源。

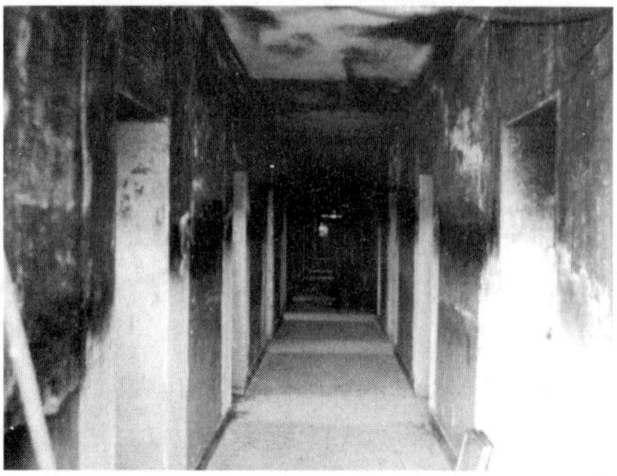

图 16-6　化学实验室火灾后惨景

(5) 所配备的灭火器只能扑救小火，若火势不小，就赶紧求救并迅速撤离，千万不要因为抢救财产而因小失大。

(6) 撤离时，应弯腰用湿毛巾捂着嘴扶着墙跑，因为门是开在墙上的，且火势会造成房屋坍塌，沿着墙走，会避免被砸伤，消防队员也是沿着墙壁搜救遇难者的。注意切记不能乘坐电梯！不要匍匐前行，一是速度太慢，二是易被踩伤。

(7) 如果通道被火封住了，就躲到有窗户的房间或者阳台上，以便向外求助。

(8) 若在二、三楼可以跳楼求生，用织物（或者消防水带）连接成绳，也可以先将缓冲物（如棉被、床垫等）抛到地面，减小冲击。一定要记住，不到万不得已，切勿跳楼！

(9) 在没有防护的情况下，不要以为自己跑得快就能从火里冲出去，因为火场的温度很高，即使火苗没有扫到人，头发和衣物仍会瞬间燃烧。

思考题

以下是化学实验室内常见的几种违规操作，请分析其潜在的危险性及其原因是什么。

1. 用丙酮洗涤烧瓶，然后置于干燥箱中进行干燥。
2. 蒸馏硝化反应物，蒸至剩下很少残液。
3. 使用氰化钾后，进食饮料或食物。
4. 当设备发生故障时，在切断电源开关进行修理中未做任何警示。
5. 将实验桌上刚刚加热完的电热器的电源开关断开后立即离开。
6. 在高压釜内放入占容器有效容积 80%左右的原料，进行实验。

（北京大学药学院药学实验教学中心　胡　新）

参考文献

［1］化学同人编辑部（日本）. 化学实验安全手册. 南宁：广西人民出版社，1980
［2］加州大学环境健康与安全办公室. 戴维斯. 化学物质及实验室安全手册. 咸阳：西北农林科技大学出版社，2005
［3］北川彻三（日本）. 化学安全工学. 北京：群众出版社，1981
［4］夏玉宇主编. 化学实验室手册. 北京：化学工业出版社，2004
［5］曾慧慧，刘俊义. 现代实验化学. 北京：北京大学医学出版社，2004

17 与医用化学实验安全防护相关的法规

与医用化学实验安全防护相关的法律、法规主要包括：《危险化学品安全管理条例》、《易制毒化学品管理条例》、《剧毒化学品购买和公路运输许可证件管理办法》，以及《作业场所安全使用化学品公约》等。

17.1 危险化学品安全管理

17.1.1 危险化学品的定义

危险化学品，包括爆炸品、压缩气体和液化气体、易燃液体、易燃固体、自燃物品和遇湿易燃物品、氧化剂和有机过氧化物、有毒品和腐蚀品等。

危险化学品列入以国家标准公布的《危险货物品名表》(GB12268)；剧毒化学品目录和未列入《危险货物品名表》的其他危险化学品，由国务院经济贸易综合管理部门会同国务院公安、环境保护、卫生、质检、交通部门确定并公布。

17.1.2 危险化学品的使用

(1) 负责人制度　使用危险化学品和处置废弃危险化学品的单位（以下统称危险化学品单位)，其主要负责人必须保证本单位危险化学品的安全管理符合有关法律、法规、规章的规定和国家标准的要求，并对本单位危险化学品的安全负责。

(2) 教育培训　危险化学品单位使用危险化学品或者处置废弃危险化学品活动的人员，必须接受有关法律、法规、规章和安全知识、专业技术、职业卫生防护和应急救援知识的培训，并经考核合格，方可上岗作业。

(3) 作业场所的安全设施、设备　使用危险化学品的，应当根据危险化学品的种类、特性，在车间、库房等作业场所设置相应的监测、通风、防晒、调温、防火、灭火、防爆、泄压、防毒、消毒、中和、防潮、防雷、防静电、防腐、防渗漏、防护围堤或者隔离操作等安全设施、设备，并按照国家标准和国家有关规定进行维护、保养，保证符合安全运行要求。

危险化学品的使用单位，应当在作业场所设置通讯、报警装置，并保证在任何情况下处于正常适用状态。

(4) 危险化学品的包装　包装必须符合国家法律、法规、规章的规定和国家标准的要求。危险化学品包装的材质、型式、规格、方法和单件质量（重量)，应当与所包装的危险化学品的性质和用途相适应，便于装卸、运输和储存。危险化学品的包装物、容器，必须由省、自治区、直辖市人民政府经济贸易管理部门审查合格的专业生产企业定点生产，并经国务院质检部门认可的专业检测、检验机构检测、检验合格后，方可使用。重复使用的危险化学品包装物、容器在使用前，应当进行检查，并做出记录；检查记录应当至少保存 2 年。质检部门应当对危险化学品的包装物、容器的产品质量进行定期的或者不定期的检查。

17.1.3 危险化学品储存

危险化学品必须储存在专用仓库、专用场地或者专用储存室（以下统称专用仓库）内，储存方式、方法与储存数量必须符合国家标准，并由专人管理。危险化学品出入库，必须进行核查登记。库存危险化学品应当定期检查。

储存数量构成重大危险源的其他危险化学品必须在专用仓库内单独存放，实行双人收发、双人保管制度。储存单位应当将构成重大危险源的其他危险化学品的数量、地点以及管理人员的情况，报当地公安部门和负责危险化学品安全监督管理综合工作的部门备案。

危险化学品专用仓库，应当符合国家标准对安全、消防的要求，设置明显标志。危险化学品专用仓库的储存设备和安全设施应当定期检测。

17.1.4 危险化学品和储存设备的处置

危险化学品的使用单位转产、停产、停业或者解散的，应当采取有效措施，处置危险化学品的储存设备、库存产品，不得留有事故隐患。处置方案应当报所在地设区的市级人民政府负责危险化学品安全监督管理综合工作的部门和同级环境保护部门、公安部门备案。负责危险化学品安全监督管理综合工作的部门应当对处置情况进行监督检查。

17.1.5 危险化学品的登记与事故应急救援

（1）危险化学品的登记　国家实行危险化学品登记制度，并为危险化学品安全管理、事故预防和应急救援提供技术、信息支持。使用数量构成重大危险源的其他危险化学品的单位，应当向国务院经济贸易综合管理部门负责危险化学品登记的机构办理危险化学品登记。

（2）危险化学品的事故应急救援　危险化学品单位应当制定本单位事故应急救援预案，配备应急救援人员和必要的应急救援器材、设备，并定期组织演练。危险化学品事故应急救援预案应当报设区的市级人民政府负责危险化学品安全监督管理综合工作的部门备案。

发生危险化学品事故，单位主要负责人应当按照本单位制定的应急救援预案，立即组织救援，并立即报告当地负责危险化学品安全监督管理综合工作的部门和公安、环境保护、质检部门。

发生危险化学品事故，有关地方人民政府应当做好指挥、领导工作。负责危险化学品安全监督管理综合工作的部门和环境保护、公安、卫生等有关部门，应当按照当地应急救援预案组织实施救援，不得拖延、推诿。有关地方人民政府及其有关部门应当按照下列规定，采取必要措施，减少事故损失，防止事故蔓延、扩大：① 立即组织营救受害人员，组织撤离或者采取其他措施保护危害区域内的其他人员；② 迅速控制危害源，并对危险化学品造成的危害进行检验、监测，测定事故的危害区域、危险化学品性质及危害程度；③ 针对事故对人体、动植物、土壤、水源、空气造成的现实危害和可能产生的危害，迅速采取封闭、隔离、洗消等措施；④ 对危险化学品事故造成的危害进行监测、处置，直至符合国家环境保护标准。

17.1.6 法律责任

（1）使用国家明令禁止的危险化学品的，分别由工商行政管理部门、质检部门、负责危险化学品安全监督管理综合工作的部门依据各自的职权，责令无害化销毁国家明令禁止使用的危险化学品；有违法所得的，没收违法所得；违法所得10万元以上的，并处违法所得1倍以上5倍以下的罚款；没有违法所得或者违法所得不足10万元的，并处5万元以上50万元以下的罚款；触犯刑律的，对负有责任的主管人员和其他直接责任人员依照刑法关于危险物品肇事罪、非法经营罪或者其他罪的规定，依法追究刑事责任。

(2) 危险化学品单位违反规定，有下列行为之一的，由负责危险化学品安全监督管理综合工作的部门或者公安部门依据各自的职权责令立即或者限期改正，处1万元以上5万元以下的罚款；逾期不改正的，由原发证机关吊销危险化学品生产许可证、经营许可证和营业执照；触犯刑律的，对负有责任的主管人员和其他直接责任人员依照刑法关于危险物品肇事罪、重大责任事故罪或者其他罪的规定，依法追究刑事责任：① 未在使用危险化学品场所设置通讯、报警装置，并保持正常适用状态的；② 危险化学品未储存在专用仓库内或者未设专人管理的；③ 危险化学品出入库未进行核查登记或者入库后未定期检查的；④ 危险化学品专用仓库不符合国家标准对安全、消防的要求，未设置明显标志，或者未对专用仓库的储存设备和安全设施定期检测的；⑤ 构成重大危险源的其他危险化学品未在专用仓库内单独存放，或者未实行双人收发、双人保管，或者未将储存构成重大危险源的其他危险化学品的数量、地点以及管理人员的情况，报当地公安部门和负责危险化学品安全监督管理综合工作的部门备案的。

(3) 违反规定邮寄或者在邮件内夹带危险化学品，或者将危险化学品匿报、谎报为普通物品邮寄的，由公安部门处2000元以上，2万元以下的罚款；触犯刑律的，依照刑法关于危险物品肇事罪或者其他罪的规定，依法追究刑事责任。

(4) 危险化学品单位发生危险化学品事故，未立即组织救援，或者不立即向负责危险化学品安全监督管理综合工作的部门和公安、环境保护、质检部门报告，造成严重后果的，对负有责任的主管人员和其他直接责任人员依照刑法关于国有公司、企业工作人员失职罪或者其他罪的规定，依法追究刑事责任。

17.2　剧毒化学品管理

为加强对剧毒化学品购买和公路运输的监督管理，保障国家财产和公民生命财产安全，根据《中华人民共和国道路交通安全法》、《危险化学品安全管理条例》等法律、法规的规定，制定了《剧毒化学品购买和公路运输许可证件管理办法》。

剧毒化学品，按照国务院安全生产监督管理部门会同国务院公安、环保、卫生、质检、交通部门确定并公布的剧毒化学品目录执行。

17.2.1　剧毒化学品单位的登记

国家对购买和通过公路运输剧毒化学品行为实行许可管理制度。购买和通过公路运输剧毒化学品，应当依法申请取得《剧毒化学品购买凭证》、《剧毒化学品准购证》和《剧毒化学品公路运输通行证》。未取得上述许可证件，任何单位和个人不得购买、通过公路运输剧毒化学品。

使用剧毒化学品的单位，应当向国务院经济贸易综合管理部门负责危险化学品登记的机构办理危险化学品登记。

17.2.2　剧毒化学品的安全评价

使用剧毒化学品的单位，应当对本单位的生产、储存装置每年进行一次安全评价；生产、储存、使用其他危险化学品的单位，应当对本单位的生产、储存装置每两年进行一次安全评价。安全评价报告应当对生产、储存装置存在的安全问题提出整改方案。安全评价中发现生产、储存装置存在现实危险的，应当立即停止使用，予以更换或者修复，并采取相应的安全措施。安全评价报告应当报所在地设区的市级人民政府负责危险化学品安全监督管理综合工作的部门备案。

17.2.3　剧毒化学品的记录与报告义务

剧毒化学品的使用单位，应当对剧毒化学品的产量、流向、储存量和用途如实记录，并采取必要的保安措施，防止剧毒化学品被盗、丢失或者误售、误用；发现剧毒化学品被盗、丢失或者误售、误用时，必须立即向当地公安部门报告。

17.2.4　剧毒化学品的储存

剧毒化学品必须在专用仓库内单独存放，实行双人收发、双人保管制度。储存单位应当将储存剧毒化学品的数量、地点以及管理人员的情况，报当地公安部门和负责危险化学品安全监督管理综合工作的部门备案。

17.2.5　法律责任

（1）未申领《剧毒化学品购买凭证》、《剧毒化学品准购证》、《剧毒化学品公路运输通行证》，擅自购买、通过公路运输剧毒化学品的，由公安机关依法采取措施予以制止，处以 1 万元以上 3 万元以下罚款；对已经购买了剧毒化学品的，责令退回原销售单位；对已经实施运输的，扣留运输车辆，责令购买、使用和承运单位共同派员接受处理；对发生重大事故，造成严重后果的，依法追究刑事责任。

（2）剧毒化学品未在专用仓库内单独存放，或者未实行双人收发、双人保管，或者未将储存剧毒化学品的数量、地点以及管理人员的情况，报当地公安部门和负责危险化学品安全监督管理综合工作的部门备案的，由负责危险化学品安全监督管理综合工作的部门或者公安部门依据各自的职权责令立即或者限期改正，处 1 万元以上 5 万元以下的罚款；逾期不改正的，由原发证机关吊销危险化学品生产许可证、经营许可证和营业执照；触犯刑律的，对负有责任的主管人员和其他直接责任人员依照刑法关于危险物品肇事罪、重大责任事故罪或者其他罪的规定，依法追究刑事责任。

17.3　易制毒化学品管理

国家对易制毒化学品的生产、经营、购买、运输和进口、出口实行分类管理和许可制度。易制毒化学品分为三类。第一类是可以用于制毒的主要原料，第二类、第三类是可以用于制毒的化学配剂。

禁止使用现金或者实物进行易制毒化学品交易，但是，个人合法购买第一类中的药品类易制毒化学品药品制剂和第三类易制毒化学品的除外。购买易制毒化学品的单位，应当建立单位内部易制毒化学品管理制度。

17.3.1 第一类易制毒化学品的购买管理

申请购买第一类易制毒化学品，应当提交下列证件，经行政主管部门审批，取得购买许可证：① 经营企业提交企业营业执照和合法使用需要证明；② 其他组织提交登记证书（成立批准文件）和合法使用需要证明。

申请购买第一类中的药品类易制毒化学品的，由所在地的省、自治区、直辖市人民政府食品药品监督管理部门审批；申请购买第一类中的非药品类易制毒化学品的，由所在地的省、自治区、直辖市人民政府公安机关审批。

经营单位销售第一类易制毒化学品时，应当查验购买许可证和经办人的身份证明。对委托代购的，还应当查验购买人持有的委托文书。经营单位在查验无误、留存上述证明材料的复印件后，方可出售第一类易制毒化学品；发现可疑情况的，应当立即向当地公安机关报告。经营单位应当建立易制毒化学品销售台账，如实记录销售的品种、数量、日期、购买方等情况。销售台账和证明材料复印件应当保存 2 年备查。

第一类易制毒化学品的销售情况，应当自销售之日起 5 日内报当地公安机关备案；第一类易制毒化学品的使用单位，应当建立使用台账，并保存 2 年备查。

17.3.2 第二类、第三类易制毒化学品的购买管理

购买第二类、第三类易制毒化学品的，应当在购买前将所需购买的品种、数量，向所在地的县级人民政府公安机关备案。个人自用购买少量高锰酸钾，无须备案。第二类、第三类易制毒化学品的销售情况，应当自销售之日起 30 日内报当地公安机关备案。

17.3.3 医疗机构的易制毒化学品购买

持有麻醉药品、第一类精神药品购买印鉴卡的医疗机构购买第一类中的药品类易制毒化学品的，无须申请第一类易制毒化学品购买许可证。个人不得购买第一类、第二类易制毒化学品。

17.3.4 法律责任

（1）未经许可或者备案擅自购买易制毒化学品，伪造申请材料骗取易制毒化学品购买许可证，使用他人的或者伪造、变造、失效的许可证购买易制毒化学品的，由公安机关没收非法购买的易制毒化学品，以及非法购买易制毒化学品的设备、工具，处非法购买易制毒化学品货值 10 倍以上 20 倍以下的罚款，货值的 20 倍不足 1 万元的，按 1 万元罚款；有违法所得的，没收违法所得；有营业执照的，由工商行政管理部门吊销营业执照；构成犯罪的，依法追究刑事责任。对违法行为的单位或者个人，有关行政主管部门可以自做出行政处罚决定之日起 3 年内，停止受理其易制毒化学品购买许可申请。

（2）有下列行为之一的，由负有监督管理职责的行政主管部门给予警告，责令限期改正，处 1 万元以上 5 万元以下的罚款；对违反规定购买的易制毒化学品可以予以没收；逾期不改正的，责令限期停产停业整顿；逾期整顿不合格的，吊销相应的许可证：① 易制毒化学品购买单位未按规定建立安全管理制度的；② 将许可证或者备案证明转借他人使用的；③ 超出许可的品种、数量购买易制毒化学品的；④ 购买单位不记录或者不如实记录交易情

况、不按规定保存交易记录或者不如实、不及时向公安机关和有关行政主管部门备案销售情况的；⑤ 易制毒化学品丢失、被盗、被抢后未及时报告，造成严重后果的；⑥ 除个人合法购买第一类中的药品类易制毒化学品药品制剂以及第三类易制毒化学品外，使用现金或者实物进行易制毒化学品交易的。

（3）购买易制毒化学品的单位或者个人拒不接受有关行政主管部门监督检查的，由负有监督管理职责的行政主管部门责令改正，对直接负责的主管人员以及其他直接责任人员给予警告；情节严重的，对单位处1万元以上5万元以下的罚款，对直接负责的主管人员以及其他直接责任人员处1000元以上5000元以下的罚款；有违反治安管理行为的，依法给予治安管理处罚；构成犯罪的，依法追究刑事责任。

思考题

1. 根据《危险化学品安全管理条例》的规定，危险化学品的范围包括哪些物质？
2. 危险化学品单位使用危险化学品，应做到哪些方面确保安全使用？
3. 简述危险化学品的登记制度，以及一旦发生事故后的应急救援措施有哪些。
4. 简述法律法规对剧毒化学品使用单位，在记录、报告和储存方面的要求。
5. 简述法律法规对易制毒化学品的分类，以及医疗机构的易制毒化学品购买方面有哪些要求。

（北京大学公共教学部医学人文学系 王 岳）

第四篇

与医学研究有关的伦理及法规

18 医学伦理学概述

道德（morality）与伦理（ethic）两词相近，常混用，倒也不影响日常交往。但从学术角度看，二者有所区别。道德是由人们在社会实践中形成并由经济基础所决定的，应用“善”与“恶”的标准进行评价，依靠社会舆论、内心信念及传统习俗指导的维护人与人之间、人与自然界之间和谐关系的行为原则及规范的总和。伦理是指人与人之间的人伦关系之理则。伦理学（ethics）是以道德现象作为研究对象的科学，又称道德哲学。形象地理解，道德侧重于个人行为、个人品格等，伦理多针对客观的问题，或者对这个问题的处理原则和决策方法的探讨等。譬如安乐死，无论支持与反对都有一定的理由，而支持与反对涉及的是一个人对这个问题的看法，不太涉及对个人道德品格的评价，所以一般会说这是伦理问题，而不说这是道德问题。

18.1 伦理学与医学的关系

科学、伦理和艺术是互通的，即我们常说的真、善、美三种价值取向。我们社会的进步在很大程度上是科学、技术的功劳，但出现的诸多问题也是对科学技术的使用不当造成的。譬如克隆人问题，虽然在科学上、在理论上能进行克隆人，但全世界都在伦理上反对克隆人，这不得不让我们反思伦理学与生物医学之间的关系。

医学涉及领域比较广，从业人员包括我们熟悉的临床医生、基础科学研究者、公共卫生领域的实践者等，他们在工作中正面临越来越多的伦理问题。例如，药学院的研究生做化学实验时自身的防护和对实验室其他同事的防护方面的问题；实验室废液、废弃物的处理涉及自身的行为对他人和环境的安全（对环境的影响，还可从对植物药材的过量采摘和使用表现出来）等伦理问题。基础医学院除了面临以上这些问题外，不同的专业还面临不同的问题。例如生化和分子生物学专业将会涉及胚胎干细胞的研究，引发对“人的定义”问题的思考和讨论；同样，组织与胚胎学专业研究会涉及生殖调控，面临人的胚胎的离体培养等问题。动物实验是很多生物医学专业都要涉及的领域，如何在动物的使用中符合伦理学要求越来越被关注。当然，临床医生在日常工作中面临的伦理问题就更多了，比如如何处理医患关系、如何告知患者实情、肿瘤患者的过度治疗、器官移植的伦理问题、安乐死的伦理和法律问题等。另外，药物临床试验领域也有很多的伦理问题，1959～1961 年发生在西欧、北美及日本等国家的一大批短肢畸形新生儿（俗称海豹儿）（图 18－1）尤为典型。据粗略统计，西德共发生海豹儿逾万例，日本上千例，美国、英国和加拿大等也都各有几百例，成为当时轰动世界的药物性灾难事件。经现场调查和动物实验研究确证，系孕妇在妊娠 4～8 周时服用一种抗早孕反应的药物——反应停（thalidomide，商品名 Grippex）导致胎儿发育障碍。反应停原为对症治疗感冒、神经痛、咳嗽及哮喘的镇静药物，后来发现还具有防治早孕反应作用，于是制药厂和药商未作远期毒理试验，就借机大肆广告宣传其功效，作为非处方药售给孕妇而酿成大祸。1961 年此药被下令停产停售后，此事件才得以控制和平息。

以上问题基本涵盖了临床实践、药物临床试验、公共卫生、基础研究和动物实验等领域

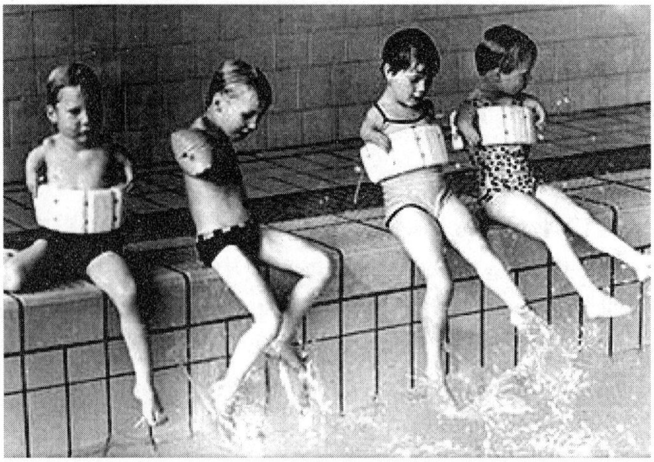

图 18－1　由于孕妇服用反应停导致的短肢畸形儿

的伦理问题。事实上，从病原微生物到实验室感染，从转基因试验到医学标本的采集、运输，从实验室个体安全防护到医学放射安全防护，从 SARS 冠状病毒到整个公共卫生领域……涉及的范围如此之广，而且每一方面都与个人、实验室、医院、人群，乃至整个自然界和生态环境的安全密切相关。正是由于医学实践和研究涉及相关人群的根本利益，而伦理学所研究的道德规范从某种意义上说就是对各种利益分配的均衡和公正，自然也就与“善”、“恶”、“好”、“坏”、“应该”等这些伦理学语言建立了联系。具体来说，我们做医学研究的人的行为涉及我们自己与他人之间的关系（如实验室同事和临床其他医务人员的安全等）、涉及人与自然之间的关系（如实验室废弃物的处理），也涉及人与动物的关系（主要指实验室的动物实验研究）。而道德的通用概念就是用来调节人与人、人与自然之间关系的行为原则和规范的总和，它本身就是伦理学的研究对象。法律也是调节行为的一种规范，如废弃物的管理、传染病的防治等已经通过了立法，以法律形式来规范人们的行为。但更多的还需要伦理学的规范来调节。

医学伦理学作为医学人文学科的一种，是伦理学与生物医学的交叉学科；在学科定位上，它属于应用伦理学，研究生物医学领域中的伦理问题，以规范医药卫生领域从业人员的行为。

由于医学研究要么与人有关——涉及人、人群的福祉，如，实验室研究伦理中的保护个人安全、同事安全和环境安全；要么与受试者的安全有关，尤其是药物临床试验；要么与动物有关，涉及动物的福益，而且对动物的对待越来越成为伦理学中比较关注的内容，因此，生物医学与伦理学之间关系密切。也可以说，几乎没有与伦理无关的生物医学研究和实践。

对此，有人可能会质疑：自然界的生物进化研究是否与伦理有关？从广义上看，这也是生物医学研究的范围，如果这里的生物只是作为观察对象，是自然界的生物（非人）存在，对它的研究只是客观描述，没有任何干预，可以说，这种研究与伦理的关系不大。但无论什么研究，在对数据的使用和发表研究成果等方面，都会涉及伦理学中的诚信等问题。

18.2　医学伦理学的基本原则和规范

18.2.1　生物医学研究伦理的基本原则

Claude Bernard（1813～1878）是19世纪的著名医学家，他在*An Introduction to the Study of Experimental Medicine*（1865）中提出“Wrong to injure one person regardless of the benefits that might comes to others”即“做人体试验是可以的，但如果这个试验对受试者是有伤害的，我们也不能以这样做是对他人有益的名义，甚至对人类健康有利的名义来为自己的研究行为辩护。”这个指导原则对后人的影响很大，一直被沿用至今。

正式提出医学研究的伦理学原则的，是美国20世纪70年代成立的保护医学及行为学研究人类受试者全国委员会。该委员会研究历时4年，于1978年颁布了医学研究伦理的经典文献——《贝尔蒙报告：保护人类受试者的伦理原则与准则》（Belmont Report）。在众多被普遍接受的原则中，《贝尔蒙报告》选出了与受试者研究关系密切的“尊重人”（respect for persons）、“有利”（beneficence）和“公正”（justice）三项伦理基本原则，作为指导人类受试者研究的普遍性规范。

尊重原则主要指尊重自主的人和他的自主性（autonomy），尊重人也就是尊重他运用理性思维之后做出的决定，尊重他按照自己的决定在不对别人构成伤害的情况下自主行动的能力。尊重人也就是尊重人的自主权。《贝尔蒙报告》认为“尊重人”的原则表达了两个道德要求：一是承认人的自主性，把人当作自主的行动者看待；二是保护那些不能完全自主的人。而后者，即对弱势人群的尊重，更能体现对人的尊重。

《贝尔蒙报告》将“有利”定义为由两个互相补充的准则构成的义务：不伤害，把可能的利益最大化和将可能的伤害最小化。“不伤害”之所以没有单独提出来，是因为这已经作为前提含在有利原则之中了，即一个研究若不能充分论证可能的收益大于可能的风险，这个研究则不应进行。

“公正”，是指正义和公平。体现在医学研究中，可理解为谁应该接受研究的效益和承受研究的负担呢？谁来分配这些利益和风险呢？谁来享受研究的成果呢？等等。在招募受试者方面，需要列出入选标准和排除标准：是否将不该入选的招募进来了，而给受试者带来不必要甚至严重的伤害？是否将不该排除的排除了，使他们不能分享科学进步带来的效益？这是个公正问题，即公平分配问题。当一个人理应获得的利益被剥夺时，或者不正当地将负担加于一个人时，不公正便产生了。

在医学研究伦理的三项基本原则的基础上，有学者将此推广到整个医学领域，即不只局限于研究，也推广到临床治疗、护理等领域，把有利原则分解为不伤害原则和有利原则，于是成为著名的医学伦理学四原则。

18.2.2　相关的医学伦理国际规范

与生物医学研究有关，尤其是关于人体实验的伦理学规范方面，国际和国内都比较多。最早的国际规范是1946年出台的《纽伦堡法典》，这是对第二次世界大战期间医学战犯的审判词，其中共提出10条基本原则。世界医学会在1948年成立后，一直酝酿起草关于人体实验的规范，终于在1964年第18届世界医学会上通过了《赫尔辛基宣言》。该宣言经多次修改，2000 年的修订本已经相当完善了。另外，1992 年国际医学理事会和 WHO 合作发布的《涉及人体受试者的医学研究的国际伦理学准则》（CIMOS）（2002 年修订），涉及的领域较多，论述得也比较详细。

《纽伦堡法典》的核心内容是：受试者的自愿同意是绝对必要的，研究必须是为了社会利益等。

2000 年《赫尔辛基宣言》的主要内容包括：实验前，实验方案应提交伦理审查委员会审查，受试者的健康和利益是医师首先考虑的——保护受试者的生命、健康、隐私和尊严，其次才是科学和社会的利益。对有弱势人群参与的研究，要特别注意保护他们的利益。受试者必须自愿参加实验，并对实验知情，且有权不参加或中途退出实验。知情同意最好是书面形式。实验结果发表时，研究者有义务保证研究结果的准确性等。具体内容可参阅附录 1。

与临床医生有关的国际规范和誓言，最早的是《希波克拉底誓言》，1948 年世界医学会成立后发表的《日内瓦宣言》明确要求临床医生对待患者不分种族、政治派别、性别等，一律平等对待。另外，公共卫生领域在 21 世纪也发布了公共卫生专业人员誓言等。

18.3 临床医学伦理问题

伦理学的基本知识相对容易理解，但在具体操作上如何能很好地把握其实不易。伦理学的生命力不在于原则的简单陈述，而在于交织在具体领域中，并在实践中践行伦理学的精髓。首先，对很多具体的问题需先从伦理学角度分析清楚，其次，才是知行统一，按规范行事，提高自身修养。为了能直观地展现问题，这里将研究生们自己描述的临床中面临的较普遍的问题摘录出来，并做简单分析。

18.3.1 临床医学伦理问题举例

通过对部分研究生的调查，我们发现不同科室的医生面临的伦理问题不同，但同时他们也面临某些共性的问题。

一方面，不同科室的医生所关注的问题不同：内科医生会发现宣传良好的生活习惯和干预他人生活方式之间存在矛盾；也有医生认为临床工作的繁琐、忙碌与给患者足够的人文关怀之间存在矛盾。生殖医学领域比较突出的问题如赠卵子、赠精液是否会破坏传统的家庭模式？受精卵是否已是一个生命？能随便丢弃吗？让本来不能生育的夫妇怀孕是否违背了自然界的进化原则？人类辅助生殖技术引发的无论是赠卵、赠精，还是代孕母亲和胚胎捐赠，都涉及生物学父母和社会学父母的双重关系，会引起抚养与赡养的权利义务问题。如何处置妇产科的死胎、堕胎、产后胎儿附属物（如胎盘）等？在理念上比较突出和普遍的问题在此表现为胚胎的道德地位问题，而且一般都认为这个问题有点复杂，说不清楚。肿瘤专业共同面临诸如患者的知情同意问题，即患者本人是否应该知道自己的病情？一些患者家属要求医生隐瞒病情，但有些患者强烈要求告知其病情，医生到底何去何从？现实中，大多是由医生先告知家属，再由家属决定是否告诉患者。有些医生认为这在一定程度上不符合伦理学规范，因为患者也有知情权。来自影像学专业的研究生提问：患者在行 X 线摄影时，有时需要脱掉部分衣服，以使透照更清晰。但有些患者尤其是女患者不愿配合，可能与技师发生冲突；有些肿瘤患者本人尚不知病情，但放射科医生作诊断报告时，可能会描述其与肿瘤相关的术后情况，并下一个“某肿瘤术后”的结论，这样很可能会使患者在取报告时发现其肿瘤疾病的真相，从而会引起医患矛盾和/或与患者家属的矛盾。另外，器官移植领域的供体来源、供体不足和可否使用猪心脏进行移植等涉及异种器官移植的伦理问题，也在困扰着许多临床医生。

另一方面，不同专业也面临一些相似的问题，如来自病理诊断专业的研究生感慨道：能用传统方法做出诊断的，不应强用先进技术、盲目追求高科技，增加患者负担；同时应注重与临床患者沟通，做到全面了解病情，综合做出诊断。相似地，肿瘤专业更明显地存在过度医疗问题。恶性肿瘤晚期患者，在生理上遭受巨大痛苦，目前很多治疗方法均不能治愈疾病，造成患者花费越多，所遭受的痛苦越大，而且并未提高生活质量和延长寿命。到底应该积极治疗，还是放弃治疗，一些家属拿不定主意，于是询问医生，此时医生应该如何建议？肾内科的研究生提问：每次肾脏穿刺前一般都会取患者的血、尿标本，这些标本多在患者不知情的情况下用于科学研究，这是否涉及伦理问题？此类问题若出在口腔专业，表现为医生在患者不知情的情况下用患者的牙进行科研活动。这些都是医学研究和治疗中普遍存在的伦理问题。

18.3.2 临床伦理问题剖析

（1）医患关系　医患关系是每个临床医生都要面对、介入，继而需要协调的工作内容。协调好医患关系是医务人员的道德义务。医患关系不太和谐，是目前的社会问题。但由于医疗领域的特殊性，使得我们这个群体肩负有更大的义务去维系此关系的和谐。很多医生为了避免日后可能的纠纷而进行的保护性医疗行为，如多开些检查单，故意在告知患者病情时把病情说得严重些，使患者经济负担加大，也增加了其遭受各种检查带来的副作用的可能性，这样不利于长远地建立和发展良好的医患关系。维系良好的医患关系，除了具有必要的沟通技巧之外，还需要掌握基本的知识，如医患双方的权利和义务等。

（2）医务人员的权利义务　除《劳动法》和《中华人民共和国执业医师法》第二十一条外，医务人员还享有如下的道德权利：

① 被尊重的权利。

② 在诊断中有询问与诊断治疗有关的隐私的权利。

③ 特殊干涉权：特殊干涉权是指在特殊情况下的权利，而不是泛泛的权利。譬如，如果不干涉，将对患者造成伤害或对他人社会造成伤害的情况时，医务人员有权行使此权利。典型的情况是患者自杀，或精神病患者可能对他人造成生命威胁，或者当患者知道真相后对其诊治不利等，医生可以干涉患者的行为或隐瞒真相。

④ 自主权：医务人员在行使权利时应该是自主的、独立的、不受行政级别和政治派别的压力与影响，也是有权威性的。这是因为医务人员受过专业训练和职业道德教育。另外，隔离患者权和宣布生死权等，确切地说，其实已包含在法律权利中。但在传染病暴发或流行期间，隔离患者尤为重要，因此有必要明确提出。

医务人员的法律义务除了《劳动法》和《中华人民共和国执业医师法》第二十二条外，还需履行如下的道德义务：

① 减轻患者身心痛苦。

② 提高患者的生命质量。

③ 为患者利益（包括经济利益）着想。

④ 尽量满足患者的正当要求等。

医务人员其他的社会义务包括奔赴救灾或防病现场等，既是道德义务，也是《执业医师法》中所规定的义务。患者出院后，若希望继续得到与疾病康复等相关信息，医务人员也应该为其继续提供咨询服务。

（3）患者的权利和义务 公民的权利并不因其生病而打折扣。虽然中国尚无患者权利法案，但根据现行的《中华人民共和国宪法》、《中华人民共和国民法通则》、《中华人民共和国执业医师法》、《中华人民共和国护士管理办法》、《中华人民共和国消费者权益保护法》和《医疗事故处理条例》等法律法规及部门规章，甚至司法解释等有关规定，可以归纳出患者拥有如下的权利：

① 生命健康权：《民法》第九十八条规定的此项权利，不仅是对疾病状态而言，也应包括维护健康和预防疾病的层面。

② 平等的基本医疗权：《中华人民共和国宪法》第四十五条规定："中华人民共和国公民在年老、疾病或者丧失劳动能力的情况下，有从国家和社会获得物质帮助的权利。国家发展为公民享受这些权利所需要的社会保险、社会救济和医疗卫生事业。"

③ 疾病认知权：指患者对自己所患疾病的有关信息了解和认知的权利。这些信息包括患者所患疾病的性质、病因，不同的治疗方案，治疗所需的时间、费用和预后等。《中华人民共和国执业医师法》第二十六条明文规定："医师应当如实向患者或者其家属介绍病情，但应注意避免对患者产生不利后果。"

④ 自主权：患者自主权的观念主要体现为个人权利本位，在中国需主要关注患者和家属的代理决定权可能出现的诸多矛盾方面，对患者自主性的尊重将会越来越得到重视。

⑤ 知情同意权：确切地说，疾病认知权就是知情同意中的知情部分。知情同意权是患者的核心权利，既有权要求医务人员用通俗的表述告知病情，同时还有同意或不同意医生所建议治疗方案的权利，其中比较重要的是医务人员应客观公正地告知某一治疗方案的风险，如果参加到某项研究中，更应该充分告知风险和可能的收益等。另外拒绝治疗权可以涵盖在知情同意权中的"不同意"部分。但对于一些特殊的患者，如临终患者、晚期癌症患者、治疗并不能提高生命质量的患者有其他的考虑（前提是患者具有理智的、自主的决定能力），此时患者的拒绝治疗权特别需要得到尊重。

⑥ 选择医务人员的权利：2000年国务院转发包括卫生部在内的七部委《关于城镇医药卫生体制改革的指导意见》，其中提出"保障广大群众对医疗服务的选择权"。虽然严格说来，选择医务人员尚不是明确的法律权利，但在道德领域多对此认同。对医务人员的选择不仅局限于医生和护士，以后还将包括物理治疗师等不同群体。

⑦ 隐私保护权：指患者的隐私依法受到保护，不被他人非法侵犯、知悉、搜集、利用和公开的一种人格权。具体哪些是患者的隐私，虽然没有明确规定，但应该理解为凡是患者不希望他人知道的信息——排除那些对他人和社会有危害不能被保密的，都应该受到保护。医生因为执业的原因知道的患者的隐私，也只能用在执业活动中。

⑧ 身体所有权：指患者对自身正常或非正常的躯体、器官、组织，甚至基因等都拥有所有权及支配权。身体所有权不仅为患者生前所享有，而且死后也是不容侵犯的。例如国内现行的有关人体器官捐献和遗体捐献的条例和规定，无不把捐献者的自愿列为首要条款，其前提和实质就是尊重和维护捐献者身体所有权。

⑨ 免除社会责任权：患者在获得医疗机构合法的医疗诊断书或医疗鉴定书之后，可因病休息，不承担相应的社会责任，并有权享有法律规定的福利待遇。

⑩ 诉讼索偿权：患者认为医疗机构及其医务人员在医疗活动中对其造成伤害，便有权向卫生行政部门和司法提出质疑和诉讼，以及要求就医方给予经济补偿或经济赔偿的权利。若属于医疗事故，2002 年 4 月 4 日国务院颁布的《医疗事故处理条例》对医疗事故的经济补偿办法有明文规定。

⑪复印病历的权利：这个权利在《医疗事故处理条例》颁布之前一直未得到法律的认可，只是道德领域讨论的问题。此记录包括患者门诊病历、住院志、体温单、医嘱单、化验单（检验报告）、医学影像检查资料、特殊检查同意书、手术同意书、手术及麻醉记录单、病理资料、护理记录以及国务院卫生行政部门规定的其他病历资料。

另外，患者还有被尊重的权利和获得经济实惠的医疗服务的权利。患者有权知道不同诊治方案的综合效益，既包括疗效方面，也包括经济费用方面，并有权被告知相对经济实惠的方式，此权利也应该延续到出院以后。

关于患者的义务，是非常值得深入探讨的问题。医务人员经常困惑，好像自身的义务很多，但不清楚患者都有什么义务？他们不交费或没钱交费，到底属于什么性质的问题？为救治付不起费用的患者，医务人员应履行什么义务？总的来说，患者有如下的义务：

① 尊重医务人员的人格和劳动。

② 如实提供病情信息：为了尽可能准确、全面地回答医护人员的问诊，患者需要真实、负责地叙述自感症状及既往病史和家庭病史，即使涉及个人隐私，如果与疾病的诊治有关也有义务如实提供。凡夸大、缩小病情，或有意不述隐私及故意考验医生水平等做法，都有违患者应尽的义务，在出现问题之后自己需要承担相应责任。

③ 遵守医嘱：虽然没有法律规定患者一定要相信、信任医护人员，但患者应该遵守医嘱，尤其是传染病患者，若不遵从医嘱，将给自己、他人和社会带来危害。如果患者认为医嘱有不妥之处，应及时与医护人员沟通，将有关信息及建议、要求反馈给医护人员，以求得妥善解决。

④ 支付医疗费用：不管医疗卫生事业是不是福利性事业，对于医务人员的劳动和付出，国家有价格规定，就像其他服务一样，患者根据国家规定支付相应的医疗护理费用，是不言而喻的义务，也是对医务人员劳动的尊重。

⑤ 遵守医院规章制度：医院为了管理和患者的康复，会制定一系列的规章制度，患者和家属应该配合并遵守。如认为某项规章制度不合理，医护人员和患者都有权利反映并参与改进，但不得自行更改及因个人原因而影响到其他患者的利益。

⑥ 促进医学科学的发展：为了医学科学发展、为了医学教育，患者有道义配合示教和科学研究，甚至接受因患疑难病症死后的尸解。但此项义务是道德上的、自愿的，不能强迫。

⑦ 按规定配合随访：有些医疗活动，不仅出于患者的利益，也出于疾病的社会调查等考虑，如体外授精等在受孕成功后，要求患者定期到医院接受检查或接受随访，以检查胎儿发育情况或畸形比例等。

⑧ 维护和保持健康：维护自我健康与他人健康是每个患者和健康人应尽的义务。维护自我健康就是要积极、主动地参与医疗护理的互动过程，学习和提高自我医护照顾的能力。维护他人健康需避免将疾病传播给他人，并帮助他人提高维护健康的能力，即不论是健康状态还是疾病状态，每人都有义务尽量避免不健康的生活习惯和行为。

前面提到有医生认为临床工作的繁琐、忙碌与给予患者足够的人文关怀之间存在矛盾，对这个问题如何看待？本质上看，这是对医学与伦理学的割裂，因为二者是联系在一起的。

试想一个医生对患者的尊重应该是和对患者的诊断、治疗及与患者进行解释沟通同时进行的，人文关怀不是单独去“关怀”，而是融合在问诊、检查、治疗和随访等一系列医疗活动中的。

外科专业的研究生提问：手术治疗中往往出现与术前判断不同的情况，不得不临时更改治疗方式，如能立即和手术室外的家属说明情况获得家属的谅解，则可维持较好的医患关系。这正说明医生如尊重患者和家属的知情权，可产生良好的后果，否则容易出现矛盾。

另外一个比较普遍的现象是有些研究生在临床做了很多工作，但实际上他们并没有执业医师资格。对于外科的研究生，如果不上手术台就会失去很多提高的机会。这个矛盾和临床病例示教中医学生实习的权利与患者的知情同意权之间的矛盾类似。如何看待这个矛盾还是和医生个人如何看待自己的得失有关。如果焦点集中在自己的利益，会觉得这个矛盾很尖锐；如果立足点落在患者的利益上，矛盾可能就淡化了。另外，现实中，实习生的医疗活动本来就是通过上级医师签字把关的方式来实现的，若为了自己的方便想免除这个程序，则对患者的安全减少了一道保障。

(4) 患者利益至上之本质　医学伦理学基本原则之一——有利原则，与患者利益至上之间关系密切。如有的研究生质疑：扁桃体切除术的传统方法是使用手术机械摘除，而目前大多采用射频消融方法切除，其出血量少，痛苦也较小，疗效差不多，但费用比传统方法几乎高出一倍。关于肿瘤患者的知情问题，也存在以谁的利益为核心的问题。

研究生在临床实习过程中，当教学医院带教医务人员遇到典型病例时，很希望请这位患者参与示教和录像，如遇到不合作，如何处理？这里需要明确患者的权利和医院教学的义务之间的潜在矛盾。如果为了后者，而在患者不知情的情况下进行教学活动，则无疑是侵犯了患者的知情权和隐私权，若协调不好，可能会引起法律纠纷。这个问题的提出本身暗含有“患者就应该示教或配合录像”的含义，其实这个前提本身是有失偏颇的。患者利益至上，在这里应该理解为患者对是否参与示教有优先的选择权和决定权。

(5) 知情同意　关于知情同意，临床工作中有很多问题使医务人员困惑。有的研究生提问：当患者的要求与临床原则不一致时，如果患者坚决要求按错误的方案治疗，医生该怎么办？其实这是个悖论，即患者的这个错误治疗方案是从哪儿来的，难道是医生告诉的吗？这类问题真正的难题在于患者在被医生告知多个方案后，选择了一种在医生眼中看来非常不明智的方案。这时要明确患者的决定是否是理性的，如果是，应该尊重患者的选择。在病情方面，有很多医生对一些不良预后的告知——如对肿瘤1年、3年、5年生存率的告知，觉得很残酷。许多恶性疾病（如白血病）给患者及家属带来很大的精神伤害。这时医生是否将疾病真相告知患者本人，或应家属的要求告知何人，不告知何人。这都是临床研究生和医务人员需要解决的问题。知情同意是医学伦理学中非常重要的概念和实践，可以毫不夸张地说，如果事先做好了知情同意，将不会有纠纷发生；如果纠纷发生时，仍继续履行知情同意，则可弥补之前知情同意的不足，至少也可缓解紧张局面。

① 知情同意的含义：知情同意包括知情和同意两个方面，指某人被告知事实真相后，自愿同意或应允某事。在健康照顾中，表现为患者或其法定代理人在获得医护人员提供的足够的信息及完全了解的情况下，自愿地同意或接受某些检查、治疗、手术或试验。知情同意的要素包括信息的告知、信息的理解、同意的能力和自由的同意。

② 知情同意之方式和签署双方的地位：门诊患者知情同意的方式一般是口头的，但在

手术麻醉、有创检查、人体实验等环节，现在均要求书面的知情同意方式。以手术知情同意书为例，签署双方是患方（甲方）和医方（乙方）。这里的医方是谁？有人认为是医生，其实不然。手术协议确实体现医生与患方之间的道德关系，但更是一种体现着包含医生、护士等医务人员与患者及其家属道德关系的法律关系，是一种特殊的具有医学道德意义的民事法律关系。从民事法律关系分析，这里的“医方”是指医院。也就是说，尽管医务人员与患方签署了协议，实际上是医务人员代表医院与患方签署了协议，医务人员的行为是一种职务行为。这里的“患方”是指患者及其家属。一般情况下，家属完全代表患者的利益，患者和家属的意见是一致的，但当患者意见和其家属意见相矛盾的时候，应该尊重患者本人的意见，还是尊重患者家属的意见？我们认为，在医务人员对患者知情同意，并提出医务人员认为“最佳”的治疗方案后，医务人员应该具体分析患者与家属意见矛盾的原因，如果患者意识正常，应更多尊重患者本人的意见，因为手术对患者是否有利，患者本人最有发言权，最关心手术的是患者本人；当然如果患者的意志受到疾病、他人的干预等其他原因限制时，则应另当别论。

③ 知情同意权的行使：关于是否告诉患者全部的信息，有的医护人员认为应完全告诉，有的认为要视患者情况及个体差异，由医疗人员决定该告知患者的项目与内容。如果患者拒绝某项治疗或检查将会产生危险性时，医疗人员可选择性地特别强调此部分的信息。如神经内科需要做腰穿的检查，这是非常重要的鉴别诊断，在确保此检查必须做的基础上，医护人员一般不在这方面做知情同意，只是告知某时要做腰穿，需要做哪方面的准备等，而不是先征求其意见。但当某位患者提出不愿做此项检查时，在充分解释说明之后，医护人员应尊重患者的选择。可见，具体如何尊重患者的知情同意权，也不必一刀切，可视不同情况而定。一位法律上具有行为能力和责任能力的患者，依法可完全自主地行使同意权。若患者不能行使知情同意权，正确对待代理人知情同意权的问题便很重要了。如果代理人受患者委托代行知情同意权，或“弱势人群”（婴幼儿患者、智残患者、精神病患者、休克患者等）因本人不能行使知情同意权，而由其家属、监护人、单位领导或同事以及医院负责人或上级医师代行，这些都要受到尊重。在中国，知情同意权代理人的先后顺序依次为：配偶—子女—家庭其他成员—患者委托的其他人员。为了不延误抢救时机，对某些需要急诊救护又无法实行或代理实行知情同意的患者，可不受知情同意限制。《美国医师学会伦理手册》规定：急诊急救时可以不经知情同意。

国际上对未成年人的知情同意问题考虑得比较细致，诸如要看其精神状态和成熟度等，以了解其是否理解被告知的信息，或不愿接受治疗将产生之后果等。一般除其监护人或法定代理人的同意（consent）外，最好也应征得其本人的口头同意（assent）。另外，在一些特殊的紧急情况如急诊、时间不允许等，不需行使知情同意，但仍建议于事后告知患者。

④ 知情同意之功能：这是基于对患者自主权的尊重，也是保护患者，防止其受伤害。由于知情同意是在患者了解检查、治疗或进行科研对他的益处和可能造成的潜在性伤害后所做的自主性决定，故可以尽可能做到保护其自身的利益。对于无法自主选择的患者，由其法定代理人的知情同意，亦是保护患者免受伤害的必要途径。

此外，知情同意亦提示医疗机构和医务人员，应换位思维，站在患者利益的立场上，慎重行事，增加患者的信任感和安全感。

18.4 与医学研究有关的伦理问题

18.4.1 医学研究中的历史经验教训

毋庸置疑，绝大多数医学研究是善举，希望能促进社会发展和提高人们的健康水平，但也存在虽出于良好的愿望而未使用正当的手段等有悖伦理的科研，还有以私利为目的或打着服务大众的幌子，行偷梁换柱以营利为目的的所谓科学研究。

纵观历史，第二次世界大战之前的医学研究，多是盲目的实验。仅有少数几个实验研究，如1900年Walter Reed小组的黄热病研究，开创了知情同意的最初模式。此次试验用美国士兵和西班牙劳工作为受试者，并首次为此实验签署了合同。此知情同意的基本内容有："签名者完全明白若其体内的黄热病加剧，生命就有一定程度的危险。但我在岛上逗留期间，根本不可能不受感染，我宁愿签下合同。我相信，从Reed委员会将能获得最好的照顾和最熟练的医疗服务。"

二战期间的德国纳粹医生和科学家在Auschwitz集中营用"囚犯"、双胞胎等做实验性研究（图18－2），将受试者置于压力实验室，观察他们在高压情况下的反应；将人体浸泡在冰水中作"冷冻"试验；观察吉普赛人只喝盐水能活多长时间；将"囚犯"置于空军的减压舱，然后将空气抽掉……以科学的名义进行骇人听闻的研究，为以后几十年的医学研究罩上了阴影。无独有偶，臭名昭著的日本731部队即石井支队（731部队的工作人员总数达到5000名，包括300～500名医生和科学家，600～800名技术员），在中国东北强行将被俘的中国爱国者、游击队员及前苏联与朝鲜战俘，感染鼠疫、炭疽或伤寒细菌；对染上疾病的人行活体解剖，收集血液和新鲜组织器官以备进一步研究之用；在严寒和野地进行冷冻和细菌弹联合实验等，造成数千名无辜者惨遭杀害。

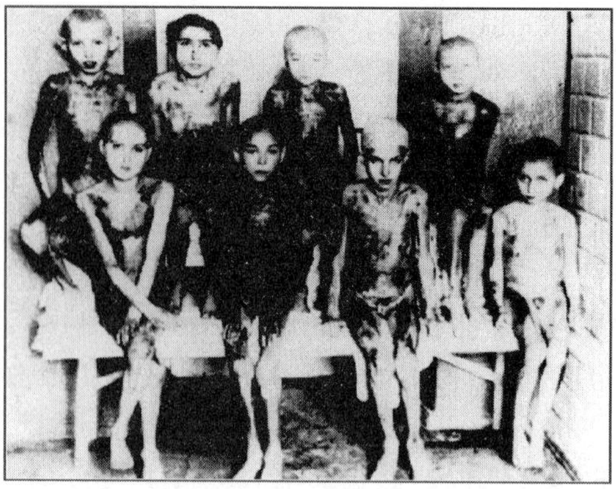

图18－2 纳粹德国人在Auschwitz集中营作双胞胎研究的对象

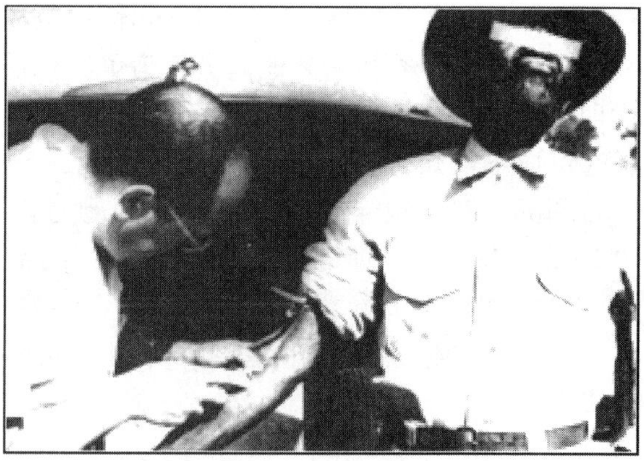

图18－3 研究者在为梅毒患者进行所谓抗"坏血"治疗

另外一个丑闻是由美国政府资助历时40年（1932～1972年）的声名狼藉的Tuskegee梅毒研究（图18－3）。该研究最初目的是调查阿拉巴马州非洲裔美国人的梅毒发病原因。该研究源于一项从1926年的调查，当时调查资料结果显示白人的梅毒发病率是4.05‰，黑人为 7.2‰；白人罹患梅毒后并发脑神经方面的病变比较多，而黑人则是心血管方面病变比较多。卫生署认为这个计划非常有科学价值，1930 年 2 月阿拉巴马州梅肯县被选为 5 个梅毒控制试点之一，当地的 Tuskegee 研究所签署了该项目。卫生官员对研究的介绍是为了检测人们是否有“坏血”，但实际是试图通过这个项目来收集不经治疗的非洲裔美国梅毒患者的疾病自然史。当 1945 年青霉素作为治疗梅毒安全有效的药物被广泛应用后，研究者仍然继续观察梅毒的自然进程，不给予有效治疗。同时，研究者指使征兵局不招受试者入伍，以防止他们在军队里得到有效治疗。直到 1971 年这一事件被一名记者调查揭露后，才被迫终止。此研究给美国乃至全世界带来了如何保护受试者的问题，也引起了种族问题，以至于此后很多有色人种不愿再参加人体研究。

其他诸多引人关注的案例，如 1963 年在 Brooklyn 犹太慢性病医院（Jewish Chronic Disease Hospital）的 3 个医生把肝癌细胞注入到 21 名老年患者体内，收其入院以观察是否产生排斥等。这些不符合伦理的研究被媒体报道后，整个社会开始全方位地对这个问题予以关注。1962 年，美国食品及药物管理局（Food and Drug Administration，FDA）要求研究者在临床试验中要获得受试者正式的同意。哈佛麻省总医院的麻醉医生 Henry K. Beecher 在 1965 年 3 月的一个会议上，指出美国国家卫生研究院（NIH）和很多知名大学的研究，严重违反伦理学原则。文章在《新英格兰医学杂志》发表后产生了历史性的影响。1965 年的 12 月，NIH 的咨询委员会对 NIH 资助的研究增加了一条要求——在所有的研究开始之前，需要对研究方案进行先期审查，即以后的伦理审查委员会的模式。至此，局外人之前很难介入的科学家的私人世界，已经向社会开放了。

如果说很多生物医学研究影响的是受试者个人，比如器官移植可能会改变一个人的命运，那么，随着医学的发展，如试管婴儿的出现可以使想要孩子的人不必结婚，转基因动植物的出现可能改变自然进化的方向等。因此，现代医学所改变和影响的不仅是个人，而是整个社会！1971 年生命伦理学领域中非常著名的学者 Joseph Fletcher 针对遗传研究带来的反响和滋生的社会恐惧，即生物学知识能被用来伤害世界或控制世界这一现象，发表了评论：“尽管医学的目的是想弄清楚并控制涉及我们人类的基本的事情，但毫无疑问，最终这会转变成政治权力和工具。”

20 世纪 60 年代的反应停事件（图 18－1），使人们对药物的安全性和长期毒副作用开始严密关注。《赫尔辛基宣言》在 1975 年的修改版中，增加了伦理审查的内容。对伦理审查起了重大作用的是美国 1974 年通过的国家科研法案（National Research Act），美国政府据此成立国家伦理委员会并出台了多个报告，其中最著名的就是《贝尔蒙报告》，我们所熟知的生命伦理学的基本原则就出于此。

以史为鉴，我们深刻认识到，保护受试者需要多方面的参与，包括局外人（研究小组外的科学家和非科学家）的参与，也需要独立机构的审查。但最根本的还是科学家群体本身和研究者的自律。20 世纪 80 年代末，中国的一些知名医学院校开始了国际合作研究。90 年代初“informed consent”被引入中国，学者们开始了对“知情同意”的系统关注和研究。

18.4.2 与医学研究有关的伦理问题

研究生在做研究课题时，时有发现若如实告诉患者这是“试验”性治疗，则患者会拒绝参与，但若说成免费检查和治疗，则依从性会很好的事例。在做化验时，如果告诉患者全部实情，让其知情同意，则会发现获取标本的难度增大。故也有研究生提问：若患者未遵医嘱服用试验药，而主要为得到免费体检，欺骗了研究人员，这种情况如何处理？这些都是现实的知情同意问题。在受试者招募方面，存在引诱的情况。例如，红霉素的Ⅲ期临床试验，要求招募阑尾炎患者。但一般的三级甲等医院，是不愿收阑尾炎患者入院的，现实中若告知患者参加药物试验就可以收入院，则会有患者同意参加到此研究中。下面将从四个方面介绍与研究相关的伦理问题。

（1）药物临床试验伦理问题　无论是临床型的研究生，还是科研型的研究生，常常需要做药物临床试验课题，尤其是Ⅲ期临床试验。药物临床试验中相关的法律法规问题，将在第19章中论述，在此，仅通过一个案例来阐述相关的伦理问题。

［案例 1］　国外某药物公司拟对一种新的治疗骨质疏松症的新药，在中国进行Ⅱ期临床试验，这种新药治疗对象是绝经期后无骨折病史的骨质疏松症女性患者。受试者随机分组，分别服用安慰剂或试验药物 3 年。每年她们将接受全面体检、X 线检查、癌症筛查和骨密度扫描。在试验研究期间，免费提供所有用药。（注：此案例来自北京大学医学部主办的中美科研伦理培训班材料。）

① 药物临床试验设计中的伦理问题：临床药理试验的研究设计，一般需设对照组，即给予安慰剂（placebo）（阴性对照）或给予已知有效药物（阳性对照），与给予试验药物的试验组进行疗效比较，以证明试验药物是否优于或相当于已知药物的疗效。试验的科学性要求试验设对照组，而科学性是研究伦理中的一个基本底线。不科学的试验本身就不符合伦理，但科学的试验设计就一定符合伦理吗？案例 1 的随机双盲对照试验法（random double blind controlled test or study，RCT）是典型的科学的试验方法。现实中，研究者为了使得出的结果客观可信，往往过分强调科学性，而忽略了实施中要符合伦理原则，将受试者的利益置于次要地位。案例 1 中的对照组为骨质疏松症女性患者，给予安慰剂，不允许服用其他的补钙药物，这可能影响到她们的身心健康，因而在伦理学上是有缺陷的。当对照组使用安慰剂可能会给受试者造成严重的甚至不可逆性伤害时，最好采用阳性对照，即给予已知有效的药物，验证试验药物与已知有效药物相比孰优孰劣。

需在此提醒一点，有些人认为凡是用安慰剂对照的，都不符合伦理学。这样说不完全正确，需要论证哪些情况下使用安慰剂是可以的。《赫尔辛基宣言》中对此有明确说明。

研究者在设计好试验方案和进行正式试验之前，需要将研究方案提交到伦理委员会审查。伦理委员会将从科学性和伦理学方面帮助研究者把关，保证受试者的根本利益，最终保证试验的顺利进行。

② 受试者招募中的伦理问题：在药物试验研究设计中，需确定受试对象的入选和排除标准，如果受试者很单一，客观上是容易得出该药物治疗有效的阳性结果的，但该受试人群缺乏代表性，不能展现出药物应用中可能会出现的所有问题，不能保证研究结果的真实可靠性。待到药物被批准上市后，随着使用人群的扩展，原本隐含的问题就会陆续出现。在案例 1 中，选择的受试对象是绝经期后无骨折病史的骨质疏松症妇女，需要服用试验药或安慰剂 3 年。对于骨质疏松的绝经期后妇女，暂不论试验药是否有效，对于分到安慰剂组的妇女，如果在这 3 年没有任何预防和保健措施，是否会易发生骨折？是否会因骨质疏松的加重而影响到其健康？另外，如将没有医疗保险的妇女作为受试者，虽可使受试者获得一些免费检查，但这其实已构成了诱导暗示，是利用现有卫生保健制度上的缺陷来招募受试者，这在伦理学

上也会存在问题。

以高血压病临床治疗试验为例，随着伦理学审查的严格与深入，近年来大多采用活性药物作对照，但两个活性药治疗组之间的收益差别，远小于活性药治疗组与安慰剂对照组间的差别。为了得到足够的阳性样本量，研究者大多选用高危与很高危或老年伴有并发症的患者人群作为研究对象。这种试验所得出的疗效结论，被质疑能否适用于年轻和无并发症的患者人群。此外，两个活性药治疗组常加用多种降压药，两组添加药物的比例可能有不同，有时还会加用与试验药不宜联合使用的药物。因此，很难区别其结果应归于试验药物还是其他药物。可见，科学和伦理问题经常融合在一起，伦理问题并不是附加在科学研究之外的。

③ 知情同意的问题：无论是选择受试者，还是试验过程，核心的问题都是知情同意，所以知情同意也是伦理审查的重点内容。《纽伦堡法典》的第一条就是“人类受试者的自愿同意是绝对必要的”。

ⓐ 知情：系指研究者应为受试者提供尽量充分的信息，包括研究项目资金的来源、研究的目的、研究的方法、整个程序过程、需要持续的时间、研究可能带来的利益与风险、是否有其他可供选择的诊疗方法、隐私保密的规定、如果发生伤害的赔偿方式，要明确告诉受试者有拒绝参加和随时退出的权利，退出并不会影响到对其继续治疗或丧失其原本应享有的利益。为确保受试者理解，需要使用受试者所能理解的语言和方式，并在实施过程中检验受试者理解信息的程度，必要时需提供翻译。针对受试者不愿提问题的情况，要鼓励受试者提问，并予以回答。要避免一些可能引起的误解，如把科学研究让受试者误解为治疗，风险会低估，而利益可能会高估。

在案例 1 中，需注意不要过分强调免费体检的好处，而对于 3 年不服用药物的安慰剂对照组的受试者可能面临的风险轻描淡写。另外，国外有预防骨质疏松症的标准治疗方案也需告知受试者。至于如果在中国做此试验，使用安慰剂而不使用阳性对照药物，伦理委员会在审查中能否批准，需另行讨论。

ⓑ 同意：首先应注意个体判断能力的差异，必要时应进行评估。按国际惯例，“同意”的主体是受试者本人，除外儿童或有智力障碍等情况。在中国，受试者的家属一般也要参与意见。知情同意表现为在知情同意书上签字，但它绝不只是一纸文书，而是一个过程，是需要反复解释和接受提问与回答，甚至包括重新签署的过程等。2000 年的《赫尔辛基宣言》在关于同意的个体、代理人等方面，有非常详细的论述。在“同意”时，还需注意受试者和研究者之间是否存在依赖关系，即如果受试者本身是研究者的患者，可能会影响到同意的真实性，或可能会使受试者有些压力，这些都是影响“同意”的真实效力的因素。也存在有些受试者欺骗研究者，这需要用伦理学的手段予以解说，增加研究者和受试者之间的信任。

④ 试验数据的收集、使用和研究结果的发表等问题：在试验过程中需收集多方的数据，如果是多中心研究，涉及样本是否具有同质性，否则不能将资料合并分析。与伦理相关的问题是在数据收集中应遵循客观真实性的原则，对于药物副作用不可弄虚作假。病例报告表（Case Report Form，CRF）的资料要详实客观。

⑤ 与管理有关的问题：以眼科的一种治疗眼底新生血管的药物为例，它在美国已被 FDA 批准，但国内尚未上市。如果遇到有适应证的患者，国内现有药物治疗又无效，若使用此药会涉及哪些问题？这是临床型研究生在调查中很关心的问题。根据国家食品药品监督管理局 2002 年 10 月 15 日颁布的《药品注册管理办法》（试行）中可以看出，此问题是药品进口的申报与审批的问题。其中第九十条提到：申请进口的药品，必须获得境外制药厂商所

在生产国家或者地区的上市许可；未在生产国家或者地区获得上市许可，经国家食品药品监督管理局确认该药品安全、有效而且临床需要的，可以批准进口。申请进口的药品应当符合所在国家或者地区药品生产质量管理规范及中国《药品生产质量管理规范》的要求。

（2）新技术新疗法研究的伦理问题——临床治疗与临床研究的交叉

［案例 2］ 某医院自 1999 年开始探索性应用手术戒毒。经文献检索，了解到国外进行过大量关于药物依赖性的病理生理的动物实验，发现中脑边缘系统存在着一个“奖赏系统”，包括中脑腹侧被盖区、内侧前脑束、伏隔核、额前皮质、眶额皮质、杏仁核、海马等，但关于毁损神经核对药物依赖性的影响，只发现个别关于药物毁损脑组织的研究报道。为了弄清这些神经组织中究竟哪个部位与药物依赖性关系最密切，该医院研究组进行了大量动物实验，先后申请 4 项科研基金，共有十几个博士生、硕士生参与了研究。经过在动物实验筛选，确定为伏隔核毁损对戒毒的作用最好。据该院介绍，俄罗斯已经进行了 1000 余例戒毒手术，取得了很好的效果，但未见文献报道。经伦理委员会的慎重讨论和技术上的认真准备，于 2000 年 7 月至 2002 年 6 月共进行 28 例伏隔核射频毁损手术。在临床试验前，对于具体的立体定位方案进行仔细研究和确定，并制订明确的疗效标准、术后疗效和安全性评估的具体指标，包括血、尿、唾液、头发的随机性药物分析、纳络酮试验、诊断药物依赖性的规范性临床访谈、问卷调查、各种心理指数等。按照研究伦理的要求，获得患者及其家属的知情同意。

在知情同意方面，患者入院时要签署一份入院知情同意书：“本人自愿入住××医院手术戒毒，我已知晓‘住院规则’和医护人员为我安排的治疗方案及应承担的风险，我愿意配合医护人员对我实施的治疗。”手术前还要签署一份与一般脑部手术前相仿的“知情同意书”，并没有参加研究的知情同意书。（注：此案例来自北京大学医学部主办的中美科研伦理培训班材料。）

① 新疗法研究——是试验还是治疗？双重角色的辨析：案例 2 中的戒毒手术到底属于试验还是治疗？这不仅涉及如何做知情同意，更涉及伦理问题——对患者收费还是不收费？这是医学问题，还是非医学问题？新疗法研究是具有研究性质的治疗，但这种研究与药物临床试验不同，前者经常只经动物实验，然后就过渡到人的身上，而后者将严格按照动物实验和药物临床试验的Ⅰ～Ⅲ分期进行。表 18－1 简单归纳了临床治疗与临床研究的不同。

表 18－1 临床治疗与临床研究的区别

项　目	临床治疗	临床研究
目的	为改善个体患者健康状况而进行的医学干预，是为特定患者提供诊断治疗或预防手段。这些手段极有可能获得成功	检验某项假设是否正确，某项新的诊断、治疗或预防方法是否安全有效。可获取新疗法
适用对象	有适应证的患者	可能是患者，也可能是健康受试者
知情同意方式	治疗的知情同意书	研究的知情同意书，包括的范围更广
费用	患者要付费	受试者不付费

新疗法研究由于其研究方式的特殊性，使得它需要在患者身上进行操作，而之前的研究

都是在动物身上进行的。手术戒毒只是新疗法研究中的一种，其他如骨科的研究等更具代表性。骨科的研究大多应用实验动物，但实验动物均无法模拟人类的直立行走，脊柱的生物力学与人体的也不同，因此，当把动物实验的成果运用于人时，便面临很多困惑。

研究与治疗之间存在着诸多联系，有些患者只有通过参与研究，才能获得临床治疗，这不仅体现在临床新疗法方面，药物临床试验也是如此，如 HIV 疫苗的试验。但如果对治疗和研究不进行区分，便容易导致很多伦理问题。医护人员同时是研究人员，患者同时也是受试者；作为研究对象的患者不同于一般患者，而作为研究者的医生也不同于一般医生，即双方同时处于医患关系和研究者与受试者的关系中。研究人员和医生在服装上没有区别，这是容易造成混淆的外部因素。而作为受试者的患者主观上会持有较强的希望得到治疗的观念，很容易认为研究就是一种治疗的选择。这样在对研究者提供的信息的理解上可能有偏向于治疗的误解，加上作为研究者的医生有向患者夸大利益的可能性，于是更加剧了这种混淆。有调查表明，受试者自己也存在混淆的情况，约有 10％～12％的患者不清楚自己是在参加研究还是在接受临床治疗。公众会将对医生和医院的信任，转化成对研究人员的信任。如果由于混淆而不能处理好两者的关系，其结果是破坏了信任，阻碍了科研的发展。角色模糊容易导致职责交叉与冲突，尤其是在当今医患关系并不理想的中国，这个问题尤其重要。因此，有必要把这种双重角色、双重责任之间的区别和联系分清楚。

首先，要充分认识到研究者和医生的双重角色，并以医生的角色和义务为重。作为研究者的医生，他不仅要面对自己分管的患者利益与患者充当受试者而产生的矛盾；还要面对整个研究组所选择的研究对象（患者），所以当考虑到研究工作的利益时，可能会希望患者组成的均一化和诊疗方案的规范化，而不能追求个案化。作为研究者的医生，可能由于研究工作的需要，自觉不自觉地把研究的角色看重，而使作为受试者的患者的利益受到影响。在双重角色之中，与伦理相关的问题是针对患者／受试者的不同情况时，医生／研究者把自己定位在医生还是研究者？这取决于他的头脑中是为患者医疗的责任重，还是研究的观念重。作为患者，他有权利要求医生一切从他的健康利益出发；但当他成为受试者进入研究项目后，他就不仅仅是治病，而且要在自己身上试验一种可能从未曾使用过的诊疗措施，他固然可从新的诊疗措施中受益，但也可能因此受到伤害甚至发生生命风险，包括身体的风险和精神、社会方面的风险。有一点不同，即患者作为受试者不愿承担某些风险时，他有绝对的权利退出。虽然这在某种程度上会使受试者的义务不能履行，但只能通过伦理的方法，增加受试者对研究者的信任等方式来改善，防止过多的失访减员而影响到完成试验，绝不能通过克扣受试者的费用或施加压力等方式来要求某个受试者必须去完成某个试验。

其次，作为医生，要时刻有研究的意识。目前，药物的不良反应是疾病诊断的一个不可忽视的因素。有些药物已经过临床试验阶段或目前已经是常规使用的药物，但经若干年后又新发现存在某些副作用。如果药物临床试验有缺陷，那么，医生在使用中将可能面临因药物副作用而引发的医患纠纷。目前临床医师已经对此深有感触，药物的副作用确实对患者产生了伤害且不可完全预见，加之患者个体差异大，究竟应由谁来对患者药物的副作用承担赔偿责任？这是医生很关注的问题。但无论如何，加强这方面的意识，时刻有为了患者的健康而持续研究观察的理念，应是上策。

因此，从伦理学上说，如有可能，医生或科研人员尽量不要介入双重关系中，即受试者最好不要是自己负责的患者，否则容易发生利益冲突，这一点在《赫尔辛基宣言》中已经提到。另外，即便出现双重角色，要有预防混淆发生的准备，向受试者说明两种角色的区别，不过分强调研究的好处，保护受试对象的知情权和健康权。

② 新疗法试验中的知情同意问题：案例 2 曾经于 2004 年在全国讨论过，后来被卫生部叫停。如果案例 2 的行为是研究，则在知情同意时，其风险和可能的收益需要告知受试患者，尤其是不能收患者的费用；如果是治疗，则意味着患者在安全性方面已经有基本的保证。具体使用哪种知情同意书，要视对此的定性。前者是研究内容的知情同意书，后者是治疗的知情同意书，内容差别很大。此案例最后基本的定性为研究，而非治疗。如果对这个问题不予澄清，会使医务人员在为患者做知情同意时站在不同的立场上，也涉及患者的基本安全和经济负担问题。

知情同意是治疗和研究中都需要履行的基本原则。由于治疗和研究之间的一些混淆，使得知情同意的进行存在问题。有的患者通过参与研究能获得治疗，而有的患者若参与研究可能受到伤害。无论是作为患者还是作为受试者，其都有权利得到正确和不带误导的信息。研究者和医生（治疗者）角色的冲突使得在对治疗风险与利益的介绍上，会有所侧重，不能完全客观。

案例 2 还涉及另外的问题——毒瘾。由于毒瘾是一个严重的健康和社会问题，而目前又没有特效的戒毒方法。有医生认为，既然患者本人和家属有强烈的戒毒要求，他们愿意尝试新方法，而且毒瘾犹如恶性肿瘤，早晚也是死，因此在吸毒者身上试验新的戒毒途径是正当的。表面上看，这种说法好像有些道理，有些患者和家属愿意参加进来，并愿意付“治疗费”，但从伦理学上看，由于它本质上是研究而非治疗，即研究者、医生也未能很好地弄清楚风险和收益，理论上讲不可能做到真正的关于治疗的知情。在没有真正知情的情况下也不可能有真正的同意，所以是不符合伦理学要求的。

（3）公共卫生研究伦理问题　公共卫生领域的研究近年来越来越多，如现场调查时会涉及数据采集、信息保密和人群知情同意等伦理问题；对个体进行健康风险评估时、预测个体发病或死亡危险概率时，如何对被筛查个体报告其研究结果？这些都是公共卫生伦理将关注的问题。

公共卫生包括干预、研究、管理和执法等部分，具体涉及疾病控制、妇幼保健、计划免疫、健康检查与监测、流行病学研究、监督/监管、卫生应急控制等。由于公共卫生的很多问题都是植根于人的行为和社会中，与人群相关，所以与临床医患之间的伦理问题不同。典型的如公共卫生突发事件，它会涉及国家甚至当地政府的职责等问题，会在个人行为自由和社区等集体利益之间产生一种张力。而如何把握对个人自主的尊重与对社会公共利益的维护，采取何种价值取向，这是公共卫生伦理非常基本的问题。

以传染病的预防和控制为例，需要处理个人隐私权、公众知情权之间的矛盾；在控制传染病时，隔离的范围界定便会牵涉这些敏感问题。其他方面，如公共卫生信息监测中同样存在信息发布、报告和反馈领域信息真实准确、及时和透明等问题。中国在卫生保健资源的配置方面还明显存在城乡之间卫生资源配置不合理、重城市轻农村、农村卫生服务体系严重落后等问题。这不仅说明社会保障方面存在伦理问题，也是公民的基本权利问题。在食品和保健品的安全和评价领域，譬如涉及转基因食品安全评价，保健品营养成分检测和评估，包括是否符合绿色标志等方面，存在很多利益冲突问题。在妇幼保健方面，涉及妇女生殖健康、遗传咨询与监测、儿童免疫接种、出生缺陷筛查诊断和防治等问题，也涉及隐私保护和谁有权得到某些信息等伦理问题。劳动卫生与环境卫生领域中需要就空气污染与健康的关系，环境污染物的作用机制等予以关注；新近的，如室内装修材料的安全检测等已经引发了很多问题。学校卫生是个容易被忽视，但又涉及人群极广的领域，需要进一步关注学生体质健康监测网络建设，对常见疾病的预防，包括上网成瘾和精神卫生（尤其是大学生的精神健康）等预防教育问题应加大研究力度。实验室检查，会涉及实验室数据资料、样本的二次使用、患者隐私的保护等伦理问题。在卫生政策和管理方面，卫生体制的背后隐含着大量的卫生政策伦理问题和管理问题。

公共卫生研究的伦理审查在一些单位已经开展，但相较于新药的伦理审查已经在各个药物临床试验机构中成为新药研究的一个基本制度，其发展仍很欠缺，需要在伦理委员会建设、培训方面开展更多工作。公共卫生研究同样需要履行知情同意，除涉及个人的知情同意外，社区、家庭等不同方式的知情同意，也属于公共卫生伦理问题的领域。

（4）动物实验中的伦理问题　基础医学和药学等专业的研究，都涉及大量的动物实验研究。动物实验中会涉及对动物的饲养、用药、处置、处死等多个环节。实验动物的饲养一般应保证其生活环境的宽敞和舒适，保证动物的饮食饮水。实验前应与动物进行接触，让动物适应实验者的动作、气味，以使动物在实验时不至于有过多反抗，增加不必要的痛苦。实验前应很好地设计实验以尽量减少动物数量；实验操作要轻柔，以减少给动物带来不必要的痛苦；实验后尽量采用温和的方式处死，如应用麻醉方法等。最后按有关规定销毁动物尸体。

关于动物保护，美国早在 1961 年就由动物保护者成立了动物福利专门小组（Animal Care Panel，ACP），1963 年 ACP 首先出版《实验室动物的照料与使用》（*Guide for the Care and Use of Laboratory Animals*），此后的版本均由美国国立卫生研究院（NIH）资助，至 1996 年已经出版至第 7 版，并被译成 6 种文字，在全世界发行册数超过 40 万册。1966 年由于公众呼吁，致使《动物保护法案》（Animal Welfare Act，AWA）出台，1985 年 NIH 首次颁布研究中使用动物的指导方针，并适用到美国公共卫生署（PHS）。美国的 PHS 出台了 Health Research Extension Act，要求做动物研究和教学的机构成立动物照料和使用委员会（Institutional Animal Care and Use Committee，IACUC），对使用研究动物进行伦理审查。

中国卫生部 2001 年出台了《医学实验动物管理实施细则》，其中主要就动物的卫生标准和实验动物检疫以及实验动物工作人员的工作职责进行了规范，也提及成立法人单位的医学实验动物管理委员会或小组，但未提及对动物使用和照料方面的伦理学考虑。目前中国尚无专门的部门来规范动物的伦理问题，这个领域将是未来被关注的领域。

18.5　医学研究伦理的审查制度

18.5.1　涉及人的医学研究的伦理审查

保护受试者是医学研究的本质，科学的利益居次，这是我们从历史中吸取到的经验教训。以药物临床试验领域中的受试者保护为例，从宏观到微观，至少存在 6 个主要责任主体：政府、申办方、药物临床试验机构、伦理委员会、研究者和受试者。伦理审查是保护受试者的一个非常重要的方面。中国的伦理审查体制建设主要是学习美国的制度，起始于 20 世纪 80 年代的中美医学方面的科研合作，以北京大学医学部（原北京医科大学）于 1988 年与美国 CDC 开始洽谈的神经管畸形预防项目为开始。若在中国做此研究，根据美国的要求，需要中国的伦理委员会的审查，为此，1989年北京大学医学部成立了国内首家科研伦理审查委员会，并对此合作项目进行了审查。这种审查机制是设置在机构内的，如医科大学、医疗机构等，在成员组成方面至少要有一个外单位的委员，其余成员可为本单位不同学科的专家。如北京大学医学部的医学科研伦理审查机构是设在科研处下面的一个组织。药物临床试验伦理委员会一般都设在通过认证的药物临床试验机构中，在我国基本上都是三级甲等医院。

关于伦理委员会的组成和工作要求，WHO于2000年出台的《伦理委员会工作操作指南》(*Operational Guidelines for Ethics Committees That Review Biomedical Research*）中有详细的规定，中国的《药物临床试验质量管理规范》[国家通称GCP（good clinical practice)]中也有要求。现在国家卫生行政管理部门都在积极出台相关的规定来规范这个组织的活动。

伦理委员会定期或不定期进行会议审查。审查的主要资料是知情同意书和研究方案。关于知情同意，主要的审查要点为知情同意八要素，即：① 研究的目的、持续时间和程序；② 受试者可能有的危险和不适；③ 研究对受试者或其他人可能带来的好处；④ 有没有对受试者有利的其他程序或办法；⑤ 说明对相关记录的保密范围；⑥ 说明如发生超过最低限度风险以上损伤的补偿和医疗；⑦ 有疑问或问题与谁联系；⑧ 说明参加和退出都是自愿的，不会因此而受到惩罚或其他不公平对待。

研究方案要根据不同的研究来设计，但一般情况都要包括如下的内容：研究目的、研究手段、研究方法（包括分组情况、对照的选择等）、受试者的招募标准和排除标准等。知情同意书（Informed Consent Form，ICF）为研究者告知每位受试者的试验情况和受试者自愿参加某一试验的文件。知情同意书虽然表示的是一纸文书，但它的本质涵义体现在研究者向受试者做知情同意的过程中，而不是以受试者和研究者签名为唯一标志。

（1）知情同意书（样本格式）

知情同意书

筛选号：　　　　　志愿者姓名：

试验名称：200mg××沙星片剂健康人体单次给药药代动力学试验研究

一、药品简介和试验目的

××沙星是由××药业有限公司研制的一个新型氟喹诺酮类抗菌药物。我单位已对其进行了50、100、200、400、500mg单剂量耐受性试验，300、400、500mg单剂量药代动力学试验和300mg多剂量耐受性和药代动力学试验。耐受性试验研究结果显示：受试者对该药耐受性良好，所出现的可能不良反应均为氟喹诺酮类药物常见的不良反应，没有发现与其他氟喹诺酮类不同的新类型的不良反应，并且其不良反应发生的程度尚属轻度不良反应。药代动力学研究结果显示：连续给药药物在体内的消除过程并未发生明显改变，但××沙星在体内有一定的蓄积作用。故进行本项××沙星200mg单剂量药代动力学研究，其目的是为下一步进行首剂400mg负荷剂量，以后每日每次200mg的多剂量药代动力学试验研究提供依据。

二、试验方法

在该项试验前72h对受试者进行常规的体格检查、心电图检查等，受试者自愿留取血、尿标本进行化验，做这些工作是为了确定是否该受试者适合该项试验。在确定入选后，受试者被告知将口服××沙星200mg。服药0.33、0.66、1、1.5、2、3、4、6、8、10、12、24、36、48、72、96、120小时于对侧上肢肘窝静脉取血3ml，离心分离血清后，标本置－20℃冰箱待测血药浓度。

尿样在试验前及开始后0～2，2～4，4～8，8～12，12～24，24～36，36～48，48～72，72～96，96～120小时10个区间内留取，准确记录尿量。标本置－20℃ 冰箱待测。

三、可能的风险

不良反应同其他喹诺酮类药物。主要有神经系统反应：头晕、头痛、兴奋等；消化系统反应：恶心、呕吐等；过敏反应和光敏反应等；此外任何一种新药都有出现并发症和现在未发现的不良反应的可能。

四、参加试验的益处

完成该项试验后受试者将获得一定的费用作为补偿。

五、退出试验

在试验过程中受试者有权随时中止和退出该项试验。在决定离开前，需要由医生进行一次健康检查。

六、试验的咨询

如果受试者有关于研究方法、受试者权利或药物不良反应等方面的问题，可直接与试验研究人员（××）联系，联系电话：××××××××。

七、试验的赔偿

受试者在试验期间如出现严重不良反应，经有关医学鉴定后确认与试验药或对照药有关，申办单位将根据情况给予适当的补偿，并负责给予积极的治疗。但试验单位不承担因治疗而耽误的学业、工作方面的损失，也不承担因出现身体不适所导致的损失。然而，在该知情同意书上签字，并不意味着受试者放弃任何合法权利。

八、保密

除非法律需要，受试者的身份和任何有关信息将不被泄漏，实验室检查结果和其他检查结果等只在不泄漏受试者身份的前提下因科学目的而发表。

九、同意

您的同意完全是自愿的，不受任何人的引诱和影响。

受试者签字：　　　　　　　　　　日期：　　年　　月　　日

研究者签字：　　　　　　　　　　日期：　　年　　月　　日

我保证已向受试者介绍了本项试验研究的情况及受试药物的有关知识。

（2）伦理委员会审查要点（样本格式）

伦理审查委员会审查要点

研究设计在科学上有无根据，有没有给受试者带来不必要的危险？ □是 □否 （a）假说是否清楚地陈述？ □是 □否 （b）研究设计是否适合于证明这个假说？ □是 □否 （c）研究是否可获得具有普遍性的知识，值得受试者冒一定的风险？
如果对受试者有危险，依预期效益及预期研究的重要性，危险是否合理？ □大 □小 （a）伦理审查委员会认为危险的大小如何？ □大 □小 （b）认为不适/不方便的大小如何？ □有 □无 （c）对受试者有无直接的好处？
选择受试者是否公平？ □有 □无 （a）受试者有无脆弱人群成员，例如妇女、孕妇、少数民族、儿童、残疾人和重患者等？ □是 □否 （b）这些受试者是否适合于本项研究？
对易受强制和不当影响的受试者应有补充保护措施。 □是 □否 （a）对脆弱受试者的保护措施是否合适？
从受试者或其合法代表那里获得知情同意。 □是 □否 （a）知情同意书是否包括了八项要素？ □是 □否 （b）知情同意书对受试者是否可理解？ □PI□护士□其他人 （c）谁将去取得知情同意？ □有 □无 （d）有无儿童的同意？ □是 □否 （e）伦理审查委员会是否要求免除或改变知情同意要求？
受试者的安全是否得到最大限度的保障？ □是 □否 （a）研究设计是否使受试者的危险减少到最低？ □是 □否 （b）是否有专人监督研究过程中受试者的安全？
受试者的隐私和保密是否得到最大限度的保障？ □是 □否 （a）可标识个人的研究资料是否得到充分保护？ □是 □否 （b）是否合适处理了隐私和保密问题？
对此研究方案的意见 □同意 □作必要修改后同意 □不同意
补充意见：

说明：这是现实中真正使用的两个模板，并不代表最规范的样本，我们从中可以发现一些问题引以为戒。以知情同意书为例，大致的内容还比较全面，存在三个主要问题：一是使用的语言过于书面化，几乎用的都是研究方案中的学术用语，不利于受试者的理解。二是收

益和风险方面，没有做到尽量详细。这个研究是Ⅰ期试验，在收益方面主要表现为从经济上获得收益，但风险方面不够全面。在临床药物Ⅱ期或Ⅲ期试验时，收益则不表现在金钱上，而是治疗或其他方面。三是在补偿方面，有未尽其补偿义务的成分，一般会在鉴定“是否与试验有关”方面存在分歧；另外，“不承担因出现身体不适所导致的损失”本身是不符合伦理的。

需注意的问题：研究者必须给受试者充分的时间以便考虑是否愿意参加试验，对无能力表达同意的受试者，应向其法定代理人提供上述介绍与说明。知情同意过程应采用受试者或法定代理人能理解的语言和文字。试验期间，受试者可随时了解与其有关的信息资料。由受试者或其法定代理人在知情同意书上签字并注明日期，执行知情同意过程的研究者也需在知情同意书上签署姓名和日期。尽量不招募无行为能力的患者作为受试者，除非试验是专门针对此类人群的，并在原则上研究者认为受试者参加此试验符合其本身利益，同时应经其法定监护人同意并签名及注明日期才可。儿童作为受试者，必须征得其法定监护人的知情同意并签署知情同意书，当儿童能做出同意参加研究的决定时，还必须征得其本人同意。在紧急情况下，无法取得本人及其合法代表人的知情同意书，又缺乏其他有效的治疗手段，而试验药物有望挽救生命或减轻病痛时，可考虑其作为受试对象，但需要在试验方案和有关文件中清楚说明接受这些受试者的方法，并事先取得伦理委员会同意。如发现涉及试验药物的重要新资料则必须将知情同意书作书面修改送伦理委员会批准后，再次取得受试者同意。

另外，对于国际多中心合作研究，尤其是涉及把中国的血样、组织等生物样本运到国外时，需要慎重从事，不能违反相关的法律法规和部门规章。

关于伦理委员会的审查方面，上面的表格所含的信息也是基本的（此表部分伦理委员会正在使用），伦理委员会成员需要就科学和伦理学等问题进行讨论，必要时请研究负责人 PI（principle investigator）到审查会现场予以说明。有研究生问及：用实验患者切除的肝脏做实验，会与患者签署协议，不知是否需要伦理委员会审查？原则上，凡是涉及人的研究，都需要提交伦理委员会审查。有的试验属于风险低的，或不高于日常风险的，可使用快速审查途径。

18.5.2 涉及动物研究的伦理审查

（1）动物照料和使用委员会的工作原则　前面提到过 IACUC，即机构的动物照料和使用委员会，它类似于人体实验的伦理审查委员会的功能，主要就动物实验中动物的使用和保护方面进行审查。由于动物没有能力表述是否愿意参加实验，所以，此委员会对实验动物的审查将更加严格。

做动物实验的研究生常有相似的经历。如一位研究生近期做豚鼠实验，还没有结束就已经用了 200 多只。豚鼠性格温顺，不仅要对其做心内注射，最后还要成批处死，这使我们深切感受到善待动物是研究人员应遵循的伦理原则。那么，实验用的豚鼠数量，是否需经伦理委员会审查？

类似于药物临床试验伦理审查委员会，动物实验的伦理审查也需要组成一个委员会。此委员会的组成也需要来自从事生命科学不同领域的成员。此委员会的审查要点包括使用动物的需求、使用动物的种类、实验动物的数量、适当的痛觉丧失和适当的安乐死方式是否在实验方案中被陈述清楚。关于动物照料和使用伦理委员会的审查原则，简称 3R 原则：用中文表述即动物种类的取得、动物使用数量的减少和使用的充分和精致。

① 取代（replacement）：指在不影响研究结果的情况下，用尽量低等的动物代替高等动物，尽量用无脊椎动物代替脊椎动物，尽量用死的代替活的。

② 减少（reduction）：指在必要的精确度上获取所需求信息时，尽量使用较少数量的动物来做实验。

③ 精致（refinement）：指使用一个动物尽量完成多项工作，需要事先充分设计，甚至需要联合使用等，并减少使用时给动物带来的痛苦。

（2）动物实验和动物保护实例　从选修此课的研究生的作业反馈中可以看到，虽然中国在此方面起步较晚，仅有少数单位设有动物保护伦理委员会，但很多研究人员已经在实践动物保护原则，甚至还在不断地完善它。例如，有的研究生做“电针刺内关穴对猫一过性下食管括约肌松弛的影响”，此研究分成两部分，分别为研究针刺内关的体液机制和神经机制，两个研究者可以通过共用一组动物进行对照的方法，可减少使用至少 6 只猫。这说明研究者本身已经在不自觉地按照 3R 原则做事。又如，在动物实验过程中，由于麻醉剂的作用，实验猫不会眨眼，较易损失角膜。虽然此方面不会影响到实验结果，但研究者准备了人工泪液，定时给麻醉状态下的实验猫湿润角膜，以尽量提高其生存质量。在实验中要关爱动物，履行“爱心原则”，这样才能充分使用有限的资源，不给动物造成额外的伤害，这也是研究者素质的另一种体现。

18.6　研究者的诚信与责任

18.6.1　黄禹锡事件及启示

［案例 3］　2005 年 12 月 9 日，韩国首尔国立大学调查小组宣布，没有证据显示黄禹锡和他的研究小组已研制出他们在 2005 年 5 月 *Science* 杂志上发表的论文中所描述的针对患者的干细胞。该信息的发布对于全世界从事干细胞研究的科研人员来讲是一个致命的打击；许多韩国民众对此表示非常遗憾。这一丑闻的披露使韩国失去了全世界科学界的尊重。但同时也对那些彼此并不认识且不愿透露姓名的年轻韩国科学家们给予了肯定，是他们同媒体的合作揭露了这一重大的科学骗局。

黄禹锡事件显然存在造假和各种不端行为，我们需要吸取教训，以预防此类事件的发生。讲求诚信是做人尤其是科学研究者的基本素质。反思中国的情况，是否也存在类似黄禹锡的案例，只是没有被揭露或不敢面对媒体报道？我国制药、酿酒、保健品和食品等行业出现的造假事件，甚至殃及生命的报道时见报端。随着市场机制的逐渐完善，商业上的诚信秩序已开始整肃，对科学研究中的轻浮和弄虚作假之风也要严厉打击。作为科研工作者和研究生一定要抗拒暂时的名利诱惑，保持慎独和诚信的学风。

18.6.2　科学研究数据的使用与研究成果的发表

展示研究成果不仅通过发表论文，也包括一些讲座和会议上做报告及教材编写等；科研人员传播的不只是科学的知识，还有科学精神和诚信的品格。在读研究生一般是在导师指导下学习和做科学研究，有些研究生承担的是导师的研究课题，不一定与自己的研究兴趣完全吻合，此时更应加强对科研工作的责任心。研究生的科研工作不仅仅是为了完成学位论文，更要培养严谨的科研作风，从认真做好科研设计、预试验、试验记录和数据统计处理，到实事求是地分析研究结果，绝对不可任意修改方案，不按方案实施，甚至随意修改数据记录。临床填写的 CRF 中可能出现不符合逻辑、与其他临床资料矛盾的数据，有些研究者根据自己的临床经验或看法，直接对这些数据进行修改等现象，都应绝对禁止。黄禹锡论文造假事件现已尘埃落定，这一事件能在短时间内被揭露出来，在很大程度上要归功于韩国一批有良知的年轻学者，同时，对这一事件能不留情面迅速而严厉地进行处理，使人们对韩国敢于揭露“家丑”的做法肃然起敬，也为韩国年轻的科学家骄傲。

18.6.3 研究者责任

作为研究者，我们自身肩负很多责任。毫不夸张地说，生物医学研究攸关人类之生命，这使得医学研究者的责任更加巨大。简单来说，医学研究者的责任构成可从以下几个方面考虑：

其一，不辜负社会各界对医学研究者的期望，使研究成果能为社会带来效益，能解除人民的疾苦。

其二，无论是在教学还是研究工作中，严以律己并加强对医学生的教育，保护受试者的权益，关爱实验动物等，都应是对医学研究者包括研究生的基本要求，并应将这种优良学风传承下去。

其三，在科研中除注意必要的自身防护外，更要注意对于在同一实验室工作的同事的安全防护，防止污染环境甚至微生物毒种及毒物泄漏，包括对实验废弃物的正确处理、采集标本的转运和储存以及防止基因操作交叉污染等。

其四，在研究的过程中，首先要把保护受试者、患者的利益置于首位，这样在面临诸多矛盾和冲突时便有了基本的价值取向。

其五，研究成果的发表，要保证数据的真实性。在引用文献方面，除了知识产权问题外，还应对他人研究成果予以尊重；在署名方面，要尊重主要研究者的劳动，不依个人名气或者导师等身份而作为第一作者，否则，将对年轻研究者不公平。但作为年轻的研究者不能因为曾经遭到此类不公正待遇，而转嫁给下一代学生，不然自己便也成了科学界不诚信链条的环节之一。

思考题

1. 科学家在进行科学研究时的权利是否有界限？如果有，在哪里？谁来划定这个界限？这个界限是否是亘古不变的？
2. 案例 2 中的戒毒手术到底是试验还是治疗？
3. 请结合自己的专业特点，思考自身的责任构成要素。

（北京大学公共教学部医学伦理学教研室　丛亚丽）

参考文献

[1] 陈元芳，邱仁宗著. 医学研究伦理学. 北京：中国协和医科大学出版社，2003

[2] 丛亚丽. 赫尔辛基宣言纵横谈. 中外医学哲学，2002，4（2）：85-118
[3] 钱宇平主编. 流行病学研究实例. 第一卷. 北京：人民卫生出版社，1984
[4] 朱鼎良，戚文航. 高血压临床试验和临床实践. 中华医学杂志，2006，86（16）：1086-1088
[5] 沈铭贤. "黄禹锡事件"与胚胎干细胞研究. 社会研究，2006，2：34-35
[6] 宋希仁. 伦理与人生. 北京：教育科学出版社，2000
[7] Warren Thomas Reich. Encyclopedia of Bioethics. revised edition. Vol 4. New York：Simon & Schuster Macmillan，1995. 2249
[8] Bulger RE，Heitman E，Reiser SJ. The Ethical Dimensions of Biological Sciences. New York：Cambridge University Press，1996. 2-3，5

19 与临床试验相关的法律问题

为保证药物临床试验过程规范，结果科学可靠，保护受试者的权益并保障其安全，国家食品药品监督管理局2003年6月4日发布了《药物临床试验质量管理规范》，并自2003年9月1日起施行。《药物临床试验质量管理规范》是我国医学研究中临床试验方面的标志性立法。《药物临床试验质量管理规范》是临床试验全过程的标准规定，包括方案设计、组织实施、监查、稽查、记录、分析总结和报告。在我国进行的各期临床试验、人体生物利用度或生物等效性试验，均须按《药物临床试验质量管理规范》执行。

除此之外，《药物非临床研究质量管理规范》也是医学研究领域的重要立法。非临床研究，系指为评价药物安全性，在实验室条件下，用实验系统进行的各种毒性试验，包括单次给药的毒性试验、反复给药的毒性试验、生殖毒性试验、遗传毒性试验、致癌试验、局部毒性试验、免疫原性试验、依赖性试验、毒代动力学试验及与评价药物安全性有关的其他试验。目前卫生部起草中的《特殊医疗技术临床应用管理办法》也将成为日后指引医疗技术临床试验性应用的重要立法。应当注意的是，在我国所有以人为对象的研究必须符合《赫尔辛基宣言》，即公正、尊重人格、力求使受试者最大限度受益和尽可能避免伤害。

19.1 临床试验的法律定位

中国医学充满了人体临床试验的历史，但这种人体临床试验与近代西方医学史上的人体实验是两个完全不同的概念。中国早期的人体临床试验可以追溯到神农尝百草。在我国古代传说中，神农通过亲自品尝，知道了多种药物的功效，能够区分出发热药、清凉药、镇痛药、催吐药、剧毒药，神农的药物学知识成为古人的宝贵财富。服食炼丹产生于2000多年前的中国，是冶金和神仙说的一种结合。秦始皇统一中国（公元前221）后，迫不及待地追求神仙不死药，寻求仙药之风大炽，炼丹的风气在统治阶级中开始盛行，出现了研究丹砂冶铸黄金之法。为达到长生的目的，服食炼丹者即便身有不测，丢掉性命也在所不惜。中国历史上这样的记载不乏其人。清代的张廷玉在《明史》中记载："天顺四年，母疫病不愈。泰奴三割胸肉食母，不效。一日薄暮，剖胸取肝一片，昏仆良久，及苏，以衣裹创，手和粥以进，母遂愈。母宿有膝挛疾，亦愈。"这些奇迹的真实性虽需考证，但是在孝敬父母观念的驱使下，甘愿用自己的身体治疗家人的疾患，这样的事例在中国古代是存在的。此外，颇具特色的中医治疗——针灸，其知识和经验也多是通过人体临床试验取得的。

19世纪末，在中国本土出现了中西医学并存的局面，20世纪中国本土西医学力量日益强大，西医学的分类方法、研究方法、治疗方法和预防方法逐渐渗透，中国的西医学追随着国外医学的发展而发展，西医学中基础实验方法和人体临床试验方法同样被引进到中国。

临床试验是人类在生物医药科技进步过程中的必经环节，任何经过动物实验的新药品、新器械和新的治疗方法最后都必须经过临床试验才能进入临床广泛应用于人体。所以近代的临床试验（clinical trial），也称人体临床试验（human trial），是指以开发、改善医疗技术及增进医学新知，而对人体进行医疗技术、药品或医疗器械试验研究的行为。药物临床试验，指任何在人体（病人或健康志愿者）进行药物的系统性研究，以证实或揭示试验药物的作用、不良反应和/或试验药物的吸收、分布、代谢和排泄，目的是确定试验药物的疗效与安全性。

临床试验的法律定位当属于广义医疗行为中的实验性医疗行为。狭义的医疗行为是指医务人员通过检查，使用药品、器械及手术等方法，对疾病做出判断和消除疾病、缓解病情、改善功能、帮助患者恢复健康的活动。随着医疗技术的发展和民众生活观念的变化，狭义的医疗行为已不能适应医学的发展和对患者保护的需要。在广义医疗行为中使用危险与疗效均属未知的新药品、新器械或新技术，其目的主要是为了医学进步，而诊疗的目的居于次要地位的医疗行为即为实验性医疗行为。

广义的医疗行为还应包括：

① 不具治疗性医疗行为：随着医疗技术的发展，许多医疗领域的发展范围，已大大超越以诊疗为目的。例如仅以美容为目的的整形手术、变性手术、非治疗性堕胎手术。这些行为不仅不具诊疗目的，甚至具有破坏目的。北欧部分国家的安乐死的立法，使医务人员承担起另外一种不具治疗性的医疗行为。"安乐死"逼近了医学伦理的核心，挑战了医师"必不将所学危害人类健康"的职业道德。

② 侵袭性医疗行为：许多过去被用于治疗疾病的药物、检查或手术方法，随着经验及知识的积累，被发现对人体并不都是有利的。医疗本身带有某种程度的侵害性质，已为医学界所接受。如果事后被证实此侵害性质超过诊疗所能产生的利益，则这种行为就应属于侵袭性医疗行为。

19.2 临床试验的法律原则

19.2.1 自主原则（autonomy）

在临床试验过程中，每个试验人员必须充分尊重个体的自主权利，这至少包括两个方面：第一，个体是否对于该临床试验具有自主权；第二，保护丧失自决能力的个体。尊重个体自主权就是尊重有自决能力个人的意见和选择。对有自决能力的个人不尊重，指的是否定个体深思熟虑后的看法和选择，剥夺他按这些想法去做的自由，以及毫无理由地隐瞒、虚构对他做决定有用的信息。当然，不是所有的人都有自决能力。一个人的自决能力随他的成长而成熟，而有些人由于疾病、精神残疾的处境而全部或部分丧失这一能力。尊重自决能力尚未成熟的人体，就有必要在他们还没成熟或被剥夺能力时进行保护。人类以往的人体研究中，受试者有病人、儿童、精神失常者、罪犯、孕妇等不一而足。

在治疗性的临床试验中，病人也常常不了解或不能充分了解试验的治疗方法或可能的危险。病人对医师的敬畏之情也可能使病人对医师的要求认识不清，不能判断是否值得冒险参与试验。在用大批受试者进行的非治疗性临床试验时，征求的做法常常会非常程序化，缺乏必要的沟通与交流，给受试者精神上带来较大压力。在征询个体意见时，试验人员往往会利用职权优势或不正当手段，特别是针对公立医院的患者、精神病医院的患者、监狱犯人、军事部门的服役人员，或者从事试验工作的教授所带的学生。

19.2.2　意思真实原则

意思表示，是指表意人因企求一定的法律效果，以有意识的行动，将其内心意思表示于外部的行为。意思表示，通常须经过效力意思、表示意思，及表示行为三阶段而成立。所谓效力意思，是指希望引起法律上一定效力的欲望而言；所谓表示意思，是指想要表示法律效力意思的意思；所谓表示行为，是指使内心欲望发生法律效力的意思，经由表示意思而表彰于外部的身体动作。经过此三阶段，意思表示方为正式成立。

法律行为，是指以意思表示为要素，因意思的表示而使发生法律效力的法律事实。意思表示得分为要相对人的意思表示与不要相对人的意思表示；要式的意思表示与不要式的意思表示；明示的意思表示与默示的意思表示。受试者参加临床试验就是一种法律行为，而此行为必须要以同意意思表示为开端。在临床试验过程中，取得受试者意思表示是对相对人的意思表示、要式的意思表示、明示的意思表示，当然这是由试验本身对受试者的重要性与复杂性决定的。

但是，受试者所做出的意思表示必须是在充分理解临床试验性质、风险、过程、自身权利等内容后，所做出的真实意思表示。如果试验人员的意思表示有欠缺时，必将影响受试者意思表示的法律效力，此即意思表示的瑕疵问题。例如，试验人员未告知受试者其参与的是临床试验活动，试验人员使用的术语未对受试者做出解读、受试者因被诈欺或被胁迫而参与试验，受试者均可撤销其意思表示。

19.2.3　不伤害原则

对待受试者实施临床试验是否合法，不仅在于尊重个体的决定及保护他免遭伤害，还在于尽力确保他的安全与健康，这就是不伤害原则，也有称之为善行原则。“善行”更能突出试验人员应当秉承的仁慈、博爱的精神。

“不加重患者病情义务”，在我国并无明文规定，但在美国的判例中确定了该原则。此义务的确立对正确分配医疗风险有着重要的现实意义。此义务其实应视为医疗机构最基本义务。但由于医疗行为的复杂性，在实践中较难界定。该义务的涵义是指不能因为医方治疗行为本身使患者的病情得以加重。否则，不仅有悖患者就医治病的初衷，也违背医疗机构治病救人的宗旨。

但认定医疗机构违反该义务不能仅从治疗结果来进行评判，而应严格区分两个关系：一是正常的治疗行为与治疗无效的关系。如果医方采取的医疗措施符合常规，但由于患者疾病本身的不可救治性所导致的自然转归，则医方免责。二是正常的治疗行为与难以避免的并发症的关系。难以避免的并发症属医疗风险，此风险一般而言应由患者负担，而不应由医疗机构负担。只要医方操作正当，对并发症采取了必要的防范措施而仍不能避免，则医方不承担责任。在目前法无明文规定的情况下，如果发生此情形，而医疗机构又不能证明患者病情的加重系疾病的自然转归和难以避免并发症时，即可以过错推定的形式推定医疗机构在对患者的治疗过程中存在过程而令其承担责任。

人类天生就是冒险者，不断地在冒险中重新安排和改变我们的环境，以保证我们的健康，创造我们更好的生活。人体临床试验也是一种冒险，但在试验中，我们不可能有超人的洞察力知晓所有伴随而来的危险，因此，为减少遗憾必须尽可能地保留较多的选择，这就意味着在进行人体临床试验时，选择不那么激进，甚至更为保守的方式。首先就是“不伤害”

亦即“无害”原则。其实“不伤害”早在希波克拉底时就成为医界的格言，是医界长期以来普遍接受和遵守的基本道德原则。这一原则伯纳德（Claude Bernard）把它延伸到研究领域，声称不管有多大好处也不应伤害人。然而，即便是躲避伤害也需了解什么是有害的；在获取这一信息的过程中会有被伤害的危险。另外，希波克拉底誓言要求医师“根据自己的最佳判断”为病人造福，而了解什么会带来益处也会带来危险。关键是要决定何时尽管危险也应追寻益处，何时又由于危险性而放弃追寻益处。对善行的执行不仅牵涉到个别试验人员也涉及整个社会，因为它将二者与具体试验项目及整个试验领域联系起来。就具体课题来说，试验人员以及成员必须事先筹划以便最大限度增加益处，减低试验可能带来的危险。就整体科学研究来看，人们必须认清由于知识进步以及医学、心理治疗和社会程序的发展而带来的较长期的利益和危险。

不伤害原则在研究人体临床试验对象的许多领域都有明确的作用。涉及儿童的人体临床试验就是一个例子。有效地治疗儿科疾病促进儿童健康地发展是涉及儿童的试验所带来的好处——即使个别试验对象并没有受益。有些以前被认可的常规处理经仔细检查后证明是有危险的，试验研究可以避免这些常规所造成的伤害。但是不伤害原则所起的作用也不是很分明。带有一定风险而又不能给儿童带来直接好处的试验就存在实施可行性及合法性难题。

19.2.4 对价与补偿原则

人体临床试验，不论是治疗性的人体临床试验或实验性的人体临床试验，常需耗费为数甚巨的经费，此经费由谁负担。我们认为人体临床试验的目的，在于促进医疗技术的进步及证实新药的疗效，因此在试验新医疗技术时，其费用应由实施试验的受益人教学医院负担。新药药效试验则应由生产该项药品的制药公司负担，不得由受试者负担。

人体临床试验，如以健康的人为试验对象，因试验途中是否有副作用、有无危险性都不能确定，对受试者应否给予试验的对价，目前我国现行医事法律法规并无明确规定。但是我们认为法律既无禁止规定，且为鼓励健康的人勇于同意试验，给予相当对价亦无不可。但应注意避免以对价的给付，作为诱使成年人参加试验的方法，而影响同意的任意性。此外应注意的是，在新药试验中，宜避免以药厂工作人员或实习学生作为临床试验对象。因为这样也会影响同意的任意性，而且难保受试者对药品的试验成果不会有所偏袒。

人体临床试验，如因临床试验而受损害时，因试验前已经过受试者的同意，所以可以阻却行为的违法性。除非违反法律法规关于人体临床试验的强制性规范，否则受试者不得依民法侵权行为请求损害赔偿。但是，如果确实发生了损害结果，即使研究人员能举证证明在试验期间已尽注意义务，即无过失情况时，也不可完全免责，而应当依据《中华人民共和国民法通则》的公平原则给予受试者一定补偿。

19.3 临床试验中受试者的权利保护

《药物临床试验质量管理规范》确立了在药物临床试验中受试者的基本权利。《药物临床试验质量管理规范》第八条规定，在药物临床试验的过程中，必须对受试者的个人权益给予充分的保障，并确保试验的科学性和可靠性。受试者的权益、安全和健康必须高于对科学和社会利益的考虑。

19.3.1 受试者的生命健康权

生命健康权包括生命权与健康权。生命权是人权中的首位权利。联合国大会 1948 年 12 月 10 日（第 217［Ⅲ］号决议）通过并宣布的《世界人权宣言》第三条规定："人人有权享有生命、自由和人身安全。" 1966 年 12 月 16 日，第 21 届联合国通过了《公民权利和政治权利国际公约》（第 2200A［XXI］号决议），这是继联合国通过的《经济、社会和文化权利国际公约》后形成的国际人权宪章体系的第三个文件。该公约对公民权利和政治权利做出具体规定，同时允许缔约国在"紧急状态威胁到国家生命并经正式宣布时，限制某些权利的享受"，但这类限制"不得与缔约国根据国际法所负的其他义务相矛盾"；公约强调，有些权利，如生命权，即使在紧急状态下也不能加以限制。上述规定，突出了生命权的首要地位，因为"人人固有生命权"。法律首先给予保护的正是人的生命权。相对于公民的生命权利，公民的政治权利、经济权利、文化权利等均为派生之权利，相对于生命权的首要地位，公民的其他权利均居于从属地位。2003 年北京 SARS 的肆虐，向我们警示："世界一切事物中，人是第一宝贵的，只要有了人，一切人间奇迹都可以创造出来"；"而没有人，就什么都没有意义"。从社会经济发展层面看，只有有了生命健康的人，才能创造 GDP；从国家法治建设层面看，只有公民的生命权处于安全状态，公民的政治、经济和文化权利才能成为真实的权利。

生命权是一项独立的人格权，是指自然人的生命安全不受侵犯的权利。公民的生命非经司法程序，任何人不得随意剥夺。目前，关于公民有无权利决定自己的生命权的讨论，已经成为现代法学、医学界讨论的热点。这在临床医学中，涉及如何对待尊严死的问题。所谓尊严死是指患有当今医学水平难以医治疾病的患者，在疾病所致的极端痛苦的精神与肉体折磨下，自我作出终结医疗、结束自己生命的决定。同时，希望医务人员及其亲属尊重、维护其能尊严走向死亡的临终的真实心愿。传统医学、社会意识和一般法学观点认为，自然人没有剥夺自己生命的权利，最起码这也是不受鼓励的。尊严死是在新的"以人为本"的社会中，人类重新认识生与死的体现。

尊严死概念的提出涉及安乐死的讨论。安乐死一词来源于希腊语 Euthunasia，本义是无痛苦的、幸福的死亡。现代理解是指，对于患有绝症、濒临死亡的患者，或失去自主意识、濒临死亡的患者，在其或其法定代理人的真诚委托的前提下，为减轻患者难以忍受的痛苦折磨，由医生采取一定的措施提前结束患者的生命，使其安乐离开人世的行为。

1976 年，美国的加利福尼亚州通过了世界上第一个正式的安乐死法令——《自然死亡法》（Natural Death Act）。该法令明文规定：当有两个以上的医生证明患者已处于不可逆转的临终状态时，根据患者的愿望而终止维持生命的措施是合法的。荷兰、日本和我国香港特别行政区的现行法律中也先后肯定了安乐死的合法性。在我国司法实践，安乐死的合法性还没有得到肯定，但在理论界认为安乐死的实施具有合法性和合理性。

健康权，是指自然人以其器官乃至整体功能利益为内容的人格权，它的客体是人体器官及各系统乃至身心整体的安全运行，以及功能的正常发挥。健康权包含躯体和心理健康两个方面。在临床试验方面，受试者的健康权应受到保护，特别是实施临床医学实验性治疗行为的工作人员负有特别的告诫义务。工作人员不得随意对受试者实施实验性的诊断、检查、手术、药物治疗、理疗、护理等试验性行为，更不能用隐瞒、欺骗的手段获取受试者的合作。在临床试验过程中，工作人员应该高度认识新药物、新器械、新手术术式可能的毒害性和风险性，负有高度的危险性注意义务。必须将尽量减少或避免不利影响作为第一原则。

19.3.2 受试者的身体权

《中华人民共和国民法通则》没有对公民的健康权和身体权进行区分，我国法学界一些学者或主张在健康权之外另设身体权，或对健康权作扩张解释，使其包含身体权的内容。最高人民法院《关于确定民事侵权精神损害赔偿责任若干问题的解释》［法释（2001）7号，以下简称法释（2001）7号］第一条第一项明确适用了“身体权”的概念。作者认为，健康权保护的是公民保持正常健康水平的权利，而身体权保护的是公民保持其身体之完好性的权利。

自然人赖以生存的身体作为一个整体，不可转让。但是现代法律伦理，允许血液、皮肤甚至个别器官的转让，以服务于救死扶伤的医疗目的。这就涉及公民对其肢体、器官有支配的权利，任何人都无权决定其转让。如果任何人违背公民自己的意志，强行索取、使用公民身体的组成部分，就是侵犯了公民对其身体组成部分的支配权——身体权。按照现代民法理念，此项权利的保护应扩展到对死者的保护。

身体权与健康权既相互联系，又有严格的区别。二者区别有三：首先，身体权以身体为客体，健康权以健康为客体；其次，身体权侧重强调身体组织的完整性，健康权则侧重于身体功能的完整性；最后，身体权是公民对自己身体组成部分的支配权，健康权则没有明显的支配性质。在医学研究领域中，侵害身体权主要体现在以下两种行为方式：

（1）对尸体的损害　自然人死亡后，民事权利丧失，但尸体应依法仍受保护。有些医生在尸体解剖的过程中，为积累科研资料或进行教学，擅自留取死者的组织或器官（如毛发、牙齿、髌骨、耻骨、胸骨等）。还有的医务人员和科研人员，利用死者的器官，给其他患者进行器官移植，或进行医学研究与试验。这些行为虽然有益于医学及法医学的发展，但由于多数情况下这些行为并未取得死者家属的同意，所以都构成身体权侵害。

（2）对身体组织的非法保留、占有　公民身体权以身体为客体，最重要的就是保持其身体的完整性、完全性。所以，医务人员和科研人员未得到公民允许，破坏公民身体完整性的行为都构成对身体权的侵害。例如，有些医生在实施临床科研工作中，会需要活体材料（血液、胃内容、肠内容等，其中以血液最为常见）做实验。在多数情况下，他们利用工作之便，亲自或托他人通过多取检材的方法，为自己的实验留出足够量的活体材料。又例如，在外科的各种手术及妇科的处置中，一部分具有代表性的被切除组织及检材，被泡在福尔马林中制成了标本。其目的或是为了教学或是为了科研，但多数并没有得到患者的同意。无疑这些行为都构成了对患者身体权的侵害。

19.3.3 受试者的隐私权

受试者的隐私权，是指在不妨碍他人与社会利益的前提下，受试者个人内心与身体中存在的不愿让别人知晓的秘密。

自美国法学家萨缪尔·D·沃伦和路易斯·D·布兰代斯于1890年在《哈佛法律评论》杂志上发表《隐私权》一文后，公民的隐私权保护问题就开始进入西方法学理论体系的讨论范围，并逐渐在各国立法、司法实践中受到重视。目前，隐私权已成为一种正在得到国际社会和各国法律广泛承认并加以保护的基本人身权利，各国对这一权利的保护水平从一个方面反映了各国的人权状况和社会文明程度。从法理角度看，隐私权是人格权的一种；而从实践意义上说，保护隐私权则正是为了维护人的尊严。没有对个人隐私权的保护，就不能实现个人与社会的基本和谐，个人生活的安宁与安全感将得不到满足，社会风尚乃至整个社会的价值标准都将面临失范的威胁。

虽然隐私权已为大多数国家所承认，但国内外学者们对于隐私权的概念各持己见，提出了不同的学说和主张，而对隐私权的客体及内容则无太大分歧。一般认为，隐私权的客体包括：① 身体秘密，指身体隐秘部位即生殖器官和性感器官、身高、体重、健康状况、身体缺陷等；② 私人空间，即个人住宅及周围居住环境、私人专用箱包、日记等；③ 个人事实，指个人生活经历、生活习惯、性格爱好、社会关系、学历、婚恋状况、家庭住址、电话、收入情况等；④ 私人生活，指一切与社会无关的个人生活，如日常生活、社交、性生活等。与此对应，隐私权主要包括四项基本权能：隐私隐瞒权、隐私利用权、隐私维护权、隐私支配权。在医院的诊疗过程中，上述权利一般情况下是由患者本人行使的，但如有下列情况应当另行考虑，由患者的家属或其他监护人行使：① 患者为未成年人、精神障碍患者等无民事行为能力人或限制行为能力人；② 患者因疾病丧失判断、表达能力。

关于患者和受试者隐私权的保护，我国的法律有明确规定。《执业医师法》第三十七条规定，医师在执业活动中，泄露患者的隐私，造成严重后果，由县级以上人民政府卫生行政部门给予警告或者责令暂停 6 个月以上 1 年以下执业活动。情节严重的，吊销执业证书。构成犯罪的，依法追究刑事责任。《母婴保健法》第四十三条规定，从事母婴保健工作的人员应当严格遵守执业道德，为当事人保守秘密。《传染病防治法实施办法》第四十三条规定：医务人员未经县以上政府卫生部门批准，不得将就诊的淋病、梅毒、麻风、艾滋病患者和艾滋病病原携带者及家属的姓名、住址和个人病史公开。卫生部制定的《医务人员医德规范及实施办法》中明确规定，为患者保密，不泄露患者隐私与秘密。《艾滋病监测管理的若干规定》第二十一条也规定：不得将艾滋病患者或感染者的姓名、住址等情况公布或传播。《护士管理办法》第二十四条规定：护士在执业中，得悉就医者的隐私，不得泄露，但法律另有规定的除外。2003 年《药物临床试验质量管理规范》第五十条规定，为保护受试者隐私，病例报告表上不应出现受试者的姓名。研究者应按受试者的代码确认其身份并记录。

对于临床试验领域受试者的隐私秘密包括：① 受试者基本情况以及身体存在的生理特点、生殖系统、生理缺陷或影响其社会形象、地位、从业的特殊疾病；② 受试者既往的疾病史、生活史、婚姻史；③ 受试者的家族疾病史、生活史、情感史；④ 受试者的人际关系状况、财产及其他经济能力状况等。

对于受试者隐私权的保护，在临床试验过程中应注意以下几个方面：① 除法律法规规定外，未经受试者同意或受试者亲属同意，受试者的试验资料不得交于其他人或组织阅读；② 临床医学研究报告，未经受试者本人同意，不得用真实姓名和真实病历方式对社会进行公开报道，也不得作为文学作品的方式报道；③ 临床试验如果需要摄影资料应充分征求受试者同意。不得随意拍摄可暴露受试者身份或特征的资料。更不能将能暴露受试者身份或特征的医学摄影资料作为艺术摄影作品对外公开；④ 临床试验如果确实需要直播或电视播放必须征得受试者和/或其亲属的同意，并应坚持尽量避免暴露受试者身份或隐蔽部位的原则。

19.3.4 受试者的知情同意权

知情同意，指向受试者告知一项试验的各方面情况后，受试者自愿确认其同意参加该项临床试验的过程，须以签名和注明日期的知情同意书作为文件证明。知情同意书，是每位受试者表示自愿参加某一试验的文件证明。研究者需向受试者说明试验性质、试验目的、可能的受益和风险、可供选用的其他治疗方法以及符合《赫尔辛基宣言》规定的受试者的权利和义务等，使受试者充分了解后表达其同意。受试者的知情同意权，是指受试者有权知晓自己即将参与的临床试验之情况，并可以对试验工作建议采取的临床试验措施决定取舍的权利。受试者的知情同意权往往要通过签署知情同意书的方式得以保护和落实。例如《药物临床试验质量管理规范》第八条规定："在药物临床试验的过程中，必须对受试者的个人权益给予充分的保障，并确保试验的科学性和可靠性。受试者的权益、安全和健康必须高于对科学和社会利益的考虑。伦理委员会与知情同意书是保障受试者权益的主要措施。"

知情同意源于《纽伦堡法典》。纽伦堡审判期间，在纳粹集中营中强迫受害者接受人体实验的令人发指、触目惊心的事实，使人们严重关注利用没有征得同意的受试者进行人体实验的问题。审判中揭露了纳粹医生强迫受试者接受不人道的野蛮实验的大量事实，在审判后通过的《纽伦堡法典》中规定："人类受试者的自愿同意是绝对必要的"，"应该使他能够行使自由选择的权利，而没有任何暴力、欺骗、欺诈、强迫、哄骗以及其他隐蔽形式的强制或强迫等因素的干预"；"应该使他对所涉及的问题有充分的知识和理解，以便能够作出明智的决定"。这要求在受试者作出决定前使他知道：试验的性质、持续时间和目的、进行试验的方法和手段、可能发生的不方便和危害、他的参与对他的健康和个人可能产生的影响。知情同意有四个要素，也就是实行知情同意的四个必要条件：

（1）信息的揭示　大多数人体临床试验规则都制定具体的施行程序，以使受试者在正式试验前了解足够的情况。这些内容必须以受试者可以理解的语言记载于同意书上，包括试验目的以及方法、可能产生的副作用及潜在的危险、受试者参与的预期时间以及逾期试验效果、研究结果对受试者或其他人之可预期的合理利益、其他对受试者可选择的治疗之方式及说明、受试者同意前有提问题的机会、接受受试者得随时退出、受试者资料将受到保密的程度。此外也有一些规则，包括受试者如何挑选，试验主持人的介绍等。

告知受试者同意书未经列明的一些试验内容可能会削减试验的有效性，也会导致特殊同意问题的产生。在大多数情况下，只需向受试者指明必须是自愿同意前来参加，至于试验中的其他部分得等到试验结束后才能公开。但所有涉及不完全公开的试验只有在以下条款清楚的情况下才能认为是正当的：① 不完全公开对于达到试验研究的目标是必需的、不可避免的；② 对受试者没有潜藏的危险；③ 有一个在适当时候让受试者了解试验性质及结果的合理计划。但绝对不能为了想得到受试者的合作而隐瞒潜在的危险性，对受试者提出的有关试验的问题应如实的回答。公开试验内容在某些情况下会毁坏或使试验失效，有些则会给研究者带来困扰，因此应谨慎区分应公开及不公开的信息。《纽伦堡法典》要求研究人员告知受试者试验的性质、时间、目的、进行的方法和手段、可预期的不方便和危害、对健康的可能影响。

未被告知的试验，其实例有：20 世纪 60 年代美国联邦政府扩大对临床研究的补助，接受试验的人数也大量增加，然而违背伦理与法律滥用受试者的临床试验却在重视人权的美国被大量揭露。Herry Breecher 1966 年于 *New England Journal of Medicine* 发表"*Ethics and Clinical Research*"，指出 22 个发表在顶尖医学期刊中的医学研究及临床试验，其设计和执行是不道德的、未告知受试者危险性、未获得同意、并危害了研究对象的健康及生命。而执行这些研究的竟然都是著名的医学院、大学医院、军事单位，甚至政府研究机构。例如纽约有研究人员为了了解人类免疫系统，在未取得穷苦老人同意下便对其注射活的癌细胞，造成健康者死亡。另一研究为寻找链球菌感染的替代治疗方式，在未告知病患的情形下刻意对病患不施予青霉素治疗，导致25名病患发展成风湿热。

最为著名的是美国塔斯克奇研究院（Tuskegee Institute）的梅毒研究（The Tuskegee Syphilis Study）和冷战时期的辐射试验。

此外，尚有其他滥用受刑人及儿童进行研究的案例被揭露。根据美国波士顿环球报1993年12月31日的一篇报道透露，美国政府资助的一家医院在20世纪50年代东西方冷战高潮时期曾拿23名怀孕的妇女作放射性医疗试验。报道说，波士顿市妇产科医师把一种经过放射性处理的铁剂注射入这些孕妇的体内，以便研究放射性物质对产妇和胎儿的血液有何影响。据称，这一试验是由美国原子能委员会和海军研究局资助完成。参与试验的医师甚至还在不同的杂志上撰写文章，发表他们的研究成果。另据美国有线电视新闻报道，在20世纪40～50年代共有大约8个人接受过有关放射性试验，许多受试者并没有被告知正在接受放射性试验，或者没被如实告知试验可能产生的后果。当时的美国总统克林顿为此决定组成一个专门机构负责调查当年放射性试验的广泛程度，以及考虑有关赔偿事宜等。

在1963～1971年间，俄勒冈州立监狱中，有67位男性囚犯（大部分为非裔美国籍）以美金200元代价，让自己的睾丸照射X光，以便研究放射线对于精子功能的影响，这些人随后又被切除了输精管。他们只知道自己可能要冒一些风险，但没人告诉他们这些试验的后果。

以上案例明显违反了意思真实原则，具有讽刺意味的是，这些案例大多是在《纽伦堡法典》发表之后，参与研究者不能不说是明知故犯。美国政府在舆论压力下不得不对保护人类受试者采取更积极的作为，参议院劳工及人力资源委员会就此案及其他滥用受刑人及儿童进行研究的案例召开数场听证会，1974年通过《国家研究法案》，将保护人类受试者的立法明确列入联邦法规，并设立“生物医学及行为研究之人类保护国家委员会（the National Commission for the Protection of Human Subjects of Biomedical and Behavioral Research)”。

（2）信息的理解　传达信息的方式方法与信息本身同样重要。比如：混乱迅速的传达、未给相当的思考时间，或者缩减受试者提问的机会，都可能影响受试者对试验信息的理解而作出不当的选择。因为受试者的理解力是智力、合理性、成熟性及语言的组合，应该根据其理解能力的强弱来决定传达信息的方式，或书面或口头说明。总之，试验机构应确保受试者理解其所传达的信息。保证所提供的资料或说明，能让受试者对有关潜在的危险性及副作用有充分的理解。危险性增加时，主持试验机构说明解释的责任就随之增加。

当受试者的理解力受严重限制时，可能需要制定特殊规定——例如：心智不健全或精神残疾情况，应分别依其情况（比如：婴儿和儿童、精神病患者、临终病人以及昏迷病人）进行考虑。然而，即使对这些人，出于尊重的原则不管他们是否最终参加试验都应给他们适当的选择机会。如其研究能在心智正常的人身上得到相同的结果，就不能以心智或行为失常者为受试者，除非研究需要为这些人提供绝无仅有的治疗，否则应尊重不参加试验的决定。对人尊重的原则也要求求得其他人的同意，以保护这些受试者免遭伤害。将信息揭示予受试者或病人的目的，在于使之能作出同意或不同意的决定。也只有在病人对所提供的信息有适当的了解后，才能作出决定。

（3）自愿的同意　自愿同意，是指受试者自由意志下的任意同意，亦即受试者在作出同意的决定时不受其他人不正当的影响或强迫。强迫，是指一个人有意利用威胁或暴力控制他人作出决定。利用暴力控制他人作出决定，例如殴打他人，迫使他人同意。威胁，是指如果他人不同意某件事，他就有可能在身体、精神或经济方面受到危害。例如暗示病人如不参加人体临床试验，就得不到应有的治疗。不正当的影响，是指以利诱等方法诱使一个人作出他本来不会作出的决定。例如暗示病人如果参加人体临床试验就能得到额外的医疗服务或奖金。对于贫困的病患以免除治疗费用为号召，显然在利诱下同意参与临床试验行为，其同意即欠缺任意性。不正当的影响是一种隐蔽形式的控制。不正当和强迫与单纯的压力不同。

人们常在竞争、需要、家庭利益、道德和法律义务、责任、有说服力的理由等影响和压力下作出决定，但这不是不正当的影响或强迫。美国早期进行人体临床试验时，曾有以在监狱执行之囚犯为试验对象，而因囚犯处于拘禁中，难有表达意见的自由，即使同意，常系基于提早获得假释或期待得到叫好的处遇所为，不能认为是心意自主的同意。

自愿同意是自由选择采取某一行动或不采取任何行动。自由选择，是指一个人能够自己作出选择，并对之负责，不受以前的承诺或权威的束缚，不受强迫和不正当影响的控制，自愿同意是根据自己的判断独立作出的决定。“根据自己的判断”、“独立作出决定”并不是不受他人的影响。不受任何人的影响在现代社会不太可能，而是指不受他人的操纵、干涉、欺骗，不被剥夺重要信息，亦即不受人控制的意思。在别人控制下作出的决定不是自愿同意，不是自由选择，不能认为有效。

(4) 同意的能力 同意的能力是知情同意的前提，是自愿采取行动和理解信息的先决条件。判定一个人是否有同意能力，标准为何？通常认为包括理解信息的能力和对自己行动的后果进行推理的能力，亦即能够处理一定量的信息、能够选定目的和适合目的的手段的能力。在临床试验下，同意能力，是指能理解试验的程序，能权衡它的利弊得失，能对面前的选择作出评价，能理解所采取的行动的后果，能根据这种知识和运用这些能力作出决定。

欠缺同意能力的人亦称为无行为能力的人。不管其无同意能力是属器质性的还是功能性的，是永久性的还是暂时性的，可以采取代理同意来解决。即由当事人的父母、配偶、其他亲人或法定监护人代理决定。学者认为人体临床试验同意能力比诸一般医疗行为为高，无行为能力人或限制行为能力人尚不能充分了解试验的性质，不能成立人体临床试验契约，应由法定代理人代为同意。但因试验行为常伴随有不利益的危险，因此法定代理人代为同意的场合，应以有利于未成年人的治疗性人体临床试验为限。

知情同意实际上是临床试验双方必须共同遵守的原则。对于受试者来说，知情同意权的行使有以下条件：① 受试者具有自由选择的权利，不受任何外来因素的干扰。② 受试者具有同意的权利。如果是未成年人、限制性民事行为能力人作出的同意是不受法律保护，也是无效的。必须有其监护人和法定代理人的同意。③ 受试者对作出明智的决定有充分的理解。如果受试者没有得到充分的理解，作出的决定仍然具有争议性，也是引起纠纷的要素之一。④ 受试者有作出决定的充分的认识能力。知情同意的基础是试验人员必须对受试者提供适量的、正确的信息，帮助受试者充分的理解；其次，必须是在受试者心情相对平衡的状态下进行决定行为。只有这样，受试者的认识能力不会受到损害或破坏，才能实现充分的认识、充分的理解之目的。

《药物临床试验质量管理规范》第十四条规定，研究者或其指定的代表必须向受试者说明有关临床试验的详细情况：① 受试者参加试验应是自愿的，而且有权在试验的任何阶段随时退出试验而不会遭到歧视或报复，其医疗待遇与权益不会受到影响；② 必须使受试者了解，参加试验及在试验中的个人资料均属保密。必要时，药品监督管理部门、伦理委员会或申办者，按规定可以查阅参加试验的受试者资料；③ 试验目的、试验的过程与期限、检查操作、受试者预期可能的受益和风险，告知受试者可能被分配到试验的不同组别；④ 必须给受试者充分的时间以便考虑是否愿意参加试验，对无能力表达同意的受试者，应向其法定代理人提供上述介绍与说明。知情同意过程应采用受试者或法定代理人能理解的语言和文字，试验期间，受试者可随时了解与其有关的信息资料；⑤ 如发生与试验相关的损害时，受试者可以获得治疗和相应的补偿。

经充分和详细解释试验的情况后获得知情同意书。《药物临床试验质量管理规范》对签署知情同意书的注意问题作出了具体规定：① 由受试者或其法定代理人在知情同意书上签字并注明日期，执行知情同意过程的研究者也需在知情同意书上签署姓名和日期；② 对无行为能力的受试者，如果伦理委员会原则上同意、研究者认为受试者参加试验符合其本身利益时，则这些病人也可以进入试验，同时应经其法定监护人同意并签名及注明日期；③ 儿童作为受试者，必须征得其法定监护人的知情同意并签署知情同意书，当儿童能做出同意参加研究的决定时，还必须征得其本人同意；④ 在紧急情况下，无法取得本人及其合法代表人的知情同意书，如缺乏已被证实有效的治疗方法，而试验药物有望挽救生命，恢复健康，或减轻病痛，可考虑作为受试者，但需要在试验方案和有关文件中清楚说明接受这些受试者的方法，并事先取得伦理委员会同意；⑤ 如发现涉及试验药物的重要新资料则必须将知情同意书作书面修改送伦理委员会批准后，再次取得受试者同意。

19.4　临床试验对临床试验机构与研究者的要求

研究者，实施临床试验并对临床试验的质量及受试者安全和权益负责的人。研究者必须经过资格审查，具有临床试验的专业特长、资格和能力。

临床试验机构的设施与条件应满足安全有效地进行临床试验的需要。所有研究者都应具备承担该项临床试验的专业特长、资格和能力，并经过培训。临床试验开始前，研究者和申办者应就试验方案、试验的监查、稽查和标准操作规程以及试验中的职责分工等达成书面协议。负责临床试验的研究者应具备下列条件：① 在医疗机构中具有相应专业技术职务任职和行医资格；② 具有试验方案中所要求的专业知识和经验；③ 对临床试验方法具有丰富经验或者能得到本单位有经验的研究者在学术上的指导；④ 熟悉申办者所提供的与临床试验有关的资料与文献；⑤ 有权支配参与该项试验的人员和使用该项试验所需的设备；⑥ 研究者必须详细阅读和了解试验方案的内容，并严格按照方案执行。

药物临床试验的研究者应了解并熟悉试验药物的性质、作用、疗效及安全性（包括该药物临床前研究的有关资料），同时也应掌握临床试验进行期间发现的所有与该药物有关的新信息。研究者必须在有良好医疗设施、实验室设备、人员配备的医疗机构进行临床试验，该机构应具备处理紧急情况的一切设施，以确保受试者的安全。实验室检查结果应准确可靠。研究者应获得所在医疗机构或主管单位的同意，保证有充分的时间在方案规定的期限内负责和完成临床试验。研究者须向参加临床试验的所有工作人员说明有关试验的资料、规定和职责，确保有足够数量并符合试验方案的受试者进入临床试验。研究者应向受试者说明经伦理委员会同意的有关试验的详细情况，并取得知情同意书。研究者负责作出与临床试验相关的医疗决定，保证受试者在试验期间出现不良事件时得到适当的治疗。

研究者有义务采取必要的措施以保障受试者的安全，并记录在案。在临床试验过程中如发生严重不良事件，研究者应立即对受试者采取适当的治疗措施，同时报告药品监督管理部门、卫生行政部门、申办者和伦理委员会，并在报告上签名及注明日期。研究者应保证将数据真实、准确、完整、及时、合法地载入病历和病例报告表。研究者应接受申办者派遣的监查员或稽查员的监查和稽查及药品监督管理部门的稽查和视察，确保临床试验的质量。临床试验完成后，研究者必须写出总结报告，签名并注明日期后送申办者。研究者中止一项临床试验必须通知受试者、申办者、伦理委员会和药品监督管理部门，并阐明理由。

目前，根据《药物临床试验质量管理规范》的规定，研究者应与申办者商定有关临床试验的费用，并在合同中写明。研究者在药物临床试验过程中，不得向受试者收取药物所需的费用。

19.4.1 研究者的注意义务

注意义务是研究过程中的一种法定义务，是确保研究行为合法性的重要依据之一。没有重视和履行注意义务则易导致过失行为。注意义务包括一般注意义务和特殊注意义务。

一般注意义务，也称善意注意义务或保护义务，是指研究人员在研究过程中对受试者生命与健康利益的高度责任心，对受试者的人格尊重，对研究工作的敬业、忠诚和技能追求上的精益求精。

特殊注意义务，是指在具体的研究过程中，研究者对每一环节的行为所具有的危险性加以注意的具体要求。

19.4.2 研究者的特殊干涉权

研究者使用特殊干涉权是否合乎法律和道德要求，关键在于使用特殊干涉权来否定受试者自主权利是否正确和必要。只有当受试者的自主原则与生命价值原则、对受试者有利无伤的原则、社会公益原则这三条原则发生根本冲突的情况下，研究者使用特殊干涉权对受试者进行干预才是正当的、符合法律要求的。

人体临床试验必须经受试者知情同意，但一些高度危险的实验，一些可能致死致残的实验，即使受试者出于某种目的同意，如渴望通过虽有高风险但也可能有很好疗效的实验，使疾病特别是某些缺乏有效方法的疾病得以痊愈；或纯粹出于经济目的等，但研究者通过检查认为，受试者的健康状况不适宜进行这些高度危险的医学实验，可以适时干预。必要时，停止或中断实验，以保护受试者的利益。

19.5 申办者的职责

申办者（sponsor），发起一项临床试验，并对该试验的启动、管理、财务和监查负责的公司、机构或组织。申办者负责发起、申请、组织、监查和稽查一项临床试验，并提供试验经费。申办者按国家法律、法规等有关规定，向国家食品药品监督管理局递交临床试验的申请，也可委托合同研究组织执行临床试验中的某些工作和任务。申办者选择临床试验的机构和研究者，认可其资格及条件以保证试验的完成。申办者提供研究者手册，即有关试验药物在进行人体研究时已有的临床与非临床研究资料。药物临床试验的研究者手册应包括试验药物的化学、药学、毒理学、药理学和临床的（包括以前的和正在进行的试验）资料和数据。

根据《药物临床试验质量管理规范》的要求，药物临床试验的申办者在获得国家食品药品监督管理局批准并取得伦理委员会批准件后方可按方案组织临床试验。申办者、研究者共同设计临床试验方案，述明在方案实施、数据管理、统计分析、结果报告、发表论文方式等方面的职责及分工，签署双方同意的试验方案及合同。申办者向研究者提供具有易于识别、正确编码并贴有特殊标签的试验药物、标准品、对照药品或安慰剂，并保证质量合格。试验用药品应按试验方案的需要进行适当包装、保存。申办者应建立试验用药品的管理制度和记录系统。

申办者任命合格的监查员，并为研究者所接受。申办者应建立对临床试验的质量控制和质量保证系统，可组织对临床试验的稽查以保证质量。申办者应与研究者对迅速研究所发生的严重不良事件，采取必要的措施以保证受试者的安全和权益，并及时向药品监督管理部门和卫生行政部门报告，同时向涉及同一药物的临床试验的其他研究者通报。申办者中止一项临床试验前，须通知研究者、伦理委员会和国家食品药品监督管理局，并述明理由。

申办者负责向国家食品药品监督管理局递交试验的总结报告。申办者应对参加临床试验的受试者提供保险，对于发生与试验相关的损害或死亡的受试者承担治疗的费用及相应的经济补偿。申办者应向研究者提供法律上与经济上的担保，但由医疗事故所致者除外。研究者不遵从已批准的方案或有关法规进行临床试验时，申办者应指出以求纠正，如情况严重或坚持不改，则应中止研究者参加临床试验并向药品监督管理部门报告。

19.6 监查员的职责

监查员（monitor），由申办者任命并对申办者负责的具备相关知识的人员，其任务是监查和报告试验的进行情况和核实数据。监查的目的是为了保证临床试验中受试者的权益受到保障，试验记录与报告的数据准确、完整无误，保证试验遵循已批准的方案和有关法规。监查员是申办者与研究者之间的主要联系人。其人数及访视的次数取决于临床试验的复杂程度和参与试验的医疗机构的数目。监查员应有适当的医学、药学或相关专业学历，并经过必要的训练，熟悉药品管理有关法规，熟悉有关试验药物的临床前和临床方面的信息以及临床试验方案及其相关的文件。

监查员应遵循标准操作规程，督促临床试验的进行，以保证临床试验按方案执行。具体内容包括：① 在试验前确认试验承担单位已具有适当的条件，包括人员配备与培训情况，实验室设备齐全、运转良好，具备各种与试验有关的检查条件，估计有足够数量的受试者，参与研究人员熟悉试验方案中的要求；② 在试验过程中监查研究者对试验方案的执行情况，确认在试验前取得所有受试者的知情同意书，了解受试者的入选率及试验的进展状况，确认入选的受试者合格；③ 确认所有数据的记录与报告正确完整，所有病例报告表填写正确，并与原始资料一致。所有错误或遗漏均已改正或注明，经研究者签名并注明日期。每一受试者的剂量改变、治疗变更、合并用药、间发疾病、失访、检查遗漏等均应确认并记录。核实入选受试者的退出与失访已在病例报告表中予以说明；④ 确认所有不良事件均记录在案，严重不良事件在规定时间内作出报告并记录在案；⑤ 核实试验用药品按照有关法规进行供应、储藏、分发、收回，并做相应的记录；⑥ 协助研究者进行必要的通知及申请事宜，向申办者报告试验数据和结果；⑦ 应清楚如实记录研究者未能做到的随访、未进行的试验、未做的检查，以及是否对错误、遗漏作出纠正；⑧ 每次访视后作书面报告递送申办者，报告应述明监查日期、时间、监查员姓名、监查的发现等。

19.7 危险与利益的评估

19.7.1 伦理委员会

伦理委员会（Ethics Committee），由医学专业人员、法律专家及非医务人员组成的独立组织，其职责为核查临床试验方案及附件是否合乎道德，并为之提供公众保证，确保受试者的安全、健康和权益受到保护。该委员会的组成和一切活动不应受临床试验组织和实施者的干扰或影响。伦理委员会与知情同意书是保障受试者权益的主要措施。为确保临床试验中受试者的权益，须成立独立的伦理委员会，并向国家食品药品监督管理局备案。伦理委员会应有从事医药相关专业人员、非医药专业人员、法律专家及来自其他单位的人员，至少 5 人组成，并有不同性别的委员。伦理委员会的组成和工作不应受任何参与试验者的影响。

试验方案需经伦理委员会审议同意并签署批准意见后方可实施。在试验进行期间，试验方案的任何修改均应经伦理委员会批准；试验中发生严重不良事件，应及时向伦理委员会报告。伦理委员会对临床试验方案的审查意见应在讨论后以投票方式作出决定，参与该临床试验的委员应当回避。因工作需要可邀请非委员的专家出席会议，但不投票。伦理委员会应建立工作程序，所有会议及其决议均应有书面记录，记录保存至临床试验结束后 5 年。

伦理委员会应从保障受试者权益的角度严格按下列各项审议试验方案：① 研究者的资格、经验，是否有充分的时间参加临床试验，人员配备及设备条件等是否符合试验要求；② 试验方案是否充分考虑了伦理原则，包括研究目的、受试者及其他人员可能遭受的风险和受益及试验设计的科学性；③ 受试者入选的方法，向受试者（或其家属、监护人、法定代理人）提供有关本试验的信息资料是否完整易懂，获取知情同意书的方法是否适当；④ 受试者因参加临床试验而受到损害甚至发生死亡时，给予的治疗和/或保险措施；⑤ 对试验方案提出的修正意见是否可接受；⑥ 定期审查临床试验进行中受试者的风险程度。

伦理委员会接到申请后应及时召开会议，审阅讨论，签发书面意见，并附出席会议的委员名单、专业情况及本人签名。伦理委员会的意见可以是：① 同意；② 作必要的修正后同意；③ 不同意；④ 终止或暂停已批准的试验。

19.7.2 危险与利益的评估

临床试验行为必须要经过“危险和利益的评估”，这就要求有一系列仔细研究的资料为依据，包括采用另外的办法以了解试验可能会带来的利益。因此，评估既代表一个机会也是一个收集有关研究项目的全面系统的信息的责任。对研究者来说，是一个检查有关研究项目是否合理设计的手段。对临床试验审核委员会来说，是一个决定将给受试者带来的潜在危险是否正当的决断。对受试者来说，评估将有助于他们作出是否参与试验的决定。

一切人体临床试验应以不危害受试者的生命、健康为前提，即使对受试者身体健康有不良影响，也应将其控制在最低限度，不可使受试者面临高度的危险（最小风险原则，minimal-risk）。所谓的危险，有立即危险及迟发危险，又有明显危险与潜在危险之分，如属立即又明显的危险，当可认定为高度危险，不应进行人体临床试验。如属迟发又潜在的危险，可否容许人体临床试验？学者认为都是危险并无不同，不能仅因系迟发及潜在危险而忽视之。因此，在人体临床试验前对危险的评估，不能只针对明显或立即的危险，即使是潜在迟发的危险也不能不注意防范，使其危险减至最低程度。

“利益”指的是对健康和福利有益的东西，例如补助医疗费或营养费，医疗伤害保险、后续保健与追踪措施，研究衍生智能财产权或其他利益时，受试者可得到的利益分配或回馈等。所谓危险的评估需要多方面考虑，比如：精神伤害、体力伤害、法律上的伤害、社会和经济上的伤害以及相应的利益。人体临床试验伴随的危险及利益可影响受试者本人、家庭以及社会。美国早先的规则及联邦规定要求给受试者带来的预期好处以及给社会带来的知识进步必须超过潜在的危险。在权衡这些不同因素时，直接影响实验受试者的潜在危险及利益一般将起决定作用。

另外，在受试者的权利受到保护的前提下，试验给受试者带来的利益有时足以弥补所带来的风险。善行原则要求保护受试者免遭伤害，并关注上述受试产生利益的丧失。通常认为利益和危险必须“平衡”并显示“有利的比率”，人体临床试验才可进行。既然是评估，作出精确判断就是有困难的。只有在极少数情况下可用定量方法仔细检查试验计划。因此必须对所积累有关试验的全部信息作出彻底的评价，且系统地考虑其他可选择（可替代）的方案。如此才能对试验的评价更严格和精确，也才能使审核委员与研究人员间的交流，少受错误解释、错误情报以及有冲突的判断的影响。因此，应该先决定实验假设的有效性，然后尽可能清楚地区分危险的性质、可能性和大小。另外也应根据已知事实或其他可用的研究来确定人体临床试验对伤害可能性及利益的评估是否客观、合理。

最后，评估试验合理性时应考虑以下几点：① 使用暴力或非人性对待试验参加者在道德和法律上都是绝对不允许的；② 危险应减少到对于达到试验目标是必需的程度，应确定是否有必要使用人体临床试验，危险也许不能消除，但可通过留意选用其他途径而减少；③ 当试验带有很大的严重伤害的危险时，审核委员会应特别注意危险的合理性；④ 当试验涉及易受伤害的一群人时，应证明利用这些人的适当性，作判断时应考虑诸多变量（包括危险的性质和程度、所涉及的特定人群的情况，以及预计带来的利益的性质和程度）；⑤ 相应的危险及好处必须在用于知情同意过程的文件以及程序里详细列出。

根据《药物临床试验质量管理规范》的规定，进行药物临床试验必须有充分的科学依据。在进行人体试验前，必须周密考虑该试验的目的及要解决的问题，应权衡对受试者和公众健康预期的受益及风险，预期的受益应超过可能出现的损害。选择临床试验方法必须符合科学和伦理要求。临床试验用药品由申办者准备和提供。进行临床试验前，申办者必须提供试验药物的临床前研究资料，包括处方组成、制造工艺和质量检验结果。所提供的临床前资料必须符合进行相应各期临床试验的要求，同时还应提供试验药物已完成和其他地区正在进行与临床试验有关的有效性和安全性资料。临床试验药物的制备，应当符合《药品生产质量管理规范》。

19.8　选择对象

人体临床试验通常不允许儿童接受新药人体临床试验治疗，但对于像急性淋巴细胞性白血病等一些属于儿童多发的恶性肿瘤性疾病，用于治疗该病的新药可以直接在儿童身上试验。前述国际医疗科学组织（CIOMS）及世界卫生组织（WHO）共同制定的《人体生物医学研究建议的国际准则》中说明以受试者为儿童时，研究者必须确保：如其研究以成人进行效果相同时，不会以儿童作为受试者；在儿童能力范围内，取得儿童的同意；尊重儿童的拒绝；除非没有其他可替代的治疗方式；若选择对受试儿童无益的疗程，其风险须低，且所得到的知识须有相当的重要性；对儿童的益处，至少与其他普遍可选择的治疗相同。其次还对妇女特别是怀孕妇女、老年人参加新药临床试验也都有特别规定。之所以不排斥儿童及怀孕妇女及老年人，主要目的之一在于能制造出更好药物，以提升人类健康水平。

以精神障碍者为受试者时，应当注意由于精神障碍者无获得知情的能力，因此研究者必须确认如其研究能在心智正常的人身上得到相同的结果时，是不能以精神障碍的人为受试者的。其次，研究的目的必须与心智或行为失控者的健康需求相关。必须在其能力范围内取得同意，且应尊重受试者的拒绝。如受试者没有能力作出决定，必须取得法定代理人或监护人或被授权者的书面同意。若选择对受试者无益的疗程，其风险须低，且所得的知识须有相当之重要性，对受试者的益处，至少要与其他可选择的治疗相同。

一个不公正的特殊例子涉及易受伤害的试验对象：像少数民族、经济地位低下的、病重的、被隔离的，由于他们所处的场所对于试验来说是现成可利用的，就会被不断地挑选为试验对象。鉴于他们依赖他人的状况以及他们自由同意的能力常遭约束，应该对他们进行保护，避免他们出于行政上的方便或由于他们的病情或社会经济情况易受摆布而参加人体临床试验。

19.9 确立行政许可制度

美国对于新药开发行为的人体临床试验，在1966年设有人体临床试验审查委员会（Institutional Review Board，IRB），作为人体临床试验的审查机构。1974年又设置以保护人体试验中受试者为目的的国家委员会，即受试者保护委员会（National Commission for the Protection of Human Subject of Biomedical and Behavioral Research），20世纪70年代后期至80年代初又设置尊重患者意愿的“医院伦理委员会（Hospital Ethics Committee）”。至于法律规制方面，于1962年修正药事法时，确立新药研究申请许可制（Investigational New Drug Application，IND），第二年又增列被研究者同意条款。1974年订立国家研究法（National Research Act，Public Law 93348），设立受试者保护委员会充实其他管制功能，并提出所谓《贝尔蒙报告》，提出有关受试者保护的伦理原则。伦理审查委员会的操作过程依据卫生与人类服务部订立的指导原则，伦理审查委员会书面程序中应提供每一步的关键操作细节的描述。对上述程序十分重要的操作细节包括：初始审查、连续审查、协议变化的审查和/或非预料问题，包括对受试者和他人产生的危害或严重的或连续的不遵守协议的报告的审查。

美国人体临床试验审查委员会扮演的是“公正且具有专业知识的第三人”的角色，代替一般民众判断参加试验是否有益、是否公平、受试者同意书的内容和取得的程序是否足以保障其自我决定权。但是人体临床试验审查委员会的主要任务并非进行技术性审查，而是在确保试验研究者确实遵守人体临床试验的有关规范，其主要工作是审查研究计划是否合乎医学伦理和科学原则。因此研究机构内要另外设立其他技术委员会以负责科学等技术性的审查，亦无不可。因而，人体临床试验审查委员会的任务趋于单纯，只须审查受试者保护与医学伦理项目即可。人体临床试验审查委员会的组成，有如下要求：至少5位成员；成员不得全为男性或女性，也不得全为同一专业；至少一位非科学专业人员，也至少一位科学人员；至少一位机构外人员；应排除利益冲突者审查计划；必要时可邀集专家协同审查，但不得参与投票。为什么要有非科学专业人员？主要是要降低组成成员的同构型，确保受试者同意书的内容可以被非科学专业了解。伦理审查委员会的成员，如涉及社区性的项目，还应包括代表社区利益的成员。

中国台湾地区各大指定医院也都设有人体临床试验委员会又称伦理委员会（Ethics Committee，EC），在1997年卫生部门公告的“优良临床试验”中，详细规范委员会的组成（例如：至少5位专业人士且至少1/3以上为法律专家及社会人士，委员应回避本人参与的临床试验计划等），其任务（responsibility）为审查临床试验计划书，保障受试者的权益、安全和健康，可以说，受试者的权益掌控在各个医院的人体临床试验委员会（或伦理委员会），而让非医疗专业的法律专家及社会人士参与，可以避免医师为追求研究成果而忽略病人人权。在审查医院或研究机构提出的临床试验计划书时，委员会必须本着基本原则，在相当期间内，就有关人体临床试验计划书（protocol）、参与的受试者（subject）的预期危险与效益、受试者同意书内容是否完整及适当、主持人（investigator）资格、助理人员、主持人手册（investigator brochure）、有关受试者的保险及补偿金等严格评估，如有必要并应给予书面意见，必须仔细审查完成后才决定是否批准临床试验计划书。人体临床试验执行中并应执行监测（monitor）、查核（inspect）、稽核（audit）试验进行的完善，严格禁止执行未批准或准予修改的试验计划书，确保所执行的人体临床试验既合法又合乎伦理。

19.10　试验方案

试验方案（protocol），叙述试验的背景、理论基础和目的，试验设计、方法和组织，包括统计学考虑、试验执行和完成的条件。方案必须由参加试验的主要研究者、研究机构和申办者签章并注明日期。临床试验开始前应制定试验方案，该方案应由研究者与申办者共同商定并签字，报伦理委员会审批后实施。临床试验方案应包括以下内容：① 试验题目；② 试验目的、试验背景、临床前研究中有临床意义的发现和与该试验有关的临床试验结果、已知对人体的可能危险与受益，及试验药物存在人种差异的可能；③ 申办者的名称和地址，进行试验的场所，研究者的姓名、资格和地址；④ 试验设计的类型，随机化分组方法及设盲的水平；⑤ 受试者的入选标准、排除标准和剔除标准，选择受试者的步骤，受试者分配的方法；⑥ 根据统计学原理计算要达到试验预期目的所需的病例数；⑦ 试验用药品的剂型、剂量、给药途径、给药方法、给药次数、疗程和有关合并用药的规定，以及对包装和标签的说明；⑧ 拟进行临床和实验室检查的项目、测定的次数和药代动力学分析等；⑨ 试验用药品的登记与使用记录、递送、分发方式及储藏条件；⑩ 临床观察、随访和保证受试者依从性的措施；⑪中止临床试验的标准，结束临床试验的规定；⑫疗效评定标准，包括评定参数的方法、观察时间、记录与分析；⑬受试者的编码，随机数字表及病例报告表的保存手续；⑭不良事件的记录要求和严重不良事件的报告方法、处理措施，随访的方式、时间和转归；⑮试验用药品编码的建立和保存，揭盲方法和紧急情况下破盲的规定；⑯统计分析计划，统计分析数据集的定义和选择；⑰数据管理和数据可溯源性的规定；⑱临床试验的质量控制与质量保证；⑲试验相关的伦理学；⑳临床试验预期的进度和完成日期；㉑试验结束后的随访和医疗措施；㉒各方承担的职责及其他有关规定；㉓参考文献。临床试验中，若确有需要，可以按规定程序对试验方案作修正。

19.11 记录与报告

病历作为临床试验的原始文件，应完整保存。病例报告表中的数据来自原始文件并与原始文件一致，试验中的任何观察、检查结果均应及时、准确、完整、规范、真实地记录于病历和正确地填写至病例报告表中，不得随意更改，确因填写错误，作任何更正时应保持原记录清晰可辨，由更正者签署姓名和时间。临床试验中各种实验室数据均应记录或将原始报告复印件粘贴在病例报告表上，在正常范围内的数据也应具体记录。对显著偏离或在临床可接受范围以外的数据须加以核实。检测项目必须注明所采用的计量单位。

为保护受试者隐私，病例报告表上不应出现受试者的姓名。研究者应按受试者的代码确认其身份并记录。临床试验总结报告内容应与试验方案要求一致，包括：① 随机进入各组的实际病例数，脱落和剔除的病例及其理由；② 不同组间的基线特征比较，以确定可比性；③ 对所有疗效评价指标进行统计分析和临床意义分析。统计结果的解释应着重考虑其临床意义；④ 安全性评价应有临床不良事件和实验室指标合理的统计分析，对严重不良事件应详细描述和评价；⑤ 多中心试验评价疗效，应考虑中心间存在的差异及其影响；⑥ 对试验药物的疗效和安全性以及风险和受益之间的关系作出简要概述和讨论。

临床试验中的资料均须按规定保存及管理。研究者应保存临床试验资料至临床试验终止后 5 年。申办者应保存临床试验资料至试验药物被批准上市后 5 年。

思考题

1. 简述临床试验的概念及法律定位。
2. 试阐述临床试验的四项基本法律原则。
3. 试比较受试者的生命健康权与身体权的区别。
4. 隐私权的客体包括哪些？临床试验领域受试者的隐私秘密包括哪些内容？
5. 试述知情同意的概念，并具体阐述实行知情同意的四个必要条件。
6. 请具体分析何为研究者的注意义务和特殊干涉权？
7. 何为危险与利益的评估？评估试验合理性时应考虑哪些要点？

（北京大学医学部公共教学部医学人文学系　王　岳）

参考文献

[1] 王家福. 中国民法学民法债权. 北京：法律出版社，1991
[2] 史尚宽. 债法总论. 北京：中国政法大学出版社，2000
[3] 宋文质，王岳. 卫生法学. 北京：北京大学医学出版社，2004
[4] 吴蓬. 药事管理学. 北京：人民卫生出版社，2003
[5] 黄丁全. 医事法. 北京：中国政法大学出版社，2003
[6] [意] 卡斯迪廖尼著. 程之范主译. 医学史. 南宁：广西师范大学出版社，2003
[7] [英] 罗伯特·玛格塔著. 李城译. 医学的历史. 北京：希望出版社，2003
[8] [美] 罗纳德·德沃金著. 刘丽君译. 自由的法：对美国宪法的道德解读. 上海：上海

人民出版社，2001
[9][美] 舍温·努兰著. 杨慕华译. 死亡的脸. 海口：海南出版社，2002
[11][法] 克洛德·贝尔纳著. 夏康农，管光东译. 实验医学研究导论. 北京：商务印书馆，1991
[12][美] 洛依斯·马格纳著. 李难，王水平，崔极谦译. 生命科学史. 天津：百花文艺出版社，2002
[13]黄丁全. 医疗法律与生命伦理. 北京：法律出版社，2004
[14]金泽文. 人体实验の适法性の界限. 见：植松博士还历纪念论文集——形式科学篇. 1999. 78-80
[15]王岳. 从“韩国人参丸事件”反思我国药物临床试验中的法律问题. 中国药房，2005，16 (10) ：724-727
[17]曹永高. 论完善我国人体药物试验法律制度的几个问题. 法律与医学杂志，2006，11 (4) ：276
[18]张俊祥，孙新. 医学临床科研的伦理和法律问题. 卫生软科学，2004，18 (4) ：167-168

附录 1 赫尔辛基宣言（世界医学会）

涉及人体实验的医学研究的伦理准则

1964 年 6 月芬兰赫尔辛基第 18 届世界医学大会通过，1975 年 10 月日本东京第 29 届、1983 年 10 月意大利威尼斯第 35 届、1989 年 9 月中国香港第 41 届、1996 年 10 月南非Somerset West 第 48 届和 2000 年 10 月苏格兰爱丁伯格第 52 届世界医学大会修改补充。

A. 前言

[1] 世界医学会已经把赫尔辛基宣言作为指导医生和其他医学研究的参加者的伦理学原则。涉及人类受试者的医学研究包括可识别的人类资料或可识别的数据研究两部分。

[2] 促进和保护人们的健康是医生的职责。医生的知识和良知应为履行这一职责服务。

[3] 世界医学会日内瓦宣言用这样的话来约束医生："患者的健康是我应首先考虑的。"医学伦理学的国际法典也强调："当提供给患者的医疗照护有可能削弱其身体和精神状况时，医生应只从患者的利益出发来采取行动。"

[4] 医学进步需基于科研，而科研最终将部分依赖于涉及受试者的人体实验。

[5] 在人体实验中，对受试者的完好状况的考虑应优先于科学和社会的利益。

[6] 涉及人体受试者的医学研究的基本目的是提高预防、诊断和治疗的进程（水平），了解疾病的病因和发病机理。即便是已经证明最好的预防、诊断和治疗的方法也必须继续接受科研对其有效性、效能、可及性和质量等方面的不断挑战。

[7] 在目前的医疗实践和医学研究中，大部分的预防、诊断和治疗的过程中都含有风险和负担。

[8] 医学研究要遵守尊重人类并保护他们的健康和权利这样的伦理道德规范。一些受试对象是弱势人群，需要特殊的保护。不仅特殊在应考虑经济上和医学上的不利情况，也特殊在应考虑那些不能真正给出同意或没有能力拒绝同意的人们、那些在受胁迫状态下同意的人们、那些自身不能从研究中得到个人利益的人们，以及那些医疗是和研究结合在一起的人们。

[9] 实验者应时刻意识到人体实验研究的伦理、法律和行政管理方面的要求，不仅是本国自己的要求，也是国际上的要求。任何国家在这些方面的规定都不得消除或减弱本宣言对人体实验的保护。

B. 所有医学研究应遵循的基本原则

[10] 保护受试者的生命、健康、隐私和尊严是从事医学科研的医务人员的职责。

[11] 包括人体实验在内的医学研究必须符合已被普遍接受的科学的原则，基于科学文化的丰富知识、相关的信息、充分的实验室工作以及适宜的动物实验。

[12] 在科研中可能影响环境的情况必须引起注意，用于科研的动物的利益也必须得到尊重。

[13] 每一个包括人体实验在内的科研的设计和实施计划应清楚地写在实验草案（议定书）中。这个草案应提交到特殊指定的伦理审查委员会供其考虑、评论、指导，如果可以，研究将被同意实施。这个委员会必须与实验者、资助者或其他相关的机构相互独立互不影

响。此委员会应遵守科学实验所在国的法令和行政规则。委员会有权监管实验的进程。实验者有义务向委员会提供信息，特别是那些有严重负面影响的事件。实验者也应把有关资金、资助研究机构的附属关系、其他潜在的对受试者的利益冲突的情况提交给委员会以供审查。

[14] 研究草案应永远包括有关的伦理学内容，也应指出此内容符合本宣言中的原则。

[15] 包括人体实验在内的医学研究应由在科学上有资格的人员来实施，并在临床上能胜任的医务人员的监督下进行。医学上有资格的人员——而非受试者——永远对人体实验负责，即便受试者已经同意。

[16] 每项包括人体实验在内的医学科研都应预先对实验的风险和负担以及对受试者可预见的好处等进行比较，认真评价。这并不排除受试者是健康的志愿者的情况。有关科研的所有计划都应公开。

[17] 除非实验中可能的风险已被充分地估计到，并能被有效地控制，否则医生不能进行包括人体实验在内的医学科研。如果发现风险超过潜在的利益，或者是还不能确证实验的正面结果，医生都应中止实验。

[18] 只有在实验目的的重要性超过对受试者的内在风险和负担的情况下，这种包括人体实验在内的医学科研才能进行。这点在受试者是健康的志愿者的情况下尤为重要。

[19] 医学科研只有在参加科研的实验者与科研结果没有利益关系的情况下才能通过辩护。

[20] 受试者必须是志愿者并对实验知情。

[21] 受试者保护自身完整性的权利永远应受到尊重。所有防范措施都应准备，以保证尊重受试者的隐私、保守关于患者的秘密、减少因科研而对受试者生理和精神上的完整性以及人格的影响。

[22] 在任何关于人的科研中，每个潜在的受试者必须被充分告知实验的目的、手段、资金的来源、任何困难的利益冲突、研究机构人员的附属关系，以及可能产生的风险、不适和好处；受试者应被告知有权在任何时候退出实验或撤销同意，无须赔偿。在确保受试者已经理解了实验的情况之后，医生应得到受试者的自愿签署的知情同意，最好是书面的。如果书面的知情同意不可能，那么非书面形式的同意必须正式形成文件并得到受试者的认证。

[23] 当得到受试者的知情同意时，医生应特别注意受试者与医生之间是否有依赖关系，或同意是否是在胁迫状态下进行的。如果是那样，知情同意应由不从事此实验的并与受试者完全没有关系的对此事知情的医生来获得。

[24] 对于法律上没有完全行为能力的受试者，身体或智力上残疾或不够法定年龄不能做出同意表示的，实验者必须依照法律得到受试者法定代理人的知情同意。这类人群一般不应作为受试者，除非此项研究对促进这类人群的健康是必需的，而且不能被法律上有完全行为能力的受试者所代替。

[25] 当受试者不具有法律上的完全行为能力，如不够法定年龄，但有能力对参加实验做出同意的决定，此时实验者还是必须另外获得其法定代理人的同意。

[26] 那些不可能从受试者个体获得同意（包括委托书或预先同意）的研究，只有在这种身体或智力上缺陷的状况是此项研究所必需的研究对象时才能被进行。对因以上缺陷不能做出知情同意的受试者进行研究的特殊理由应在实验草案中阐明，供委员会考虑审查。草案应说明将尽快获得法定代理人的同意。

[27] 作者和出版者都负有伦理职责。对实验成果的出版，实验者有义务保证实验结果

的精确性。阴性结果和阳性结果一样都应出版，或能公开。资金的来源、机构的隶属关系和其他任何可能的利益冲突都应在出版物中说明。那些与本宣言中的原则不符的实验的报告不应被接受出版。

C. 与医疗结合在一起进行的医学研究应额外遵循的原则

［28］医生可以把医疗照护和医学研究结合起来，但只限于此研究中潜在的预防、诊断或治疗的价值已被论证。当医学研究与医疗照护结合在一起时，一些额外的道德规范应被引入，以保护受试的患者。

［29］一个新的实验方法可能带来的利益、风险、负担和效果应与当前最好的预防、诊断或治疗方法相对比来进行验证。这并不排除安慰剂——即不予治疗——在预防、诊断或治疗方法尚未存在的研究中的作用。

［30］在研究终结时，每个参加科研的患者应被确保得到了被研究证明的最好的预防、诊断或治疗的手段。

［31］医生应充分告知患者哪部分的医疗与科研有关。患者拒绝参加科研绝不能妨碍到医患关系。

［32］在对患者的治疗中，如果预防、诊断或治疗的手段尚未存在或已有的方法没有效果，那么在得到患者的知情同意后，只要依据自己的判断认为可以为挽救生命带来希望、重新恢复健康或减少痛苦，医生就可自由使用这种尚未证实的或新的预防、诊断或治疗的方法。如果可能，这些方法应成为研究的客体，评估它的安全和有效性。在所有的情况下，新的信息应被记录下来，如果合适，可以出版。本宣言其他相关的准则也应被遵守。

注：2002 年在华盛顿召开的理事会上对 2000 年的赫尔辛基宣言的第 29 条做了一个角注说明，具体如下：

世界医学会在此重申其关于使用安慰剂对照试验应特别慎重的立场观点，而且原则上安慰剂对照方法只能在缺乏已经证明有效治疗方法的情况下使用。然而，即便在存在已经证明有效的治疗的情况下，如下的情况使用安慰剂对照在伦理学上也是可以接受的：

——有强有力的和科学上合理的理由，说明必须使用此方法来判定某预防、诊断或治疗方法的安全性或有效性；或

——某预防、诊断或治疗方法正在被验证不会给人体带来大的不适或不便，而且病人在接受安慰剂后不会导致蒙受额外的风险或不可逆转的伤害。

赫尔辛基宣言的其他条款一定要得到遵守，特别是必须要进行适宜的伦理和科学审查。

附录 2　美国 UCSF 知情同意书样本

UNIVERSITY OF CALIFORNIA, SAN FRANCISCO
CONSENT TO BE A RESEARCH SUBJECT

[Study Title]

A. PURPOSE AND BACKGROUND

... from the Department of ... are conducting a study to learn ... This study is being funded by ... You are being asked to participate in this study because you are ...

B. PROCEDURES

If you agree to be in this study, the following will happen:

Participation in the study will take a total of about ... hours over a period of ... weeks.

C. RISKS/DISCOMFORTS

Confidentiality: Participation in research may involve a loss of privacy, but information about you will be handled as confidentially as possible. [Use this sentence only when appropriate: Representatives from the sponsoring company (insert company name in parentheses) and the Food and Drug Administration may review information about you to check on the study.] Your name will not be used in any published reports about this study.

Treatment and Compensation for Injury:
If you are injured as a result of being in this study, treatment will be available. The costs of such treatment may be covered by the University of California depending on a number of factors. The University and the study sponsor do not normally provide any other form of compensation for injury. For further information about this, you may call the office of the Committee on Human Research at (415) 476-1814. [NOTE: This statement must be used without changes. See the last page of Standard Consent Form Format #1 for the standard wording for the VAMC and for other notes.]

D. BENEFITS

E. ALTERNATIVES

F. COSTS

G. PAYMENT

H. QUESTIONS

This study has been explained to you by [Principal Investigator] or the person who signed below and your questions were answered. If you have any other questions about the study, you may call [Principal Investigator] at (415) xxx－xxxx, or ... at (415) yyy－yyyy.

I. CONSENT

You have been given copies of this consent form and the Experimental Subject's Bill of Rights to keep.

PARTICIPATION IN RESEARCH IS VOLUNTARY. You have the right to decline to participate or to withdraw at any point in this study without penalty or loss of benefits to which you are otherwise entitled.

If you wish to participate, you should sign below, and you will be asked to sign a separate form authorizing access, use, creation, or disclosure of health information about you.

Date ____________________ Subject's Signature ____________________
Date ____________________ Person Obtaining Consent ____________________

UCSF（美国加州大学）受试者知情同意书样本（译文）

研究标题

A. 目的与背景

……系为研习……理论进行的一项研究。此研究被……资助。由于你是……所以你被请求加入此项研究。

B. 如果你同意加入此项研究，请看下列说明：

加入此项研究将历时……小时……周。

C. 风险/不适

保密：加入此项研究将涉及隐私泄露问题，但关于你的个人信息将尽可能地保密使用[这些信息将合理使用：样本来自发起国公司（公司名字在括号内），食品和医药主管部门将审核你在研究中的信息]。你的名字将不会在公开发表的报告中使用。

有关伤害的治疗和补偿：

如果你因此项研究受到伤害，我们将提供治疗。治疗费用依据相关因素由加利福尼亚大学提供。大学和研究发起者通常不提供其他形式的补偿。若想得到有关进一步的信息，请打电话给人体研究委员会办公室，电话：××××××。（注意：这些声明将不会更改。请看最后一页知情同意的标准化表格，那里有有关VAMC的标准术语和其他信息。）

D. 利益
F. 选择
E. 花费
G. 回报
H. 答疑

这项研究将被主要研究者或在下方签名的人解释，你的疑问将得到答复。如果你有其他问题请打电话（研究负责人）至××××××……

I. 同意

你将得到此知情同意表格的副本和受试者权利法案。

加入此项研究完全自愿。你有权拒绝参与或在研究过程中退出。你将不会因此受罚或使你将得到的利益受损。

如果你想参与研究，请在下方签字，你还需要签另一表格来规定授权谁能获得、使用、修改或披露有关你健康的信息。

日期　　　　　受试者签名
日期　　　　　取得知情同意者签名

附录3 与医学研究相关的法规条例（目录）

（按汉语拼音排序）

中华人民共和国职业病防治法
放射性同位素与射线装置安全和防护条例
放射性同位素与射线装置安全许可管理办法
放射诊疗管理规定
作业场所安全使用化学品公约
危险化学品安全管理条例
易制毒化学品管理条例
剧毒化学品购买和公路运输许可证件管理办法
中华人民共和国固体废物污染环境防治法
废弃危险化学品污染环境防治办法
医疗废物管理条例
医疗卫生机构医疗废物管理办法
医疗废物管理行政处罚办法
卫生部关于明确医疗废物分类有关问题的通知
卫生部、国家环保总局关于引发《医疗废物分类目录》的通知
医疗废物集中处置技术规范
医疗废物专用包装物、容器标准和警示标识规定
中华人民共和国传染病防治法
病原微生物实验室生物安全管理条例
病原微生物实验室生物安全环境管理办法
医疗机构临床实验室管理办法
传染性非典型肺炎病毒研究实验室暂行管理办法
实验室和检查机构资质认定管理办法
中医药科研实验室管理办法（修订）
中医药科研实验室分级标准
教育部、国家环境保护总局关于加强高等学校实验室排污管理的通知
药物临床试验质量管理规范
药物非临床研究质量管理规范
药品非临床研究质量管理规定（试行）